医院膜法制水
绿色技术和设备

鲍志国　鲍义康　著

中国科学技术出版社

·北　京·

图书在版编目（CIP）数据

医院膜法制水绿色技术和设备 / 鲍志国 , 鲍义康著 .

北京 : 中国科学技术出版社 , 2025. 6. —— ISBN 978-7
-5236-1360-3

Ⅰ. TU991.2

中国国家版本馆 CIP 数据核字第 202597JF08 号

策划编辑	余　君
责任编辑	余　君
封面设计	北京潜龙
正文设计	中文天地
责任校对	吕传新
责任印制	徐　飞

出　　版	中国科学技术出版社
发　　行	中国科学技术出版社有限公司
地　　址	北京市海淀区中关村南大街 16 号
邮　　编	100081
发行电话	010-62173865
传　　真	010-62173081
网　　址	http://www.cspbooks.com.cn

开　　本	787mm×1092mm　1/16
字　　数	292 千字
印　　张	22.75
版　　次	2025 年 6 月第 1 版
印　　次	2025 年 6 月第 1 次印刷
印　　刷	北京顶佳世纪印刷有限公司
书　　号	ISBN 978-7-5236-1360-3 / TU·129
定　　价	135.00 元

绿色低碳新工艺
全心为民保健康

高从堦

二〇二四年十月十八日

中国工程院院士、"863"项目复合膜研究首席科学家高从堦为本书题词

作者简介

鲍志国　高级工程师。浙江省民营经济研究中心副主席，中国自然科学研究会膜技术协会会员，国家海水淡化技术协会会员。从事国家"863"项目相关课题研究和医院临床用水研究四十余年。八十年代初入国务院直属军工研究机构，在国内膜技术领域工程院院士高丛阶先生带领下从事 RO 复合膜技术及其应用研究二十多年。"电子工业用膜法高纯水处理工艺及其装备制造研发"课题于 1992 年通过国家鉴定，并成功应用于电子工业生产线。该课题曾获"863"项目国家科技进步一等奖。1985 年以第一作者身份承接的"863"项目节汇课题"人工肾反渗透水处理装置研究"获省部级科技进步奖；2008 年以第一作者身份完成的"医用零废水中央膜法纯水系统"研究课题通过省级鉴定，获装备制造业重点领域首台（套）荣誉称号，课题成果已推广应用于全国上万家医院。受原卫生部相关部门之邀，先后十余次在全国医院建设大会上做医院临床用水的学术报告；发表"血液透析用水研究及其应用"等论文二十七篇（含外刊五篇），其中"人工肾反渗透水处理装置研究"等共七项获得省部级以上科技成果奖。独立及合作完成医院临床用水装备的发明专利十六项。

鲍义康　工程师。长期从事医用水处理技术及其装备研发。以第一作者身份完成"自带生物学检测的血液透析用制水设备及透析水检测方法""一种生产医疗用水的系统及利用该系统生产医疗用水的方法"等发明专利六项；以第一作者及与其他成员共同完成《一种生产医疗用水的系统的设计方案》《医用零废水中央膜法纯水系统 VI.0》《血液透析用制水设备控制系统 VI.0》等涉及医院临床用水的著作、计算机软件七种。

前　言

　　我国有十四亿多人口，具有各类等级的医院二万三千余家。医用水，也称临床用水，为每家医院所必须。医院在制备医用水的开支中，水费和电费是主项。虽然医用水占医院总用水量的比例不大，但由于制备医用水的成本较高，实际开支不可小视。

　　进入二十一世纪后，人口老龄化进程不断加快，我国各级政府对医疗事业的投入不断加大，科研成果不断涌现，医疗设备有了长足的进步。医用水的制取方法由早期的蒸馏、离子交换、电渗析法，升级到现在的中央膜法，医用水的制取设备从基本依赖进口发展到以国产为主，所制备的医用水也从仅供单科室使用发展到可供全院使用。

　　我国医院建设的相关标准和规范涉及的给水和排水是从广义上界定的，以市政自来水为给水，给水经医院使用后进行废水处理，作为排放水接入市政污水干管。依据现有的法律法规，无论是单科室制水设备，还是全院中央制水设备，均属于非工程货物。考虑到医用水输送管网的铺设，在医院新建、改建、扩建期间投入中央制水设备更为适宜。

　　本书以政府、医院、企业有关领导和科技人员为主要读者。基于采购招标文件偏重设备配置清单及其配件功能的特点，从理论和实践两方面阐明了评估医用水制取设备的关键是设备的整体功能，为实现整体功能所采用的工艺，以及支撑工艺所要求的技术参数。在医院和供应商已普遍认同膜法制取医用水的当下，设备的制水方法及其工艺设计的选择显得尤为重要。

目　录

第一章

水资源和医用水

一、水资源

（一）世界水资源概况

水既是大众心目中最熟悉的基础性自然资源，也是国家的战略资源，是一国综合国力的有机组成部分。随着社会经济的迅猛发展，人们在追求高质量生活的同时，水资源危机正在成为人类面临的挑战。

水是人类赖以生存的基本物质，是地球上不可替代的自然资源，也是生态环境的控制性要素之一。在过去几十年间，世界经济，尤其是发展中国家经济快速发展，城市化进程不断加快，水资源短缺已经成为许多国家经济可持续发展的最大障碍。

联合国教科文组织早在 2009 年公布的报告中就指出：到 2030 年，全球半数人口将生活在缺水的环境中，在未来的几十年间全球将有两千四百万到七亿人会因缺水而背井离乡。另据报道，全球用水量在二十世纪增加了七倍，其中工业用水量增加了二十倍。近几十年，全球每年用水量更是以 4% 到 8% 的速度持续递增，水资源与经济发展的矛盾日益突出。

美国《财富》杂志指出："二十一世纪的水危机就像二十世纪的石油危机一样严峻，水资源将成为一种决定性的财富。"联合国有关机构也指出，"水将成为世界上最严重的资源问题"，"缺水将严重制约二十一世纪的经济和社会发展，并可能导致国家间的冲突"，"供水不足将成为一个深刻的社会危机，世界上在石油危机后的下一个危机便是水的危机"。缺水问题已成为全人类面临的严峻挑战。

全球水资源的总量约为十四亿立方千米，其中海洋占 96.5%，淡水仅占地球总水量的 2.53%。在这有限的淡水资源中，70% 是人类难以获取的南北两极冰盖、冰川、冰雪，另外还有一定比例的深层地下淡水资源很难被利用。人类目前能够利用的淡水资源主要以江河、湖泊、溪流等各种地表水和浅层地表水的形式存在，只占全球水资源总量的 0.2%。

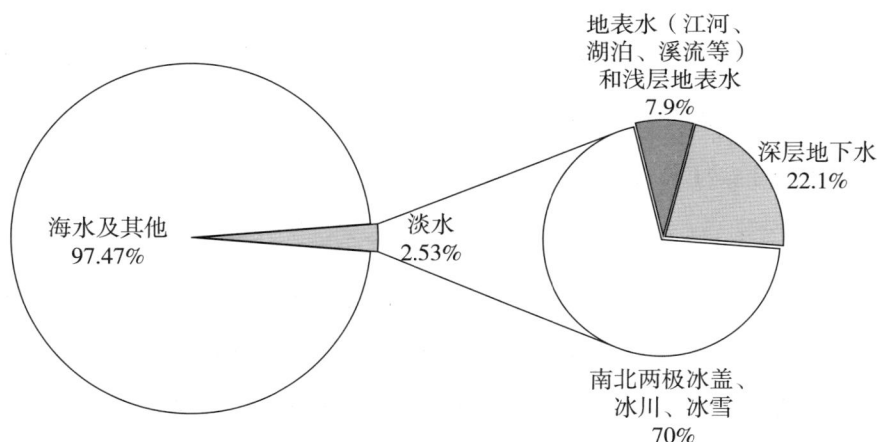

图 1-1　世界水资源概况

（二）我国水资源概况

我国淡水资源总量为二万六千亿立方米，占全球水资源的 6%，仅次于巴西、俄罗斯和加拿大，位列世界第四。但是，一方面我国的水资源极不均衡，另一方面因人口基数庞大，目前的人均资源约为两千立方米，仅为世界平均水平的三分之一左右，在世界银行统计的国家中排在第八十八位。同时，我国的用水量位居世界前列，而且呈逐年上升趋势。表1-1列出了我国历年用水量数据。

表1-1 我国历年用水量数据

| 年份 | 农业和农村生活 | | 工业 | | 城市生活 | | 总计 | 人均用水 |
	用水量（亿 m³）	所占比例（%）	用水量（亿 m³）	所占比例（%）	用水量（亿 m³）	所占比例（%）	（亿 m³）	量（m³）
1949	1001	97.1	24	2.3	6	0.6	1031	187
1959	1938	94.6	96	4.7	14	0.7	2048	316
1965	2545	92.7	181	6.6	18	0.7	2744	378
1980	3912	88.2	457	10.3	68	1.5	4437	450
1993	4055	78.0	906	17.4	237	4.6	5198	445
1997	4198	75.3	1121	20.2	247	4.5	5566	458
2001	3841	68.9	1141	20.5	601	10.8	5567	436
2002	3738	68.0	1143	20.8	616	11.2	5497	428
2003	3431	64.5	1176	22.1	633	11.9	5320	412
2004	3584	64.6	1232	22.2	649	11.7	5548	427
2005	3583	63.6	1284	22.8	676	12.0	5633	432
2006	3662	63.2	1344	23.2	695	12.0	5795	442
2007	3602	61.9	1402	24.1	710	12.2	5819	442
2008	3664	62.0	1401	23.7	727	12.3	5910	446

我国水资源总量丰富，分布不均，呈现南多北少的特点，与人口、耕地、矿产和经济的分布不相匹配。长江流域及以南地区水资源占全国的81%；长江以北地区水资源仅占全国的19%。

根据国际标准，人均水资源低于三千立方米为轻度缺水，低于两千立方米为中度缺水，低于一千立方米为严重缺水，低于五百立方米为极度缺水，三百立方米为维持适当人口生存的最低标准。按照这一标准，我国目前有十多个省（自治区、直辖市）人均水资源量（不包括过境水）低于严重缺水线，宁夏、河北、山东、河南、山西、江苏人均水资源低于五百立方米。

（三）我国医院使用水资源状况

我国医院普遍使用市政自来水。据国家卫生健康委发布的《2019年我国卫生健康事业发展统计公报》，2019年我国医疗卫生机构床位已达880.7万张，达到每千人6.3张，卫生人员总数达1292.8万人，医疗卫生机构总诊疗人次达87.2亿，医疗卫生机构入院人数为26596万人，医院医师日均担负诊疗7.1人次和住院2.5床日。据《建筑给水排水设计标准》（GB 50015—2019），公共建筑生活用水定额及小时变化系数见表1-2。其中住院部的日均用水定额按180升/床计，最高日变化系数取最小值2，则最基本的用水量为360升/（床·天）；医务人员按160升/班，480升/（天·人），变化系数取1.5，则最基本的用水量为720升/（人·天）；门诊部（或诊疗所）就诊患者按人均10升/日计，变化系数取1.2，则为12升/（日·人）；医务人员按人均70升/日计，变化系数取2.0，则为140升/（日·人）。

表1-2　公共建筑生活用水定额及小时变化系数

建筑物名称		单位	生活用水定额（升）		使用时数（h）	最高日小时变化系数 ks
			最高日	平均日		
医院住院部	设公用卫生间、盥洗室	床位·日	100～200	90～160	24	2.5～2.0
	设公用卫生间、盥洗室、淋浴室		150～250	130～200		
	设单独卫生间		250～400	220～320		
	医务人员	人·班	150～250	130～200	8	2.0～1.5
	病人	病人·次	10～15	6～12	8～12	1.5～1.2
门诊部、诊疗所	医务人员	人·班	80～100	60～80	8	2.5～2.0
疗养院、休养所住房部		床位·日	200～300	180～240	24	2.0～1.5

按以上口径计算全国医院 2019 年用水量如下：

医院住院部用水量 = 880.7 × 360 升 / 天 + [26596 万 / （7.1+2.5）]

×2.5×720 升 / 天

= 317.05+1994.7

= 2311.75 万吨 / 天

门诊部用水量 = （87.2 亿 / 365 天）× 12 升 / 天

+ [26596 万 / （7.1 + 2.5）] × 7.1 × 140 升 / 天

= 2509.04 万吨 / 天 + 2753.79 万吨 / 天

= 5262.83 万吨 / 天

全国医疗机构用水量总计 = 7574.58 万吨 / 天。

依据《2019 年国家卫健委统计公报》和 GB 50015—2019 中的公共建筑生活用水定额及小时变化系数计算得出的我国医院使用水资源概况见表 1-3。

表 1-3　我国医院使用水资源概况

类别	医院总床位数	总诊疗人次	卫生人员总数
	880.7 万张	87.2 亿	1292.8 万人
取 ks 最小值的设计用水量	360 升 / （床·天）	12 升 / （日·人）	285 升 / （天·人）
用水量 / 天	317.052 万吨	28.6685 万吨	368.45 万吨
用水量 / 年	11.5724 亿吨	1.0464 亿吨	13.4484 亿吨
总用水量 / 年	Σ = 26.0672 亿吨		
占全国总用水量比	26.0672 ÷ 551.6825=4.73%		
卫生人员与全国人均用水量比	285 ÷ 169.3=1.68（倍）		

注：1.《2019 年国家卫健委统计公报》公布的总入院人数为 26596 万人；
　　2. 总床位的年负荷率按高峰设计的最低值计；
　　3. 卫生人员的设计用水量按住院部和门诊人员各占 50% 计；
　　4. 计算总诊疗人次的每天用水量时，先减去了总入院人数的平均每天用水量；
　　5. 表中的 551.6825 为 2021 年全国总用水量（亿吨）；
　　6. 表中的 169.3 为人均日生活用水量（升）；
　　7. ks 为表 1-2 中的最高日小时变化系数。

二、医用水

（一）医用水的概念和需求

医用水即医院临床用水，有广义和狭义之分。广义上的医用水包括供医院使用的原水（市政自来水）和将原水处理成符合医院临床要求的用水。狭义上的医用水指原水经处理后，水质优于原水，符合医院临床要求的用水。本书指狭义上的医用水。医用水关乎人们的身体健康，其采购、生产、使用须严格遵守国家、行业、地方的法律法规及相应的水质标准。

综合性医院对医用水的需求广泛，见图 1-2，包括血透加配液用水、血液透析器或滤器复用水、生化检验用水、临床研究用水、基因工程用水、等渗液用水、中心配液用水、软镜清洗用水、清洗机用水、酸化水、制剂用水、氧气过滤水、无菌喷淋用水、手术用刷手水、产科用水、洗婴用水、牙科用水、DSA 导管冲洗用水、ICU 急救用水、EICU 急救用水、饮药用水等。其他还包括直饮水、空调补给水等。

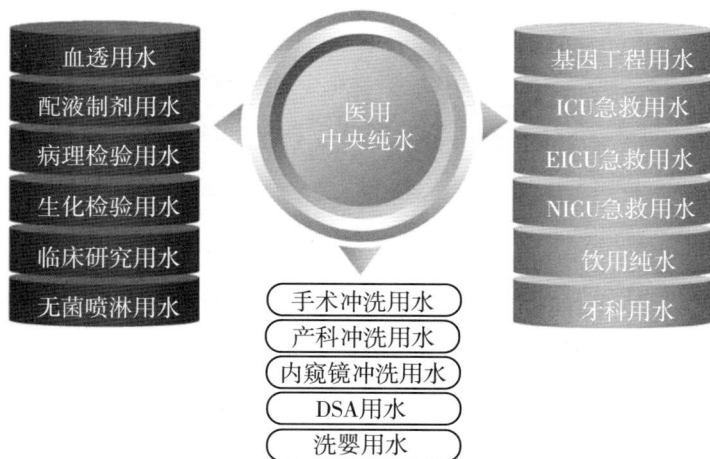

图 1-2 综合性医院对医用水的需求

血液透析用水是指符合国家药监局 YY0572、YY0793.1 和国卫办医函〔2021〕552 号附件中相关要求的医用水。

血液透析器或滤器复用水是指符合 YY0572 和国卫办医函〔2021〕552 号附件中相关要求的医用水。

生化检验用水是提供医院各类生化仪器设备的检测用水。由于医用生化仪器设备的种类及其规格型号较多，不同的仪器设备对进水要求有较大的差异，具体需根据仪器设备的要求选用 GB/T 33087、GB/T 6682、WS/T 574 标准的其中之一项或多项。

临床研究用水和基因工程用水是针对医院从事科研项目所用的水，目前无国家专项标准，通常按照具体的科研项目参照 GB/T 33087、GB/T 6682、WS/T 574 标准提供用水。

等渗液用水是配置等渗液所用的水，要求达到《中华人民共和国药典》规定的无菌注射用水标准。

中心配液用水是医院在临床治疗或护理中现配现用的方剂用水或稀释用水，其质量要求随配液品种的不同而不同，通常依据《中华人民共和国药典》规定的无菌注射用水、注射用水、无菌水、纯化水等要求提供。

软镜清洗用水是提供被使用后的软镜复用前的预冲洗、浸泡、冲洗、漂清等操作规程中所用的水，通常依据中华人民共和国卫生行业标准 WS 507 规范要求提供。

清洗机用水是提供被使用后的硬质器械复用前的预冲洗、浸泡、冲洗、漂清等清洗操作规程中所用的水，通常依据中华人民共和国卫生行业标准 WS 310 的规范要求提供。

酸化原水是提供酸化水机制备酸化水或医院自制酸化消毒液的软化水，GB 28234 规定为总硬度（以 $CaCO_3$ 计）小于 25 毫克/升的水。

制剂用水是提供注射液、临床医学研究用水和其他医用制剂的用水。注射液用水执行《中华人民共和国药典》规定的注射用水或无菌注射用水规范要求。临床医学研究用水随不同的研究课题有不同要求，分无菌注射用水、注射用水、高纯水、纯化水、实验室用水等。无菌注射用水和注射用水执行《中华人民共和国药典》的相关规范要求；高纯水执行 GB/T 33087 标准；纯化水执行《中华人民共和国药典》中纯化水的规范；实验室用水标准较多，通常包括 GB/T 33087、GB/T 6682、WS/T 574 等不同的水质标准；其他制剂用水通常执行《中华人民共和国药典》中纯化水的规范。

氧气过滤水是提供患者吸氧过程中的氧气滤过水，现在还未见到专项水质标准。实践中通常采用经除菌处理的软化水或纯化水。

无菌喷淋用水是提供患者进入层流病房（又称"无菌仓"或"移植仓"）前预先进行的药浴和淋浴用水，现在还未见到专项水质标准。实践中除了菌落总数与患者所要进入无菌舱的无菌级别相匹配外，对用水的 pH 值、重金属离子、阴离子成分洗涤剂和部分离子还有较严格的要求。

手术用刷手水原则上采用符合 GB 5749 流动水即可。洁净手术部内的盥洗设备应同时设置冷热水系统；蓄热水箱、容积式热交换器、存水槽等贮存的热水不应低于 60℃；当设置循环系统时，循环水温应在 50℃以上。洁净手术室内给水的质量直接影响室内的洁净度，影响到手术的质量。普通手术的刷手用水通常要求符合 GB 5749 和 GB/T 5750 标准，为提高洁净度，减少感染，对水质标准要求较高的手术室，其刷手用水除符合 GB 5749 和 GB/T 5750 标准外，还宜安装除菌过滤器及紫外线等水质消毒灭菌器。

产科用水和洗婴用水目前无专项水质标准，实践中通常采用和手术用刷手用水相同的水质标准。

口腔科用水是指提供医疗机构开展口腔疾病预防、诊断、治疗服务的用水。现无国家级的水质规范标准，但已有地方性技术规范，如牙椅水路系统清洗消毒技术规范 DB 33/T 2307 等。需要注意的是，此类地方规范非口腔用水规范，而是管路清洗消毒规范。

DSA 导管冲洗用水是指经国家药品监督管理部门审批的产品，其说明书未规定一次性使用的导管，其去污染、清洗、灭菌过程中所用的净化水，目前无专项国家标准，通常参照中华人民共和国卫生行业标准 WS 507 提供。

ICU 和 EICU 等急救用水是提供危重患者紧急救护时所用的水及其急救配液用水。其水质要求随患者病种不同而不同，通常包括符合 YY 0572 标准的用水、符合《中华人民共和国药典》规定的纯化水、注射用水和无菌注射用水等。

饮药用水是指提供患者的服药用水。通常采用符合 GB 5749 和 GB/T 5750 标准且烧开后经冷却的水、或符合 GB 17323 等标准的水。

直饮水是指可以直接饮用的水。目前无国标，实践中通常采用 CJ 94 行业标准。

空调补给水是指提供医院中央空调的冷却补给水。水质通常要求符合 GB/T 50050 标准。

（二）医用水和临床医学的关系

医院各科室对医用水的需求可以说在电能之后排第二位。就医用水处理成本而言，又占第一位。一家三类甲等综合性医院通常具有四五十个医疗科室，有的多达五六十个，甚至更多。在如此众多的医疗科室中，不涉及医用水的科室不足四分之一，需要医用水的科室达 80% 以上。以某三甲医院为例，日常工作的医疗科室六十一个，中医康复科、老年病科、精神科、神经内科、放射科、PET 中心等十一个科室不直接使用医用水，但使用饮用水，其他五十个科室均直接或间接使用医用水。

（三）医用水和医院总用水量的关系

综合性医院对医用水需求的科室或部门大致相同，承担科研、教学的医院对医用水需求的科室部门会更多些。即使同类同规模的综合性医院，对应具体的科室或部门的医用水量需求差别仍然较大，不能一概而论。以被访的某三甲医院为例，该院承担国家层面的医学科研和教学任务，异地新建医院于2009年投入使用，设计高峰总用水量为960吨/天，即35.04万吨/年。2019年至2022年实际平均总床位数1500张，医务工作人员2400多人，年总就诊人数230.6万多人次，出院病人数7.9万多人次，手术量2.1万例。平均用水量为50万吨/年，即1370吨/天。采用一套产品水量25吨/小时的医院专用中央膜法制水设备制备医用水供全院使用，平均每天制水8小时，即7.30万吨/年。医用水占医院实际用水量的15.4%。直观的医用水和医院总用水量的关系见图1-3。

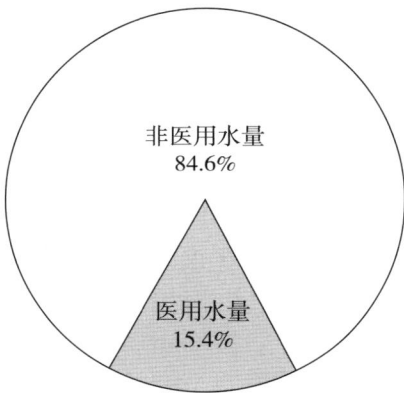

图1-3 医用水和医院总用水量的关系

（四）医用水的需求比较

医用水的用量需求分布随医院不同有较大差异。综合被访医院中的几家代表性医院，其医用水量的平均占比如下：手术刷手用水29%，中心供应清洗用水24.5%，血透加配液用水13.5%，DSA和软镜冲洗用水12.7%，生化检验水2.6%，制剂和配液用水2.5%，无菌喷淋2.1%，牙科用水2.0%，产科及洗婴用水1.5%，等渗液1.3%，临床研究、基因工程用水占0.5%，ICU、EICU急救用液0.3%；饮药和生活用净化水占 5.3%，空调补给水 2.2%。直观的医用水量需求比较见图 1-4。

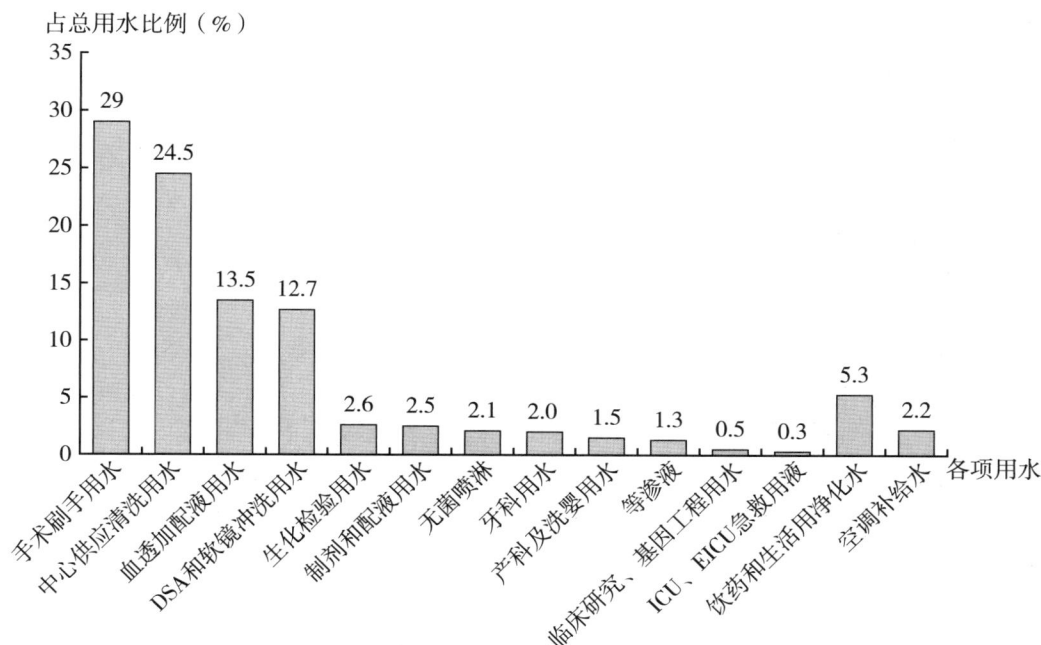

图 1-4　医用水量需求比较

（五）医用水的经济比较

医用水的经费开支和医院所用的医用水设备以及水价电价直接相关。以被访医院中单科室制水的某三甲医院为例，该院除层流无菌喷淋暂未使用，其他用水均有需求。该院在牙科、手术刷手、产科、洗婴用水等还停留在简单处理后即使用的情况下，每年用于医用水或医用水替代品的经费开支足有 965 万元人民币（含医用水设备十年计的年折旧费）。各科室部门所用的医用水经费开支占全院医用水经费总开支的比例为：ICU、EICU 急救用液占 46.6%，手术用等渗液占 26.6%，中心供应清洗用水占 7.7%，血透加配液用水占 6.3%，饮用纯水占 3.6%；手术刷手用水占 2.9%，生化、病理检验用水占 2.8%，制剂用水占 1.6%，临床研究、基因工程用水占 0.6%，DSA 冲洗用水占 0.6%，牙科用水占 0.3%，产科刷手和洗婴用水占 0.1%，详见图 1-5。

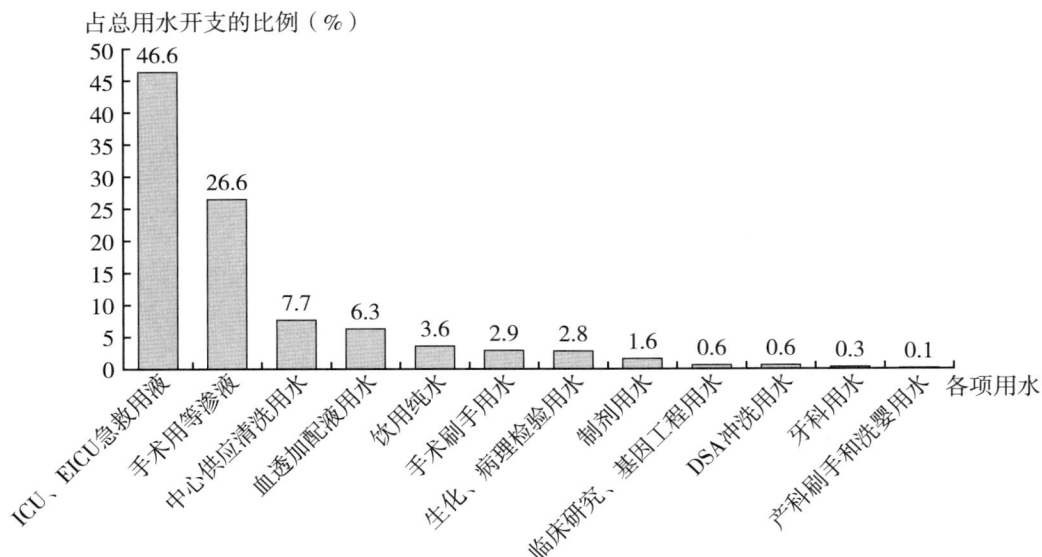

图 1-5　各分项医用水经费占总医用水开支的百分比

由于该医院的医用水处理设备均仅供单科室或部门使用，其自来水利用率通常不到 50%（GB/T 19249—2003 标准为 30% 以上），另外 50% 以上的水成为废水。而这些废水又统一流向医院的污水处理池，必须经过废水处理后才能接入城市污水干线管道。电耗同样明显。虽然供单科室或部门使用的水机较小，但单位纯水的耗电量居高不下。不同类型制水设备的年水电消耗比较见图 1-6。

（六）医用水制取设备的现状及分析

通过前面介绍可以了解到医院对医用水的需求品种多、分布科室广，尽管用水量只占医院整体用水量的六分之一左右。但因传统的单科室制水设备在生产医用水的过程中要消耗两倍以上的原水，事实上其用水量占到了医院整体用水量的 35% 以上。调访的全国二百多家二甲及以上的医院医用水制取设备的现状见图 1-7。

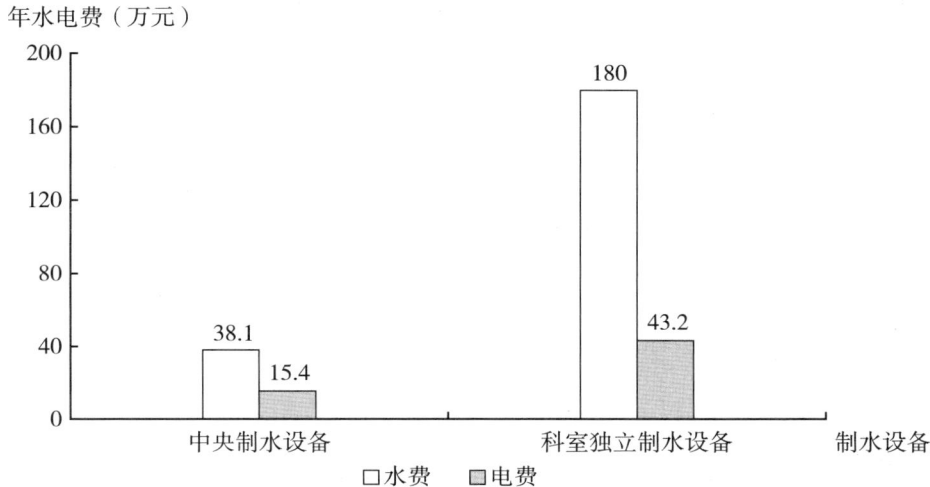

年水电费（万元）

图 1-6　不同类型制水设备的年水电消耗

图 1-7 清晰地表明当下我国绝大多数医院对医用水的供给仍沿用了上世纪中叶建立的单科室供水模式，各科室独立拥有医用水供应系统。这种模式不仅设备费用大，建成后的运营成本高，而且还占用了宝贵的科室医疗用房。另外因每套设备往往由当事科室职员甚至医生兼管，增加了医务人员的工作强度，而且当设备遇到故障时，也难以及时解决，存在潜在的安全风险。同时，因设备布置于科室内，其噪声长期干扰患者和医务人员。

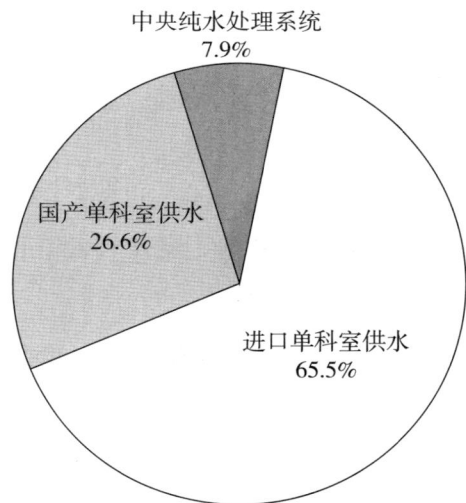

图 1-7　医用水制取设备的现状

医用中央纯水系统在医院建设中应用滞后的原因有如下三点。

（1）医院习惯

我国医院长期以来一直采用单科室制水设备获取临床用水，中央膜法制水设备直到本世纪初才问世，医院全面接受中央膜法制水设备的氛围还有待培育。

（2）供应商习惯

在招投标流程中，供应商须满足招标人提出的功能要求，相对比较被动。中央供水理念直到 2000 年前后才在专业刊物上出现，进入我国的医院建设更晚，多数供应商由于技术等制约，仍停留在向用户推荐单科室制水设备。

（3）医院建筑设计与中央制水设备布置存在矛盾

《综合医院建设标准》（建标 110—2021）只在第二章第十一条第三款中概要地提到建筑设备包括"给水排水设备"。此类"给水排水设备"显然是指医院使用市政自来水以及使用后的排水设备。结合《中华人民共和国政府采购法实施条例》第七条和《中华人民共和国招标投标法实施条例》第二条的规定，医用水处理设备也确实不列入医院建设工程范畴。因此，医院建筑设计单位不做临床用水设备的设计是合法、合规的，而医用中央膜法制水设备的纯水输送管路铺设的最佳时间却是在医院建设期间。

三、合理使用水资源和医用水

（一）合理使用水资源

从表 1-3 的数据不难看出，医院工作人员和患者的用水量是全国人均用水量的三倍多，见表 1-4。

从表 1-4 可以看出，我国医院在合理利用水资源方面还有很大的潜力可挖。

表 1-4　医院人均用水量和全国人均用水量对比表

项目	计算过程	数值
医院总人数	卫生人员和患者之和	2099.56 万人
门诊患者	87.2 亿 ÷ 365 天 ÷ 3 （按 87.2 亿人次 / 年，平均在医院时间按 4 小时计， 每天按 12 小时计）	796.35 万人
住院患者	26596 万 ÷ 365 天 ÷ 7 （按 26596 万人次 / 年，平均住院时间一周计）	10.41 万人
卫生人员	据《2019 年我国卫生健康事业发展统计公报》	1292.8 万人
医院总人数占全国总人数比值	2099.56 万人 ÷ 14 亿人（全国总人数按 14 亿计）	1.5%
医院总用水量与全国总用水量比值	表 1-3 我国医院使用水资源概况	4.73%
医院人均用水与全国人均用水比值	4.73% ÷ 1.5%	3.15

　　一方面，要从医院的用水方式上挖潜。当下，除了极少数医院对科室部门用水进行计量管理外，绝大多数医院仍处于医院总水表计量管理状态。要改变这种粗放型的用水方式，一是要重视设计源头。在医院新建或改扩建时，将医院总表计量和科室部门分表计量列入给排水设计要求中。二是要医院领导重视。只要医院领导重视，对新建改扩建医院设计提出要求，实现科室部门计量会很容易做到。只要医院领导重视，即使对已投入使用的医院实现科室部门用水计量也并非难事。

　　另一方面，要从医院的管理方式上挖潜。医院用水通常由总务科负责，总务科通常按照既有的供水计量方式管理。例如，上世纪九十年代之前建造的老医院普遍只设有医院总水表，总务科只抄送总水表的用水数据至财务。随着远程抄表功能的使用，现在甚至直接由市政供水公司与医院财务对接，真正了解医院实际用水数据的只有财务。随着全国性的水价上升及阶梯水价的形成，再加上医院领导的重视，逐渐有医院采用水总表计量和科室甚至部门再分别计量的管理方式。但是，无论是国家建设标准层面还是行业规范层面，均未要求科室部门用水必须分别计量，导致即使现在新建、改扩建的医院仍基本上采用医院进水总表计量的方式。事实上，这种粗放型的用水计量方式，不仅浪费了宝贵的水资源，还增加了医院的开支。表 1-5 列出了总床位数 1500 张的某综合性三甲医院 2019 年每月用水数据。其中 6 月及之前的数据是未改造前，单纯采用自来水公司接进医院进水总水表计量的用水量。7 月及其之后，在部分用水量相对较大的和有医用水需求的科室或部门加装了分水表，以及对卫生间的自动冲洗感应器作了调整，采用医院总水表和科室部门分水表同时计量。

表 1-5　某三甲医院 2019 年加装用水分表计量前后对照表

月份	1	2	3	4	5	6	7	8	9	10	11	12
总用水量（万吨）	4.78	4.94	5.02	5.05	5.07	5.26	4.05	4.01	3.87	3.81	3.79	3.75

分析表 1-5，在单纯以自来水公司接进医院进水总水表计量的 1 至 6 月的总用水量 30.12 万吨，平均每月用水量 5.02 万吨。经简单改造，采用医院总水表和科室部门分水表同时计量后，7 至 12 月的总用水量下降至 23.28 万吨，平均每月用水量下降至 3.88 万吨。改造后节约了 23% 的水资源，同时还减少了 23% 的污水排放。按改造前的每月平均用水量 5.02 万吨计算，年均用水量为 60.24 万吨。改造后的年均节约用水量和减少污水排放量各为 13.68 万吨。该医院的综合水价为 5.73 元 / 吨，院内污水处理费 0.7 元 / 吨，处理后的污水接入市政污水处理管网的排放接纳费 0.45 元 / 吨，该医院简单改造后，每年节约水费 78.39 万元，节约污水处理费和排放费 15.73 万元，共计节约 94.12 万元。

医院在水资源利用上的可挖潜能比在医用水资源上可挖的潜能更

大。上文对使用医用水的科室部门、医用水与医院总用水量的关系、医用水和临床医学的关系、医用水量需求比较、医用水的经费比较等内容的介绍相对详细，对医用水的获取现状只是粗略介绍，在此可做进一步分析。

从图 1-3 可知医用水量占医院实际用水量的 15.4%，从图 1-5 可知医院对该 15.4% 医用水通过单科室制水设备获取的占 90% 以上，通过中央制水设备获取的不足 8%。由于医用水是将接入医院的市政自来水经制水设备进一步净化或纯化处理后得到的，不同科室或部门使用的医用水，其水质指标不同。有的去离子程度要求较高，有的去生物质要求较高，有的去离子和去生物质要求均较高，有的对多种指标有要求，有的只对少数指标有要求。由于反渗透膜处理技术的综合性能较优，当下使用的单科室制水设备多为反渗透膜法制水设备。此类设备尽管对去离子和去生物质等均有要求的医用技术指标有较好的吻合度，但是，因反渗透膜的通性决定了在常规工艺的制水过程中至少有 50% 以上的浓缩废水和 70% 以上的电功率被排放和废弃，详细的制水原理和设备将在第二章介绍。如何有效利用这些废水废能，是设备供应商和用户共同关注的事。

中央制水设备分为简单集成式和医院专用式，详细的制水原理和设备将在第二章介绍。二者有本质区别。简单集成式中央制水设备只是放大了制水量，制水原理和工艺与单科室制水设备无本质区别。医院专用式中央制水设备充分考虑了不同科室部门对所用医用水技术参数不同的要求，引入了与单科室制水设备完全不同的制水工艺，将原本需要排放的废水废能充分利用，不仅有助于节能减排、绿色环保，更在为医院提供医用水的同时，极大地节约了运行成本。

图 1-8 展示了单科室制水设备、简单集成中央制水设备和医院专用中央制水设备，以及单位原水产出医用水的对比。从图 1-6 和

图 1-8 可以看出，在同样满足医用水需求的前提下，若将医院单科室制水设备和简单集成式中央制水设备全部改用专用式中央制水设备，至少可以节约 50% 的原水和 60% 的电能。综合表 1-3 中的医院年总用水量和图 1-3 医用水和医院总用水量的关系，则每年可以节约原水不少于 8.39 亿吨。

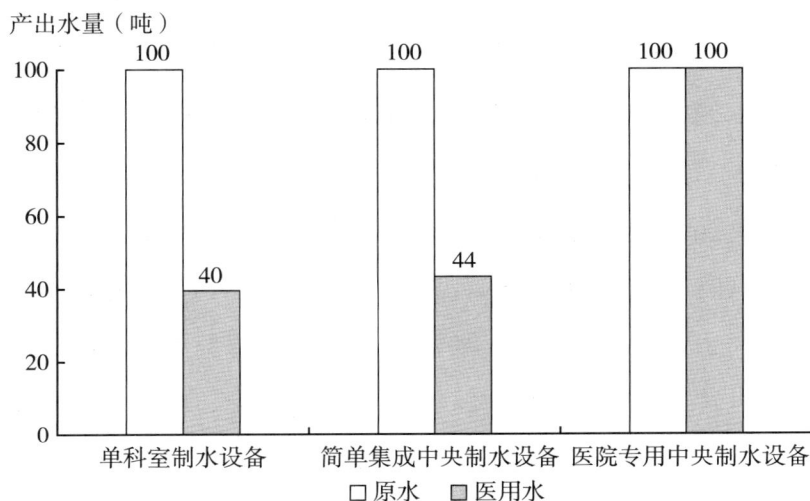

图 1-8　不同方式的制水设备单位原水产出医用水对比图

（二）科学规划、物尽其用

仍以上述表 1-5 列举的某总床位数 1500 张的三甲医院为例，该医院在 2011 年被评为全国绿色医院建筑示范工程先进单位。医院于 2009 年年底落成并启用的异地新建医院占地近 220 亩，总建筑面积 23.5 万平方米。与新医院同时启用的一套每小时 25 吨的医院专用中央膜法制水设备，供全院十六个科室和部门使用医用水和全院的饮用纯水。在有效运行十一年后，随着医院就诊患者逐年增加，医用水供给压力越来越大，为减轻老设备运行负荷，2020 年又增加一套同规格的制水设备，两套设备交替工作。

新医院前几年的用水因受当初设计的限制，仍采用总水表计量管理。随着新一轮的水价大幅度上调，医院将医用水列入以科室为单位的精细化考核，2019年医院对使用的市政自来水和医用水的计量进行了一次整体改造。改造后，无论在市政自来水用量上，还是在医用水的用量上，节约效果明显。见表1-5。

老医院时期，无论是总床位数、医用建筑面积，还是就诊患者，均不到新医院的一半，因用水采用总水表管理，全院的饮用纯水由医院自制桶装水派发给各科室，仅仅饮用纯水一项，每年需开支23.5万元。使用医院专用中央膜法制水设备后，有效运行十多年，用数据证明了医院专用中央膜法制水设备不仅与各类医用水的技术指标更加吻合，节能减排效果明显，还大大降低了设备的运营费用。

第二章

医用水的制取方法和设备

一、概述

医用水制取可采用蒸馏法、多效蒸馏法、离子交换法、电渗析法、膜处理法，以及上述两种或多种方法的叠加。无论哪一种方法，都应先对原水进行预处理，以达到上述各类处理方法对原水的要求。

蒸馏法和多效蒸馏法的优点是对离子的去除率高，水质较纯；缺点是制水效率低、能耗高、成本高，还存在一个最大的问题是对低沸点的气化物质难以去除。

离子交换法在二十世纪七十年代之前使用频繁，优点是对离子的去除率高，尤其是混床离子交换法，仍然是目前已有的方法中去离子纯度最高的；缺点是对原水的水质要求较高，若采用通用树脂还需要用酸碱频繁再生，再生过程会产生较多的污染废水，这些污染废水必须经过废水处理才能排放，既不环保，也增加了运行成本。

电渗析法的使用高峰期是二十世纪六十至八十年代。其优点是不但对原水的水质要求不高，而且用于总溶解盐（TDS）浓度较高的原水，其去除离子的性价比更好；缺点是置于膜堆的电极易产生极化，离子膜易污染，清洗离子膜以及耗材的更换较烦琐、复杂，而且能耗高，单位产品水的耗电量几乎与蒸馏法相当。

以上几种早期制水方法现在已很少单独使用。

膜处理法的应用起源于二十世纪八十年代末、九十年代初。二十世纪七十年代初，美国杜邦公司推出商用反渗透膜（MRO），1991年我国第一套国产化大型反渗透集成电路高纯水装置通过国家鉴定，1992年我国第一套血液透析用反渗透制水设备通过省部级鉴定，膜法水处理设备在医用领域得到迅猛发展。膜处理法中的主要膜品种有反渗透膜（MRO）、纳滤膜（MNF）、超滤膜（MUF）、微滤膜（MMF）等。膜处理法有很多优点。针对不同的医用水质要求，可以选择不同的膜品种，而且还可以在无相变的情况下，通过物理法对原水中影响水质指标的各种杂质作选择性去除，且去除率高，单位产品水的运行成本低廉。膜处理设备的集约化和自动化程度高，操作简便，更换耗材容易。缺点是对原水的水质要求较高，其中反渗透的制水压力较高，反渗透膜的产品水回收率较低，产生的废水量较多。2008年，国内首套医用膜法中央零废（废水、废能）制水设备问世。现在，医院专用中央膜处理法正在成为医用水制备的主流。

二、早期的制水方法及设备

（一）蒸馏和多效蒸馏法

蒸馏是一种较为古老的医用水生产方法，是热力学的分离工艺，其原理是利用原水中水和其他物质的沸点不同实现水的分离，成为纯度较高的医用水。目前我国的药典还保留了对注射用水和无菌注射用水必须采用蒸馏法获取的规范要求。蒸馏分为单效蒸馏和多效蒸馏，单效蒸馏在早期使用较多，但因能耗过高，效率过低等原因，自二十世纪八十年代后，只用于医院内用水量极小的制剂配液和实验室用水。

多效蒸馏的基本原理和单效蒸馏相同，只是工艺不同。多效蒸馏水机的基本工艺流程为：经纯化后的合格原料水通过原水泵增压后，进入冷凝器进行热交换，再依次进入各效预热器，经热交换后进入初效蒸发器，经原料水分配器喷射在加热管内壁，使原料水在管内成膜状流动，被管壁外的蒸汽加热汽化，产生夹带水滴的二元蒸汽，再经三效分离后成为纯蒸汽和未被蒸发的原料水，未蒸发部分再进入下一效。重复上述过程，其余多效原理与初效相同。唯有初效的加热蒸汽是由外部独立的锅炉提供，所产生的冷凝水不能作为蒸馏水使用。其余各效冷凝水是由纯蒸汽冷凝，致热源已被去除，故可作为合格蒸馏水。

另外，由于末效的蒸馏剩水夹带原料水中的全部杂质和热源，必须作为污水排放；末效产生的纯蒸汽进入冷凝器，同来自各效的冷凝水混合冷却，经分离出不凝性气体后，成为注射用水。所谓不凝性气体，是指在冷凝器中，有一部分不能凝结成水的气体，此部分气体将由安装在冷凝器上部的排出装置去除。根据机型的不同，在各效蒸发器上也可能设有不凝气体连续排放装置。多效蒸馏水机的工作原理见图2-1。

（二）离子交换法

医院的离子交换法主要是采用阳树脂制取软化水、采用混床（在

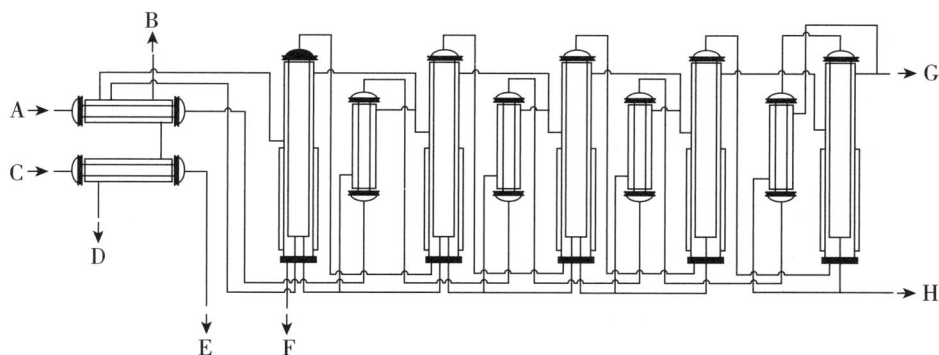

A.原料水进；B.不凝气排放；C.冷却水进；D.注射水进；E.冷却水出；
F.浓缩水排放；G.工业蒸汽；H.凝气水排放。

图 2-1　多效蒸馏水机原理图

同一柱子内将阳、阴树脂按一定比例混合在一起）制取高纯水。

　　原水的硬度与其中的钙、镁离子浓度成正比。当原水的硬度超出医用水或膜法水处理中反渗透进水要求值（根据末端膜浓缩水的朗格利尔指数值≤0计算得出）时，就需要去除硬度。基本原理是将符合进水要求的原水中贡献水质硬度的钙、镁离子与离子交换剂中的钠离子或氢离子进行交换，原水中的钙、镁离子被钠或氢离子取代，从而获得水质软化的效果。医院制取软化水的设备主要是逆流再生固定床设备，其形式和构造相对较为简单，图 2-2 展示的是逆流再生固定床的基本构造，图 2-3 展示的是逆流再生固定床中上布水装置的两种常用形式。

　　同理，当处理后的产品水中的某项或多项溶解性离子指标超

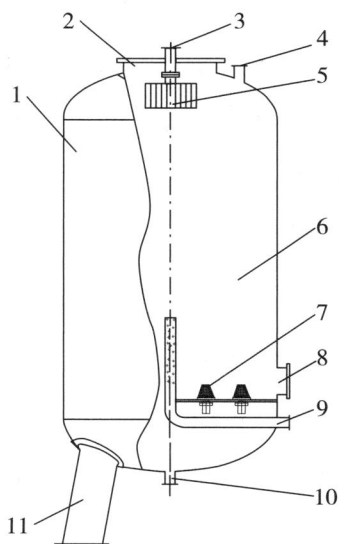

1.罐体；2.进料口；3.进水管 / 再生出水管；
4.排气管；5.上布水器；6.离子交换剂层；
7.下布水器；8.卸料口；9.再生进水管；
10.出水口；11.支撑脚。

图 2-2　逆流再生固定床基本构造图

出医用水标准值时，就需要采用离子
交换法除盐；别的处理方法制取的产
品水不能满足医用所需的高纯水标准
值时，通常也采用离子交换法，尤其
是混床离子交换法深度除盐。医院采用
离子交换法制取高纯水的设备形式和构
造与制取软化水的设备基本相同，只是
筒体内部的树脂品种不同。在第四章膜
法制水分步工艺及其配置中详细介绍。

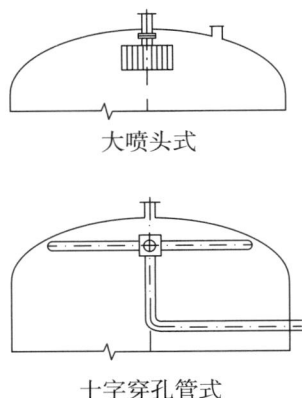

图 2-3　上布水装置常用形式

（三）电渗析（eletrodialysis，ED）法

电渗析法本质上应归为膜分离法。考虑到现在医院单独采用电
渗析法制取医用水的情况已很少见，故将其归至早期的制水方法和
设备。由于当下医院又在使用 EDI 除盐器，而 EDI 除了在 ED 结构
上的每对阴、阳膜之间附加了一层薄薄的混床树脂外，其他结构与
组成和电渗析完全相同，因此，有必要先将电渗析的原理、结构与
组成等做一详细说明，为第四章膜法制水工艺分步及其配置介绍 EDI
时作一铺垫。

电渗析有适用范围。当进水含盐量在 500～4000 毫克／升时，采
用电渗析除盐较为经济。当进水含盐量小于 500 毫克／升时，从经济
上考虑，其性价比已不支持采用电渗析除盐。特殊情况下也应结合具
体条件，通过技术、经济比较来确定是否采用电渗析。

1. 电渗析除盐原理

电渗析的除盐原理见图 2-4。

含盐水通过电渗析器，在直流电场作用下，水中的离子是带电
的。由于离子交换膜具有选择透过性，阳离子和阴离子会作定向迁

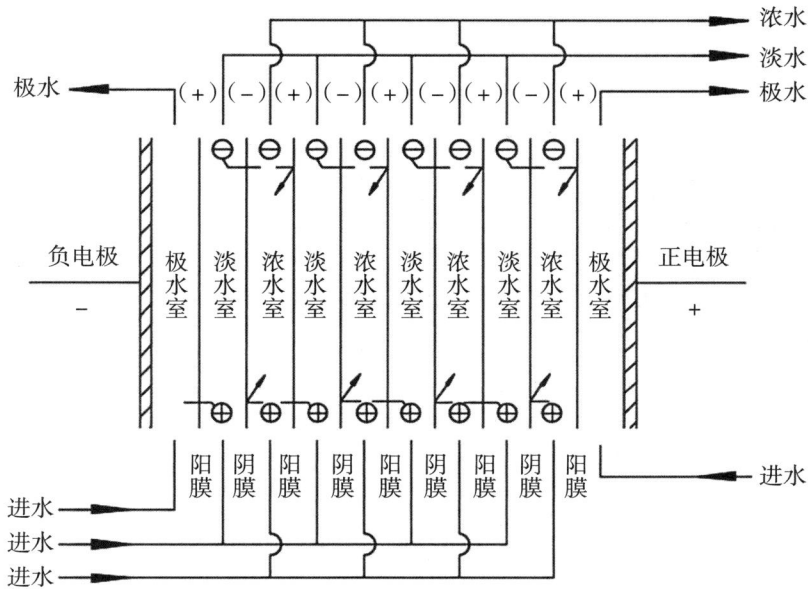

图 2-4　电渗析除盐原理

移，阳离子向负极迁移，阴离子向正极迁移。图 2-4 中淡水室的阴离子向正极迁移，透过阴离子交换膜（简称阴膜）进入浓水室，但浓水室内的阴离子不能透过阳离子交换膜（简称阳膜）而留在浓水室内；阳离子向负极迁移，通过阳膜进入浓水室，浓水室中阳离子不能透过阴膜而留在浓水室中。这样，浓水室因阳、阴离子不断进入，使浓度增高，淡水室因阳、阴离子不断移出使浓度降低而获得淡水。这就是电渗析除盐原理。

2. 离子交换膜

离子交换膜按其选择透过性不同，分为阳膜和阴膜；按膜结构可分为异相膜、均相膜和半均相膜三类。目前我国市场流通领域的电渗析装置采用的离子交换膜绝大多数为国产膜。国产离子交换膜基本性能见表 2-1。

表 2-1　国产离子交换膜性能

膜的种类	厚度（毫米）	交换容量（毫克当量/每克干膜）	含水量（%）	面电阻[①]（欧姆·平方厘米）	离子选择透过性（%）	爆破强度（千克/平方厘米）
聚乙烯异相阳膜	0.38～0.5	≥2.8	≥40	8～12	≥90	≥4
聚乙烯异相阴膜	0.38～0.5	≥1.8	≥35	8～15	≥90	≥4
聚乙烯醇异相阳膜	0.7～1.0	2.0～2.6	47～53	～10	≥90	≥3
聚乙烯醇异相阴膜	0.7～1.0	≥2.0	47～53	≥15	≥85	≥3
聚乙烯半均相阳膜	0.25～0.45	2.4	38～40	5～6	＞95	≥5
聚乙烯半均相阴膜	0.25～0.45	2.5	32～35	8～10	＞95	≥5
聚氯乙烯半均相阳膜	0.25～0.45	1.3～1.8	35～45	≥15	≥90	＞1
聚氯乙烯半均相阴膜	0.25～0.45	1.3～1.8	25～35	≥15	≥90	＞1
聚乙烯含浸法均相阳膜（CM-001）	0.3	≈2.0	35	＜5	≥95	＞3.5
氯醇橡胶均相阴膜（CH-231）	0.28～0.32	0.8～1.2	25～45	～6	≥85	＞6
聚丙烯异相阳膜	0.38～0.40	2.91	45.7	10～15	＞95	＞7
聚丙烯异相阴膜	0.38～0.40	1.75	29.7	12～16	＞94	＞7
涂浆法聚氯乙烯均相阳膜	0.18～0.22	1.68～2.01	22～25	≤5	＞95	＞3

　　离子交换膜是电渗析器的重要组成部分，它直接影响到电渗析器的除盐效率、电能消耗、抗污染能力和使用寿命等重要技术经济指标。对离子交换膜的质量要求为：离子选择透过性要高，透水性要小；膜电阻要低；化学稳定性要好，具有较好的抗有机物污染的性能，耐温性能好，无毒性；厚薄均匀，表面平整，膨胀收缩性要小，具有足够的机械强度，并具有韧性和挠性。

　　选膜时，应尽量考虑最能适合所处理水的水质条件，使之达到技术和经济效益双高。

---

①　系 0.1 克当量/升 NaCl 在 25℃时的值。

（四）电渗析器的结构与组成

电渗析器的结构主要由一层层交替排列的隔板、离子交换膜等组成的膜堆及两端的电极组成，外框用压板和螺杆将隔板和膜堆压紧后再用螺栓栓紧而成。图 2-5 展示的是电渗析器组成示意。

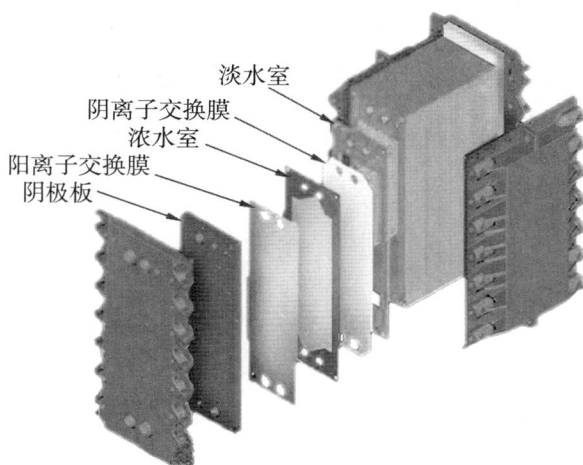

图 2-5　电渗析器组成示意

1. 膜堆

一对阴、阳膜和一对浓淡水隔板组成一副膜堆。在二电极（包括中间电极）之间，若干膜堆叠在一起称为膜堆。

（1）隔板：按加工工艺可分为填网式和冲模式两种。填网式隔板由隔板框和隔网组成，二者厚度应有很好的匹配，要易于黏合。隔板分有回路和无回路两大类，见图 2-6。

一般无回路式隔板的流程短，水流速度慢，要求水流分布均匀和隔板湍流

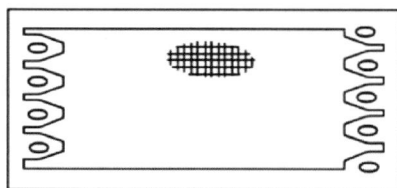

无回路隔板

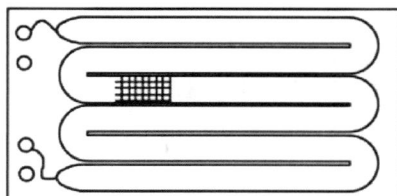

有回路隔板

图 2-6　隔板示意

搅动好，以便有较高的极限电流值。有回路隔板流程长，水流速度高，具有一次除盐率高和电流效率高的特点。此外还有一种用来改变前后两段水流方向的倒向隔板，强度要求能承受水流倒向时的压力差，其厚度可与一般隔板相同或稍厚。

一般情况下，有回路隔板适用于小水量及除盐率要求较高的场合。无回路隔板，适用于较大水量，除盐率较低或循环式除盐系统。隔板越薄，离子迁移过程中的路程就越短，浓淡水室电阻越小，电流效率越高。相反，隔板越厚，电阻增大，电流效率也越低，除盐率减少，单位电耗量增加。因此有条件时应优先选用较薄的隔板。隔板厚度的选择还必须考虑原水的预处理程度，当原水经预处理后的浊度、硬度、有机物含量等较低，不易使膜污染和发生污垢时，可适当选择较薄的隔板。反之，则不宜选用太薄的隔板。

隔板的配（集）水槽是保证隔板均匀配水和集水的重要环节。国内配（集）水槽常用的形式有槽式、启开式、单拐式和网式等。对于厚度在 1.5 毫米以上的隔板，以采用槽式为好。厚度 1 毫米左右的隔板有采用单拐式、网式或启开式的。启开式槽宽取 1.5 ~ 2.0 毫米。单拐式最大宽度取 4 毫米。网式槽对网的厚度和平整度等要求较高，应选用不变形、不脱丝和隔板厚度匹配的隔网。

隔板材料应当有良好的化学稳定性，耐酸碱和氧化剂的腐蚀，耐一定温度，绝缘性能好，并具有一定刚度和弹性。平面尺寸稳定。制取医药用水的材质应无毒性，国内隔板材料有聚氯乙烯（PVC）、聚丙烯（PP）、聚乙烯（PE）、天然和合成橡胶等。常用的隔板规格有：400 毫米 × 800 毫米、800 毫米 × 800 毫米、400 毫米 × 1600 毫米、800 毫米 × 1600 毫米等。

（2）隔网：隔网除了能使阴、阳膜保持一定距离外，主要在于使隔板流水道中的水流发生湍流，减薄界面层厚度，提高极限电流密度和电流效率。加网时除盐流程可以缩短，极限电流密度加大，但水的阻力亦较大。不加网时，水的阻力较小，隔板加工方便，但除盐效果较差，易结垢。有隔网的隔板组成的电渗析器性能要比无隔网的好，一般均采用有隔网的隔板。

目前常用的有编织网、冲模式网和鱼鳞网等。隔网应具有变形小、网格均匀、水头损失小，湍流搅拌效果好和遮蔽膜面积小等特点。

隔网的厚度应与隔板的厚度相等，一般认为相差不超过 ±10% 较好，太厚或太薄除盐效果都会降低。

2. 极区

极区由电极、极框、电极托板和垫板组成。极区的组成和极水流通途径见图 2-7。

电极材料要求导电性能好，机械强度高，化学和电化学的稳定性要好，价格低廉、加工方便。

常用的电极材料有以下几种。

①石墨：经石蜡或树脂浸渍处理过的比重为 1.8 以上的石墨，使用寿命较长，但石蜡和树脂易溶出或泄出。

②钛镀铂或钛涂钌：可加工成板、丝或网状，有良好的导电性和耐腐蚀性能。

③铅：一般用于含盐量低或硫酸盐型水的除盐。但极水排水中可能含有有害金属离子应引起重视。不宜用于医用水和制药用水。

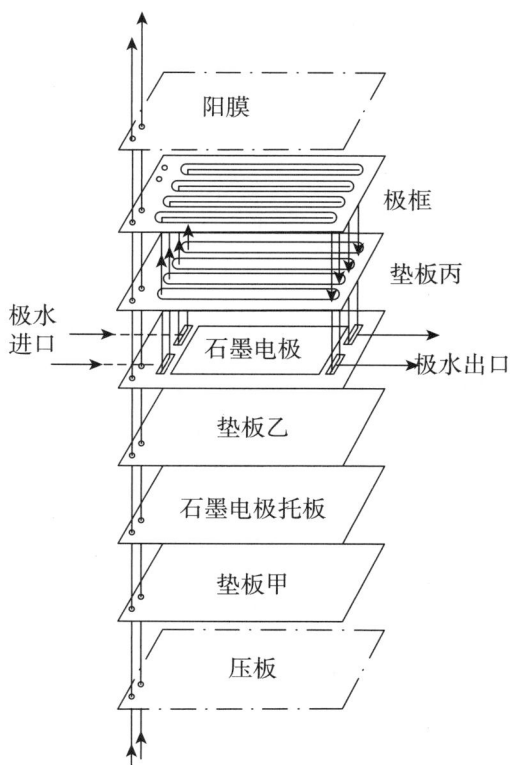

图 2-7 石墨端电极示意图

（图中标注：阳膜、极框、垫板丙、极水进口、石墨电极、极水出口、垫板乙、石墨电极托板、垫板甲、压板）

④不锈钢：一般作为阴极材料。对于含氯量低的重碳酸盐型水，在低电流密度，水温不超过30℃下运行时，亦可作为阳极材料使用。

3. 极框

极框是供极水流通的隔板，起着支撑膜堆、排除电极反应产物和冷却电极的作用。一般水的除盐，且电极基本上不腐蚀时，宜采用较薄的极框（2~3毫米），医院制取高电阻值的医用水时，因高纯水具有一定的腐蚀性，极框宜稍厚（一般取7~10毫米），便于排除电极反应生成物。

4. 压紧装置

压紧装置常用的有两种：一种是镀层板和模压框组合型，用螺栓锁紧；另一种是镀层铸铁压板用螺杆锁紧。压紧时受力应确保均匀（此项对EDI装置尤为重要）。

5. 电渗析器的其他部件

（1）保护室：为防止极室电极反应产物对靠近极室膜的腐蚀和污染，常在极室与膜堆之间加设一保护室（或称极室保护室）。它由一张保护膜（一般用一张阳膜）和一块保护框组成。

（2）导水板：位于膜堆两侧，将浓淡水和极水引入和导出电渗析器。

（五）电渗析器附属设备

1. 直流电源设备

直流电源通常采用整流器获得。考虑到原水水质的变化和调整的灵活性，整流器应选用从零起的无级调压硅整流器或可控硅整流器。选用可控硅整流器时，其额定电压和额定电流宜比电渗析器的工作电流和工作电压大一倍左右。

多级并联供电时，总电压应选取最大的计算极间电压值，并应保证电渗析器倒极时的要求；多级串联或并联组装的电渗析器，如果各级的计算电压不同，最好每级由各自的整流器分别供电，以便可随时根据工作条件调整设备的工作参数，使之在最佳状态下工作。

2. 仪表仪器

电流表、电压表、压力表、流量计、电导仪和其他水质分析仪器。

3. 水泵和水箱

除盐水箱和酸洗水箱以及相应的输水泵。若浓水采用循环系统，则应设相应的水箱及泵。

（六）电渗析的除盐方式

1. 除盐水（淡水）系统

电渗析的除盐方式应根据原水水质，用水要求（产品水的水质水量），电渗析器的性能等通过技术经济比较确定。一般分为直流式、循环式和部分循环式三种。

（1）直流式：进水通过一台或多台并、串联的电渗析器除盐达到规定的水质指标。直流式具有连续制水、管路和辅助设备简单、占地面积少等优点，但对原水含盐量变化的适应性较差。它是早期采用的一种除盐方式。根据进水水质，出水水量和水质要求，又可分成以下三种。

①单台直流式：单台电渗析器的组装可以是一级一段，一级多段，多级一段或多级多段。此种方式适用于医院用水量小的场合。

②多台串联式：一般用在水量较大，除盐率要求较高的场合。单联台数应通过计算确定。根据电渗析器的耐压性能，可以有中间加压或不加压两种方式。

③多台单、并联组合式：适用于较大规模的场合，用多台并联来满足产水量，以多台串联来达到除盐率的要求。

（2）循环式：系将一定量的水，通过多次循环除盐，在达到所需的出水水质时，再供给用水设备，故是间歇供水。这种系统适应性强，适用于小用水量，除盐率要求较高的场合。

（3）部分循环式：在电渗析器淡水出口分成两路，一路供用水设备使用，另一路继续循环和原水一道通过电渗析器进行除盐处理。对于原水含盐量高或变化大的场合，采用这种系统可使操作条件稳定，减轻极化现象，但管路较复杂。这种系统对原水水质变化适应性强，对于出水水质要求高时，可以通过调节淡水循环量来满足要求。适用于除盐要求高，规模较大的场合。部分循环式除盐有单级和多级两种方式，常用的是多级部分循环方式。

2. 浓水系统

浓水系统也有直流式、循环式和部分循环式三种。

（1）直流式：浓水经电渗析器后排放，耗水量大，制水成本高，附属设备少，管路少，适用于水源充足的场所使用。

（2）循环式：浓水定时部分排放，附属设备多、管路多，动力能耗大，适用于水源较缺乏的场所使用。

（3）部分循环式：部分循环，提高含盐浓度，并使之保持在一定的范围内，减轻浓差渗析的不良影响，防止结垢。

对用水量较大的场所，为了提高原水利用率应尽量采用部分循环式系统。也可以采用浓水部分循环，部分提供给极水系统，极水排放弃用的方式。

在无保护室的情况下，极水流动方向必须与浓水和淡水流向一致，以免压差渗漏，影响淡水水质。

当原水需经多台电渗析器串联才能达到除盐要求时，可以采用将原水先进入电渗析器的最后一级再依次向前级串联通过。淡、浓水系统在各级之间是逆向流动的，而在每台电渗析器中是平行顺流的，在各台电渗析器之间可设浓、淡水箱，用泵打入下一台电渗析器，这样每台电渗析器浓、淡水系统之间的压力可保持平衡，浓、淡水系统之间的浓度差减小了，各台电渗析器的工作压力也会随之降低。这种系统有设备利用率高、电耗低和有较高的极限电流密度等优点。但因需要多台电渗析器串联使用，运行成本很高。

（七）极化和极限电流密度

1. 极化和极限电流密度计算公式

当水在淡水室中流动时，由于膜和水之间有摩擦力，从而形成一层滞流层（或称界面层）。在直流电场作用下，由于离子通过膜的速度要比它在溶液中的迁移速度快得多，结果使得在靠淡水侧膜表面的滞流层中的离子浓度小于溶液中的浓度，通过的电流强度越大，滞流层中的离子浓度就降得越多，随着电流提高到某一程度，滞流层中会出现浓度接近于零的状况，由于没有新的电解质离子迁移补充进入滞流层，膜附近就没有足够的离子来输送电流，于是就发生部分水分子电离，产生 H^+ 和 OH^- 来负载电流，这就是所谓"极化"现象（EDI 中强调的可以用电极电离产生的 H^+ 和 OH^- 自动再生阳、阴离子，其实需要在"极化"状态下才能产生 H^+ 和 OH^-，而一旦出现"极化"对 EDI 装置造成的后果与 ED 相同）。

极化现象造成的后果是：①使部分电能消耗在水的电解过程中，因而降低了电流效率；②当水中有 Ca^{2+} 和 Mg^{2+} 存在时，使膜上过快地生成水垢，从而增大了膜电阻，增加了耗电量，降低产品水水质，缩短膜的使用期限；③极化严重时，产品水呈酸性。

在电渗析器的使用过程中，应当防止发生极化，我们把会使膜表面产生"极化"现象的电流密度称为极限电流密度。根据极化理论和实验证明，极限电流密度计算公式可表达为：

$$I_{lim}=Kv^{m}C_{dP}\,（毫安 / 平方厘米）$$

式中：I_{lim}——极限电流密度（毫安 / 平方厘米）；

K——水力特性常数；

v——淡水室流水道中的水流速度（厘米 / 秒）；

m——流速指数；

C_{dp}——淡水室中水的平均含盐量（毫克当量 / 升）。

$$C_{dp}=\frac{C_{dj}-C_{de}}{C_{de}}\,（毫克当量 / 升）$$

式中：C_{dj}——淡水室进水的含盐量（毫克当量 / 升）；

C_{de}——淡水室出水的含盐量（毫克当量 / 升）。

极化现象是电渗析器使用过程中所发生的常见又是重要的问题，必须引起高度重视。

2. 极限电流密度的测定

确定电渗析器极限电流密度的方法很多，以下仅简单介绍国内常用的电压 – 电流法。

组装电渗析器时，在膜堆两端隔板长边的中部（第一张阳膜外侧与最后一张阳膜内侧），各放置一小片金属箔导电片。测定时先调节流量计，到相应于某一流速的流量刻度值，然后逐步升高电压，电压每升高一次，待电流稳定后（大约为水流在电渗析器内停留时间的 3~5 倍）分别记录电流和电压值。电压递增的间隔，在曲线 OA 和 AB 段以 0.1~0.2 伏 / 膜对，在 BE 段以 0.2~0.3 伏 / 膜对为宜。以电压值为纵坐标，电流值为横坐标画 U—I 曲线图见图 2-8，图中交点 C 称为极化点，相对应的电流密度值 I_{lim} 即为极限电流密度值。每一段作 4~6 个点为宜。

为了整理出极限电流密度公式中 K 和 m 值应测 4~6 个不同流速。

工作电流密度的选取应当考虑长期稳定运行，原水中某些杂质会引起膜的污染中毒，流水道阻塞和水流分配不均匀等都会造成极化点下移，因此在选取工作电流密度时，必须留有一定的宽裕度，一般选取极限电流密度的70%～90%作为设计计算和运行的工作点。原水中含盐量、硬度、有机物含量高时取低值，反之则取高值。

3.确定公式 $I_{\lim}=Kv^{m}C_{dp}$ 中的 K 和 m 值

（1）图解法

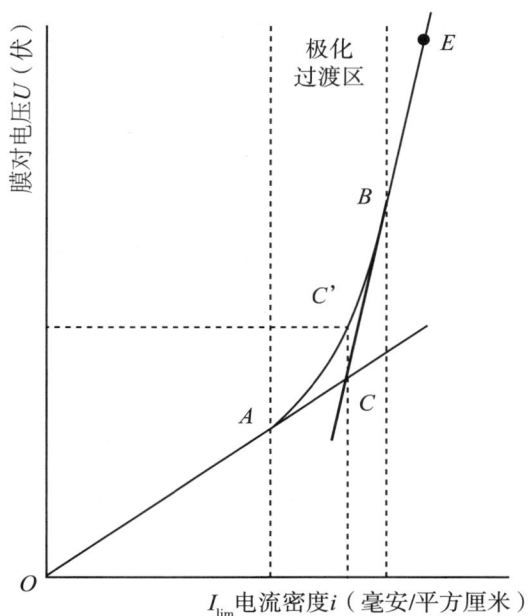

图2-8 U—I 曲线图

以 $I_{\lim}/C_{dp}$ 为纵坐标，流速为横坐标，把测定值点在双对数的坐标纸上，然后拟作一直线，并尽量使各点距直线的距离最小，该直线的斜率为 m，截距为 K，见图2-9。

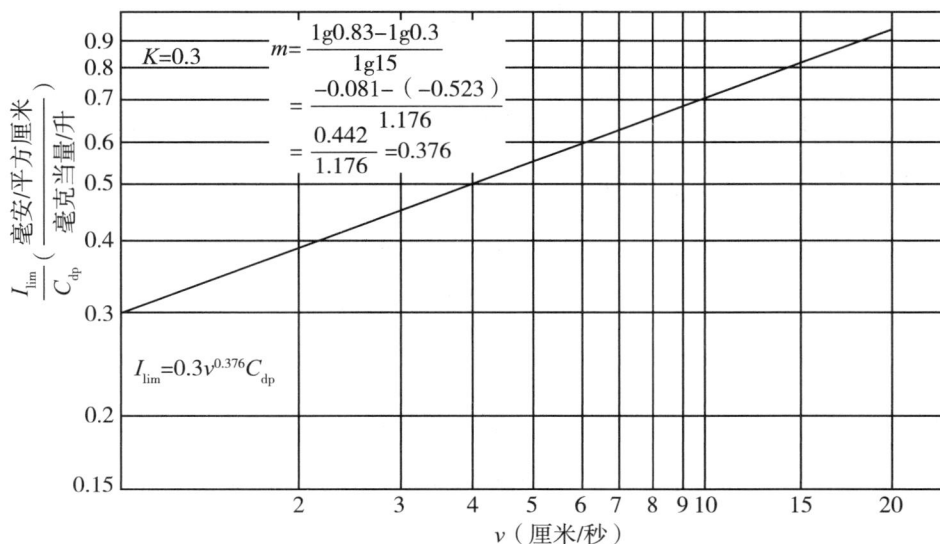

图中标注：

$$K=0.3$$

$$m=\frac{\lg0.83-\lg0.3}{\lg15}$$

$$=\frac{-0.081-(-0.523)}{1.176}$$

$$=\frac{0.442}{1.176}=0.376$$

$$I_{\lim}=0.3v^{0.376}C_{dp}$$

图2-9 $I_{\lim}/C_{dp}$ 与 v 的关系

例如某电渗析器的实测数据见表 2-2。

表 2-2　某电渗析器的实测数据一

试验编号	1	2	3	4	5	6	7
v（厘米 / 秒）	3.56	6.23	8.90	11.56	14.23	16.90	19.57
C_{dp}（毫克当量 / 升）	4.60	5.46	5.60	5.95	5.87	6.21	5.93
I_{lim}（毫安 / 平方厘米）	2.28	3.21	3.75	4.30	4.65	5.27	5.64
I_{lim}/C_{dp}	0.496	0.588	0.67	0.723	0.792	0.849	0.951

将表 2-2 数据点在双对数的坐标纸上，见图 2-9。通过如上所述作直线，即可求得 K 和 m 值。

（2）最小二乘法

将 $I_{lim}=Kv^m C_{dp}$ 改写为 $I_{lim}/C_{dp}=Kv^m$ 并令：$y=\lg\left(\dfrac{I_{lim}}{C_{dp}}\right)$，$a_0=\lg K$，$a_1=m$，$x=\lg v$，则 $I_{lim}/C_{dp}=Kv^m$ 等价于 $y=a_0+a_1x$，可用最小二乘法求解下列方程得 a_0 和 a_1：

$$na_0+a_1\sum x=\sum y$$

$$a_0\sum x+a_1\sum x^2=\sum xy$$

式中：n——实测资料组数。

某电渗析器实测数据（异相膜、鱼鳞网隔板）见表 2-3。

代入有关计算式，则：

$$18a_0+19.424a_1=-7.798$$

$$19.424a_0+21.175a_1=-8.212$$

解得：

$$a_1=m=0.947$$

$$a_0=-1.455=\overline{2}.545$$

$$K=0.035$$

$$I_{lim}=0.035v^{0.947}C_{dp}$$

表 2-3　某电渗析器实测数据二

序号	极限电流密度 I_{lim}（毫安/平方厘米）	流速 v（厘米/秒）	淡水室进水含盐量 C_{dj}（毫克当量/升）	淡水室出水含盐量 C_{de}（毫克当量/升）	淡水室平均含盐 C_{dp}（毫克当量/升）	I_{lim}/C_{dp}	$x=\lg v$	x^2	$y=\lg(I_{lim}/C_{dp})$	xy
1	1.68	10.2	5.5	4.1	4.76	0.353	1.009	1.018	−0.452	−0.456
2	1.18	10.2	4.1	2.8	3.40	0.347	1.009	1.018	−0.46	−0.464
3	0.88	11.2	2.8	1.95	2.35	0.374	1.049	1.1	−0.427	−0.448
4	0.59	12.5	1.95	1.55	1.74	0.339	1.097	1.203	−0.47	−0.516
5	0.41	12.5	1.55	1.05	1.29	0.318	1.097	1.203	−0.498	−0.546
6	1.73	12.5	5.3	3.6	4.40	0.393	1.097	1.203	−0.406	−0.445
7	1.24	12.5	3.9	2.6	3.21	0.386	1.097	1.203	−0.413	−0.453
8	0.83	12.5	2.6	1.7	2.12	0.392	1.097	1.203	−0.407	−0.446
9	0.55	12.5	1.7	1.08	1.37	0.401	1.097	1.203	−0.397	−0.436
10	0.34	12.5	1.08	0.75	0.91	0.374	1.097	1.203	−0.427	−0.468
11	0.32	5	2.4	1.85	2.12	0.156	0.699	0.489	−0.807	−0.564
12	0.92	15	2.4	1.44	1.88	0.489	1.176	1.383	−0.311	−0.366
13	0.59	15	1.5	1.2	1.34	0.44	1.176	1.383	−0.357	−0.42
14	2.0	15	5.65	3.9	4.73	0.423	1.176	1.383	−0.374	−0.44
15	1.29	9.36	5.5	3.6	4.49	0.287	0.971	0.943	−0.542	−0.26
16	4.4	15.40	11.2	8.22	9.67	0.455	1.188	1.411	−0.342	−0.406
17	4.65	14	12.6	9.8	11.17	0.416	1.146	1.313	−0.381	−0.437
18	3.76	14	9.8	6.4	7.99	0.471	1.146	1.313	−0.327	−0.375
合计	$n=18$ 次						19.424	21.175	−7.798	−8.212

三、当下医院的膜法制水及设备

当下医院普遍使用的是膜法制水。膜法制水又分为单科室用制水、中央集中制水和医院专用中央分质制水。单科室制水是为解决某一特定科室的医用水需求，中央集中制水是为解决全院或多个科室部门的医用水需求提供的单质制水，医院专用中央分质制水是专门为解决与全院或多个科室部门所需的不同医用水质的制水。它们虽然都是采用膜法制水，但因设计工艺不同，其设备综合性能差别较大，见表2-4。

表 2-4 当下常用的膜法制水设备的功能比较

比较项	医院专用中央膜法制水	中央单质膜法制水	科室单质膜法制水	中央单质加科室单质膜法制水
RO 膜的产水回收率与通性要求吻合度（≤15%）	吻合	差	差	差
发挥 RO 膜性能（P_{max}=41bar）	优	中	优	差
多品种膜的组合	优	劣	劣	劣
动能有效利用率	>90%	约30%	约25%	15%
动能递减均匀度	均匀	差	差	差
预处理水量需求	100 份	>200 份	>200 份	>200 份

（一）膜法制水背景

医用水的水质要求通常因使用科室或部门的不同而不同。例如，生化检验用水对总离子的去除率要求较高，血液透析用水对选择性离子、微生物以及细菌内毒素的去除率要求较高，软镜清洗用水对选择性离子的去除率和微粒物的要求较高，制剂和配液用水需符合药典规定的纯化水要求，清洗机的清洗用水根据清洗流程不同又分为多档次的水质要求，临床冲洗等其他用水对选择性离子、致病菌等也有相应的要求。

我国现行的医用水除部分制定了专业标准外，相当部分或套用非医院专用的标准，或只有原则性要求，因此，即使对同一科室或部门，其水质要求也存在因医院的具体要求不同而不同。

利用医院科室间对医用水参数指标要求的不同，在相同的原水指标下，从源头工艺设计着手，使设备简约，物尽其用，性价比优良、综合运行成本低廉，是产品设计者的目标，更是用户的期待。事实上，当下的医用水除极个别受行业规范要求需要独立的设备供应外，绝大多数都可以通过中央集中制水供应。

（二）科室单质膜法制水设备

科室单质膜法制水通常是指反渗透膜法制水。自二十世纪六十年代末美国陶氏公司第一根商用反渗透膜问世后，七十年代初以反渗透膜法制备血液透析用水设备为代表的进口产品进入我国医院。九十年代初，国产反渗透膜法血液透析用制水设备进入医院。之后，用于血透 A、B 液配置、制剂、生化检验、器械清洗等单科室制水设备快速进入医院并替代早期使用的高耗能的蒸馏、电渗析等制水设备。科室单质膜法制水设备的基本原理见图 2-10。

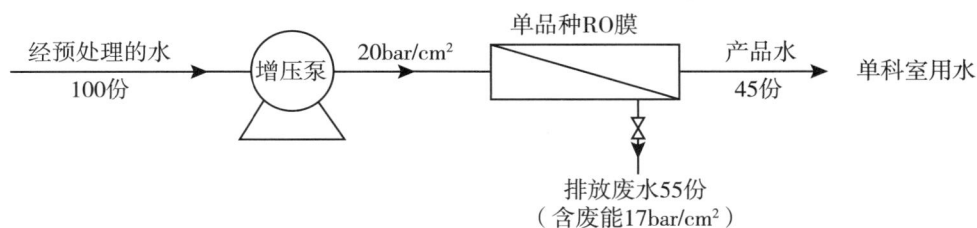

图 2-10　科室单质膜法制水原理

图 2-10 中的各项参数基于以下条件。

第一，反渗透膜以选用经典的美国陶氏集团旗下 FilmTec™ 公司的 BW 型膜元件为例，由膜性能通性（见表 3-6）可知，BW 型 RO 膜（当下医用水处理使用最广泛的膜品种）所能承载的最高操作压力是 600 psi（41 巴，约 41 千克 / 平方厘米），为使反渗透膜性能能够得到最基本的发挥，至少选用通过高压泵提升扬程，使 RO 膜的进水压力达到 20 千克 / 平方厘米。

第二，依据反渗透膜的通性，即使单支膜进水流量为 8 吨 / 小时，其最高产品水回收率也只能控在 15%，单支膜制水过程的最大压降为 15 psi（约 1 巴），约 1 千克 / 平方厘米。受医院水机房面积的局限，膜处理主机采用三芯 RO 膜管串联排列组合的工艺已是极限；原水以符合 GB 5749（其中总溶解盐固体以 500 毫克 / 升）为准；另外，结合反渗透膜的通性，计算后得出常温下三芯串联组合排列的 RO 膜，其总脱盐率约为 95%。

基于上述两点的极限条件参数，每 100 份经过预处理的原水，用高压泵提升扬程至 RO 膜的进水压力达到 20 千克 / 平方厘米，（此压力为膜所能承载压力的 1/2，过低不能有效发挥 RO 膜应有的产水量）其他（如供水流量或流速、水温等）满足陶氏 FilmTec™ 膜元件的测试条件（见表 3-6 下的注释）最高能产出 45 份产品水，为生产 45 份产品水的最高能量消耗是 3 巴 / 平方厘米。剩余的 55 份至少含有 17 巴 / 平方厘米的能量（占总供给能量的 85%）的浓缩废水排放进入下水道。这些含有高压能的浓缩废水在通过排放阀时，会以发出刺耳噪声的形式释放至表压归零（如图 2-10 废水排放所示）。

（三）中央单质膜法制水设备

中央单质膜法制水设备问世于二十世纪九十年代末。是采用普通工业膜法制水工艺对传统单科室分散供水设备的简单集成放大，即由多套单科室制水设备集成为一套设备，膜处理主机通过单一的反渗透膜生产出同一水质的去离子产品水，再分路同质供水。由于不同临床用水的质量要求悬殊，有的对去离子要求很高，有的对去离子要求较低，但对生物学指标要求很高，中央单质膜法制水只能以满足最高水质要求制水和供水。严格意义上讲，这是一种大马拉小车的方式，既不能真实地对应各科室或部门的实际医用水需求，也会极大地增添设备成本和制水运行成本。中央单质膜法制水原理见图2-11。

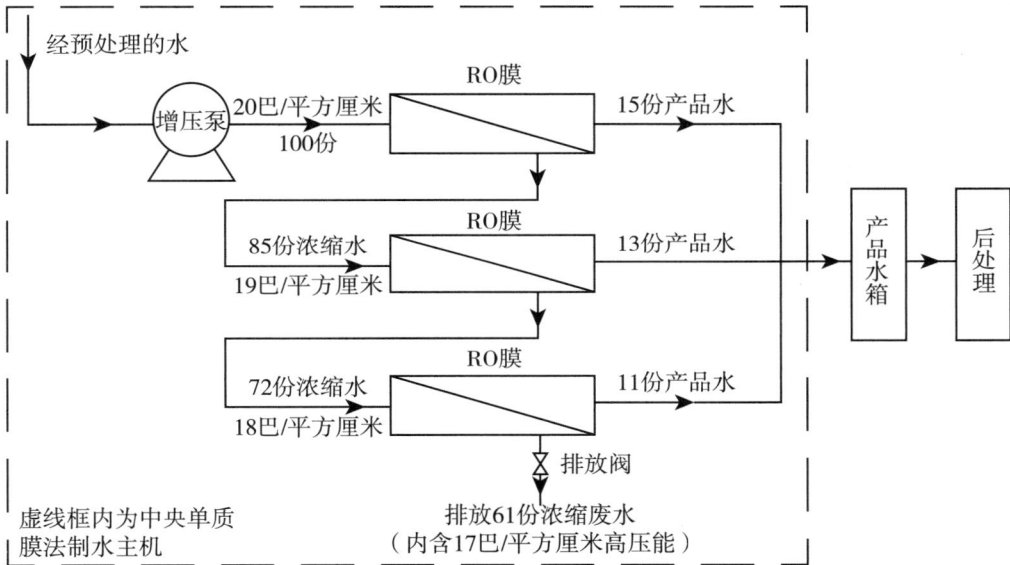

图 2-11　中央单质膜法制水原理

（四）医院专用中央膜法制水设备

医院专用中央膜法制水设备是二十一世纪的前十年间问世的工艺技术。根据不同科室或部门所需的水质水量要求，在一套主机上通过多种膜的共同作用，不仅可实现分质制水和供水，而且可以将废水中的高压能转为有效动能，并利用该动能直接将废水处理成医用水。制水过程中无废水排放，不仅原有的废水和动能几乎得到全部有效利用，还可以将所有临床用水集约在一套装置中完成制备。其制水原理见图 2-12。

图 2-12 中表述的各项参数基于的条件和单科室制水设备的两个条件相同。每 100 份经过预处理的原水，用高压泵提升扬程至 RO 膜的进水压力达到 20 千克 / 平方厘米，其他（如供水流量或流速、水温等）满足陶氏 FilmTec™ 膜元件的测试条件（见表 3-6 下的注释）最终能产出 45 份产品水，并根据设计需要，将其中的一部分直接作为 1 号医用水，另一部分经混床树脂（DI）处理后成为 2 号医用水。

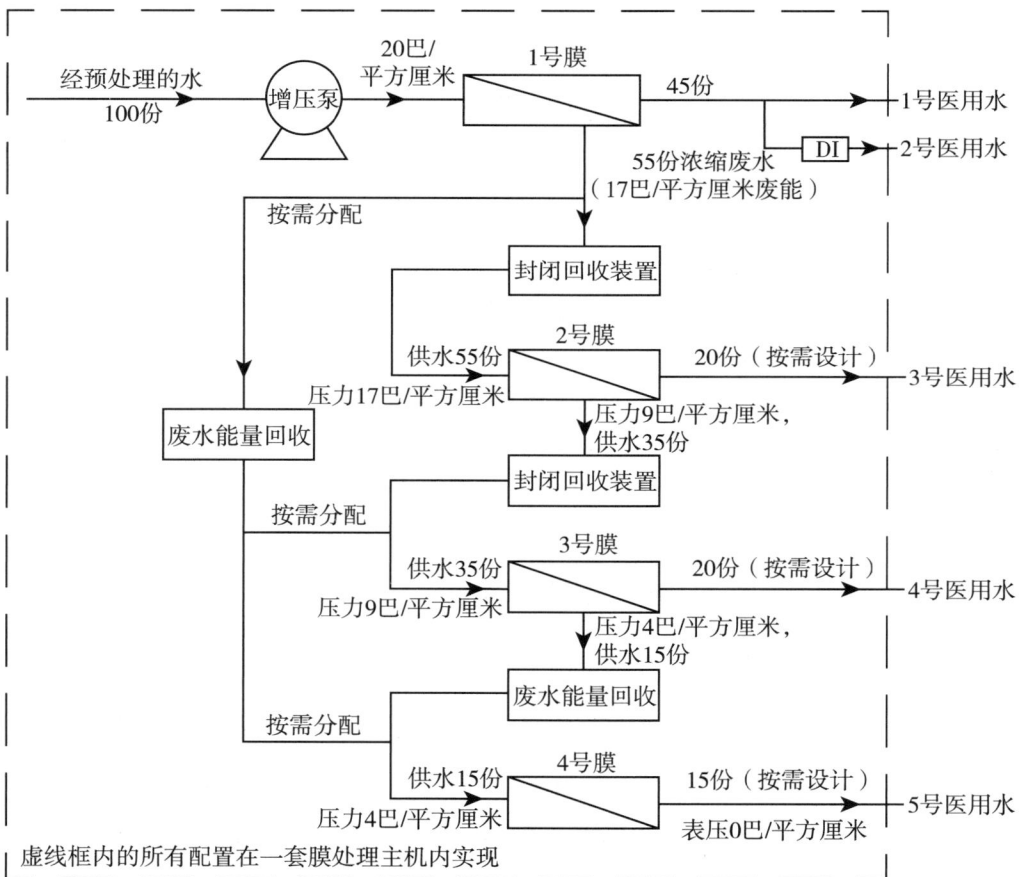

图 2-12　医院专用中央膜法制水原理

为生产 45 份医用水所消耗的最高能量是 3 巴 / 平方厘米（约 3 千克 / 平方厘米）。剩余 55 份含有 17 巴 / 平方厘米废能（占总供给能量的 85%）的反渗透浓缩水通过一级一段能量回收系统，将该废能和浓缩水一起回收后在线供给 2 号膜。2 号膜利用一级一段 RO 膜回收的 55 份浓缩废水为原水，一级一段能量回收的 17 巴 / 平方厘米的废能为制水动能，生产出 20 份 3 号医用水；余下废能不小于 9 巴 / 平方厘米的 35 份浓缩废水通过一级二段能量回收系统回收后供给 3 号膜。

3 号膜利用一级二段回收的 35 份浓缩废水为原水，以一级二段回收的不小于 9 巴的废能为动能，生产出 20 份 4 号医用水；余下废能不小于 4 巴 / 平方厘米的 15 份废水通过一级三段能量回收器回收后供给 4 号膜。生产出约 15 份 5 号医用水。

根据实际需要，也可以通过能量回收系统将 RO 膜产生的废能废水直接通过 2 至 4 号膜的其中一种或两种处理成相应的医用水。全过程除了原水中包括离子在内的杂质分别被 1 至 4 号膜截留外，废能废水得到全部回收利用。

需要指出，有设计采用中央单质膜法制水加科室单质膜法制水的工艺。这种设备是中央供水和单科室分散供水的组合。此法先由中央膜法制水设备集中生产出同一水质的初级产品水，再根据不同科室部门的水质水量要求，通过二次独立设备制水后供给所需科室的用水需求。此类中央供水设备，其本质仍是传统分散式单科室供水。和传统分散式单科室供水技术比较，此种设计由于单科室制水的膜处理工艺和配置与中央制水重叠（具体见第四章第二节膜处理的第三小节膜的匹配及其装置），设备不仅占用机房面积更大，而且日后花费的维护开支更多，综合运行成本更高。其制水原理见图 2-13。

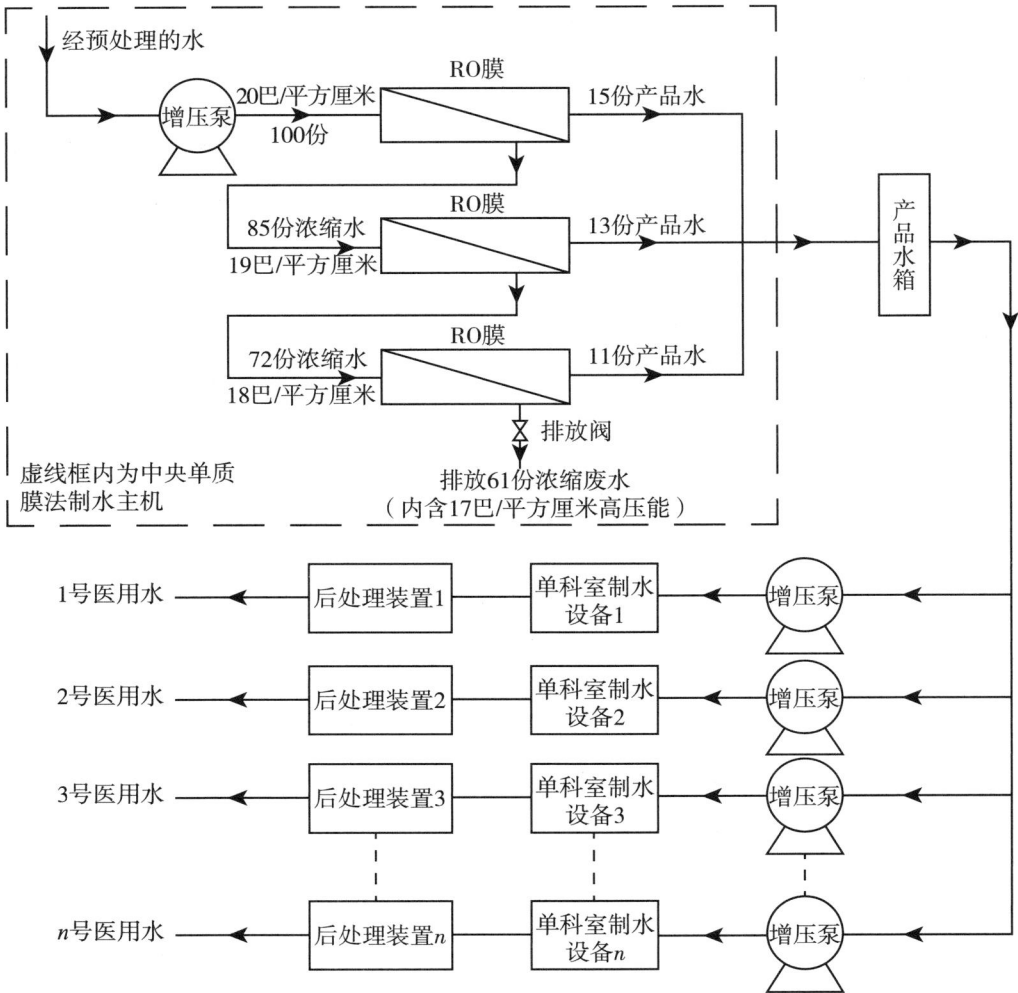

图 2-13　中央单质膜法制水加单科室膜法制水原理

四、中央膜法制水方式特性比较

当下医院的制水方法有单质膜法制水、中央单质膜法制水和医院专用中央膜法制水。单科室膜法制水和中央单质膜法制水原理相同，二者的制水方式和特点也相同。单科室膜法制水工艺较为简单。本节主要比较医院专用中央膜法制水、中央单质膜法制水、中央单质膜法制水加科室单质膜法制水的特性。

不同的中央膜法制水方式特性比较见表 2-5。

表 2-5　不同中央膜法制水方式特性比较

比较项	医院专用中央膜法制水	中央单质膜法制水	中央单质膜法制水加科室单质膜法制水
设备特性	中央分质制水	中央同质制水	中央同质制水加单科室制水
制水方式	主机分质制水，按需供给，与科室用水指标对应	主机单质制水，分路输送，与科室用水指标匹配不够	主机单质制水，再由单科室制水机二次处理后供给
水质吻合度	高	低	高
原水利用率	接近 100%	45%	小于 45%
废水去向	直接处理成医用水，制水运行中无废水排放	直接排放，或通过增设储水箱回收部分废水，再通过增设的输送泵和管路供卫生间冲厕等用水（废水供应与使用的匹配存在较大问题）	直接排放或部分利用
废水中所含的高压能量去向	通过中央水机的在线能量回收装置，直接将废能转为有效动能	以噪声形式释放	以噪声形式释放。因存在二次制水，每次制水需提供同等高压，产生的噪声是中央单质制水的双倍，中央分质制水的三倍
单位产品水耗电	低	较高	高
耗材开支	较低	较高	很高
机房总面积	小	较大	大
设备操作管理员	少	较多	多
绿色医院建设规范的吻合度	高	不符合	不符合
综合运行成本	低	高	最高

五、不同方式的中央膜法制水成本比较

以某三甲综合医院为例，其需求的医用水有生化检验用水、临床研究用水、基因工程用水、中心配液用水、软镜清洗用水、清洗机用水、氧气过滤水、无菌喷淋用水、手术用刷手水、产科用水、牙科用水、ICU 急救用水、EICU 急救用水、饮用纯水等。

该医院进水 pH 为 7.0，水温为 25℃，重碳酸根含量 HCO^{3-}（f）为 86.75 毫克 / 升，钙离子含量 Ca^{2+}（f）为 57.82 毫克 / 升，镁离子含量 Mg^{2+}（f）为 28.60 毫克 / 升，总溶解盐固体 TDS(f) 为 204 毫克 / 升。市政自来水的综合水价 5.7 元 / 吨，综合电价 0.8 元，医院内污水处理 0.8 元 / 吨，污水入市政干网费 0.5 元 / 吨，综合费用 1.3 元 / 吨。

设备所用耗材的单价规定如下：RO 膜选用陶氏（DOW.）品牌的 BW 型 8040 规格，单价 0.8 万元 / 支；活性炭选用酸洗颗粒果壳型，单价 0.9 万元 / 立方米；阳离子交换剂选用经典的 001×7 阳树脂，单价 0.8 万元 / 立方米，再生剂采用精致 NaCl，单价 8 元 / 千克；精密滤芯选用 40 英寸 ×5 微米，材质 PP，单价 100 元 / 支。采用中央膜法制水设备生产五种规格的医用水：1 号医用水 1500 升 / 小时：供生化检验、临床研究、基因工程、中心配液；2 号医用水 4000 升 / 小时：供窥镜清洗和中心配液、ICU 急救、EICU 急救；3 号医用水 6000 升 / 小时：供清洗机清洗、牙科漱洗；4 号医用水 9000 升 / 小时：供全院手术刷手、妇产科、氧气过滤和无菌喷淋；5 号医用水 2000 升 / 小时；供全院患者服药和医务人员饮用。总计 22500 升 / 小时。考虑到设备投入运行后原水温度的变化和膜的自然衰减因素，实际按总产水量 25000 升 / 小时设计。

（一）医院专用中央膜法制水

1. 制水工艺流程设计

为保障医院临床用水的安全，设计将 25000 升 / 小时制水设备的预处理和反渗透分为两路，遇一路维护时，另一路能继续制水，单路产品水不小于 12500 升 / 小时。经预处理的原水，通过高压泵增压至 15 巴后进入 1 号 RO 膜（一级三段），根据 RO 膜的通性，单支膜允许的最高回收率为 15%，单支膜的最高压降为 1.0 巴。则一级三段（即三支膜串联排列）RO 膜的回收率为 45%，可以生产出 11250 升 / 小时产品水。产生不小于 12 巴（已考虑设备管路的阻力降）压力的 55 份（13750 升 / 小时）浓缩废水。

将 1 号 RO 膜产生的带有不小于 12 巴压力的 55 份（13750 升 / 小时）浓缩废水通过在线能量和废水回收器直接回收后进入 2 号膜（低压 RO 膜或 NF 膜），生产出 15 份产品水（3750 升 / 小时）。产生压力不小于 7 巴的 40 份（10000 升 / 小时）浓缩废水。

将 1 号 RO 膜产品水中的 1500 升 / 小时经混床树脂（DI）处理后用作 1 号医用水；剩余的产品水和 2 号膜的产品水一起用作 2 号、3 号和 5 号医用水。

将 2 号低压 RO 或 NF 膜产生的压力不小于 7 巴的 40 份浓缩废水通过能量和废水回收器直接回收后进入 3 号膜（SF 超滤膜），生产出不小于 4000 升 / 小时的产品水。产生不小于 4 巴压力的约 5000 升 / 小时的浓缩废水。

将 3 号膜产生的不小于 4 巴压力的约 5000 升 / 小时浓缩废水通过能量和废水回收器直接回收后进入 4 号膜（MF 微滤膜），将剩余的废水全部处理成医用水。

将 3 号和 4 号膜的产品水合并成为 4 号医用水。

全工艺流程见图 2-14。

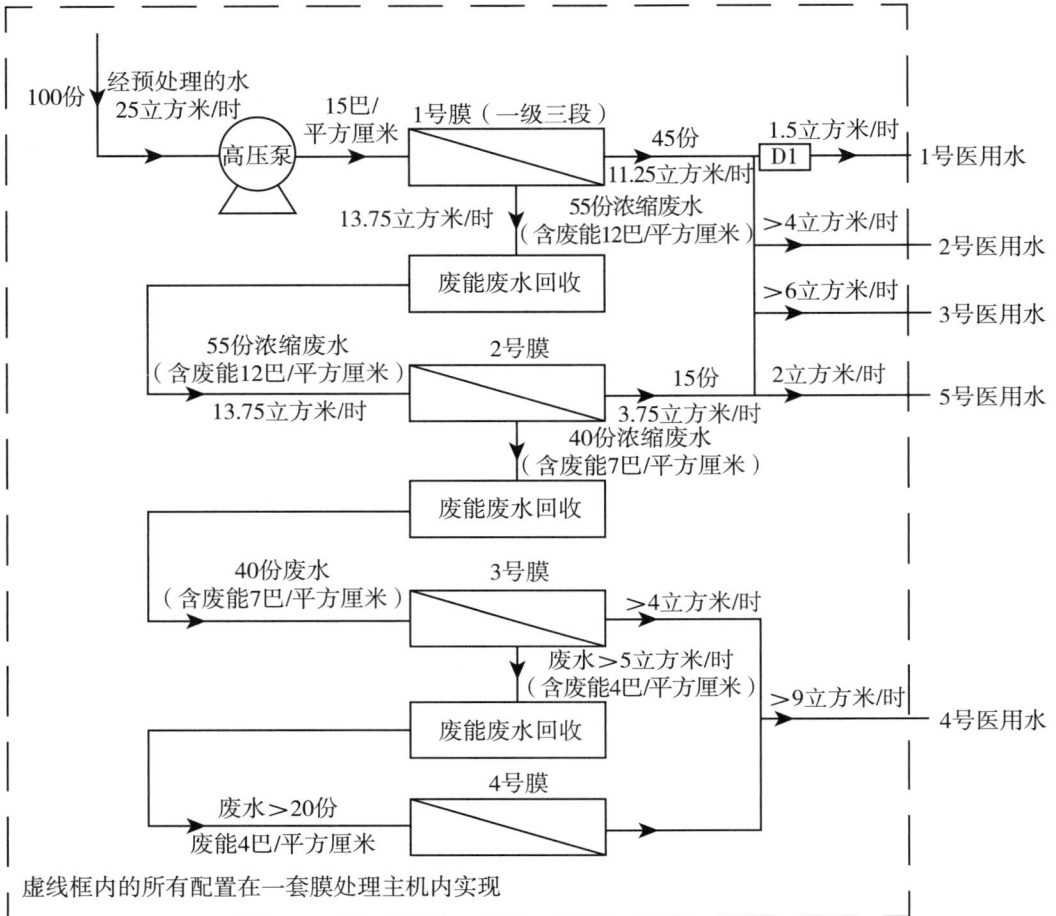

图 2-14 医院专用中央膜法制水工艺

2. 预处理

只要将该水源条件下的产品水回收率控制在不大于 68%，反渗透浓缩水就不会有析出，即不会在膜表面形成 $CaCO_3$ 结垢。本制水工艺中 1 号和 2 号膜的总回收率只有 60%，因此，其浓缩水不会对 1 号膜和 2 号膜产生结垢影响；3 号和 4 号膜的功能是去除有机物和菌落体，对离子可以全透过，因此，离子不会在其表面沉淀结垢。故在预处理工艺中只要设计机械滤器和炭滤器，无须设计软水器。

（1）机械过滤器

GB 5749—2022 生活饮用水卫生标准要求市政自来水无肉眼可见物，色度不大于 15 度，浊度不大于 1NTU，菌落总数不大于 100CFU/ 毫升，末梢游离氯不大于 2.0 毫克 / 升。机械滤器的主要功能是去除肉眼可见物（通常指 50 微米及以上的杂质）和部分有机胶质物生成的色度和浊度，根据反渗透膜的进水要求，其最高进水污染指数 FI（或称 SDI）不大于 5NTU，游离氯耐受量小于 0.1 毫克 / 升，色度不大于 15 度。对照原水指标和反渗透膜通性要求，市政自来水的水质标准已符合反渗透膜的进水要求。考虑到市政自来水厂到末梢用户的管线通常较长，因管路改造维护等可能发生的临时性浊度超标等因素，仍设计机械滤器加以保障。从设备的美观性考虑，机械滤器的外形尺寸通常和软水器对应。医用水处理的机械滤器工艺设计及其主体结构见第四章。为统一运行成本的核算口径，均以经典的滤料过滤法为例。

反冲洗用水：因医院专用中央膜法制水设备无废水排放，生产 25000 升 / 小时产品水，设备需要的进水与产品水相等，即 25000 升 / 小时。因过滤顶层采用了阻尼技术设计，大量的实践证明只要水在机械滤器空罐的停留时间符合不小于 2.5 分钟的设计要求，一年内不需要反冲洗，则反冲洗耗水量、耗电量均为 0。

（2）炭滤器

该医院专用制水设备的进水量为 25000 升 / 小时，即 25 吨 / 小时。设计选用医用级酸洗颗粒型椰壳炭滤器，滤器填装活性炭量 210 千克，碘吸附值 900 毫克 / 克，游离氯按市政自来水的最高允许值 2 毫克 / 升计。医院专用膜法制水设备的实际运行时间为 8 小时 / 天，每年运行 365 天。考虑到活性炭在机械滤器中除了吸附游离氯外，还要考虑其他杂质也会被吸附，取失效安全系数经验值为 0.8，简单计算得：炭滤器中活性炭的安全处理水量为 75600 吨；炭滤器的更换频率为 1.03 年。

实际更换频率按一年计，则活性炭年总价 2520 元。

反冲洗方面，依据 GB 5749 标准，市政自来水的浊度不大于 1NTU，只要确保机械滤器的出水（即炭滤器的进水）的微粒不大于 50 微米，活性炭的粒经适宜，医用膜法中央制水设备无反冲洗的必要，实例已连续运行十年以上，只保持每年更换一次活性炭，无任何反冲洗的先例。

（3）保安过滤器

保安过滤器选用 14 支 5 微米 ×40 英寸的精密滤芯，材质 PP，每支滤芯的有效过滤水量为 2 吨 / 小时。经验的更换频率是 6 次 / 年，单价 100 元 / 支，每次更换的耗材成本为 1400 元，年耗材成本 8400 元。

3. 膜处理系统

（1）反渗透设备年耗水量

设备产水量 25 吨 / 小时，平均每天制水 8 小时，则耗水量：

$$25 \times 8 \times 365 = 73000 \text{ 吨 / 年}$$

（2）反渗透设备年耗电量

设计两路预处理进水增压泵为两台格兰富品牌的 CM15 型，单台功率 2.2 千瓦时，扬程 30 米，加水机房内自来水压头的叠加，使进入机械滤器的初级压力足以满足预处理的增压需要，设计两路进入膜系统的高压泵为两台格兰富品牌的 CRN15 型，单台功率 11.0 千瓦；设备仪表用电 1.0 千瓦时，设备制水的年耗电量：

$$2 \times （2.2+11） \times 8 \times 365 + 8 \times 365 = 80008 \text{ 千瓦 / 年}$$

（3）膜的更换频率及其成本

对于专用制水设备，因施加于 RO 膜的产品水回收率不足 50%，叠加 NF 膜后的产品水回收率不足 68%，实践证明，可以安全地将 RO 膜和 NF 膜的更换频率定为三年一次。为了比较口径一致，仍将 RO 膜和 NF 膜的更换频率定为两年一次，SF 膜一年一次，MF 膜一年四次。设计两组各生产 12.5 吨 / 小时产品水的医院专用制水设备，每组用 BW 型 8040 规格的 RO 膜 6 支，均价 8000 元 / 支；两组 4 英寸 NF 膜，每组 4 支，均价 5000 元 / 支；两组 4 英寸 SF 膜，每组 2 支，均价 4000 元 / 支；两组 MF 膜，均价 2000 元 / 组。简单计算得设备制水的膜成本为 11.60 万元 / 年。

只要系统满足 GMP 设计规范要求（无滞留设计），不需要 RO 膜制水前开机排滞留水、RO 膜低压反冲洗、RO 膜周期性清洗等。

4. 水机房面积折旧

在图 2-14 的工艺流程图中，整套膜法制水设备分预处理、反渗透、纯水储罐和后处理四部分，尤其是制水系统，将包括膜法分质制水、能量回收利用、浓缩水回收利用、自动控制、运行安全保障集于一体。以该医院产水量 25 吨 / 小时的机房布置，其机房面积为 80.24 平方米。其设备平面布置见图 2-15。

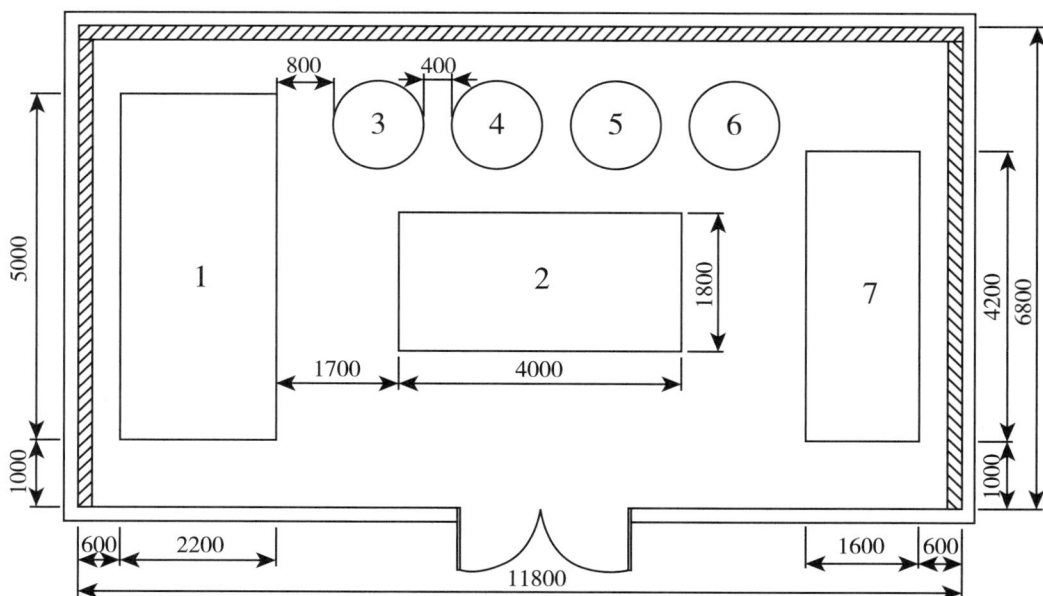

1. 预处理系统；2. RO主机；3、4、5、6. 纯水箱；7. 后处理系统

图 2-15 医院专用中央膜法制水设备平面布置（毫米）

以医院建设最基本造价 0.3 万元／平方米，按现行财务对房屋折旧率 30 年计，机房年折旧费：80.24×0.3÷30=0.80 万元／年。

小结产水量 25 吨／小时的医院专用膜法中央制水设备，设备的年运行成本开支为（保留小数点后两位计）：

耗水量：73000 吨／年

耗水成本：41.61 万元／年

耗电量：80008 千瓦／年

耗电成本：6.40 万元／年

膜成本：11.60 万元／年

活性炭成本：0.25 万元／年

滤芯成本：0.84 万元／年

机房折旧：0.80 万元／年

合计成本为 61.50 万元／年。已是临床用水。

（二）中央单质膜法制水加科室单质膜法制水

遵循医用水设备的安全要求，同样将生产 25000 升／小时产品水的制水设备的预处理和反渗透设计分为两路，单路产品水不小于 12500 升／小时。两小套经预处理的原水，通过两台高压泵分别增压至 15 巴后进入两小套 RO 膜系统。末端单支膜在进水流量不小于 4 吨／时，允许的最高回收率为 15%，单支膜的压降为 1 巴。医院内污水处理综合费用 1.3 元。不同的设备供应商大致有三种工艺流程。

全部由反渗透系统生产。根据产品水回收率的不同，有若干种不同工艺流程。下文按 75% 和 50% 两种举例。

第三种是先经预处理，再抽出一部分经后处理用于临床，剩余的预处理水通过反渗透装置制成初级产品水，再通过后续的单科室制水设备处理成临床用水。

下面分别介绍这三种情况的运行成本。

1. 产品水回收率 75% 的反渗透系统

采用中央单质膜法制水，不考虑单支反渗透膜的进水流量和最大回收率不大于 15% 的要求，即以损害反渗透膜的应有功能为代价，将产品水回收率强控在 75%。

反渗透制水原理见图 2-16。

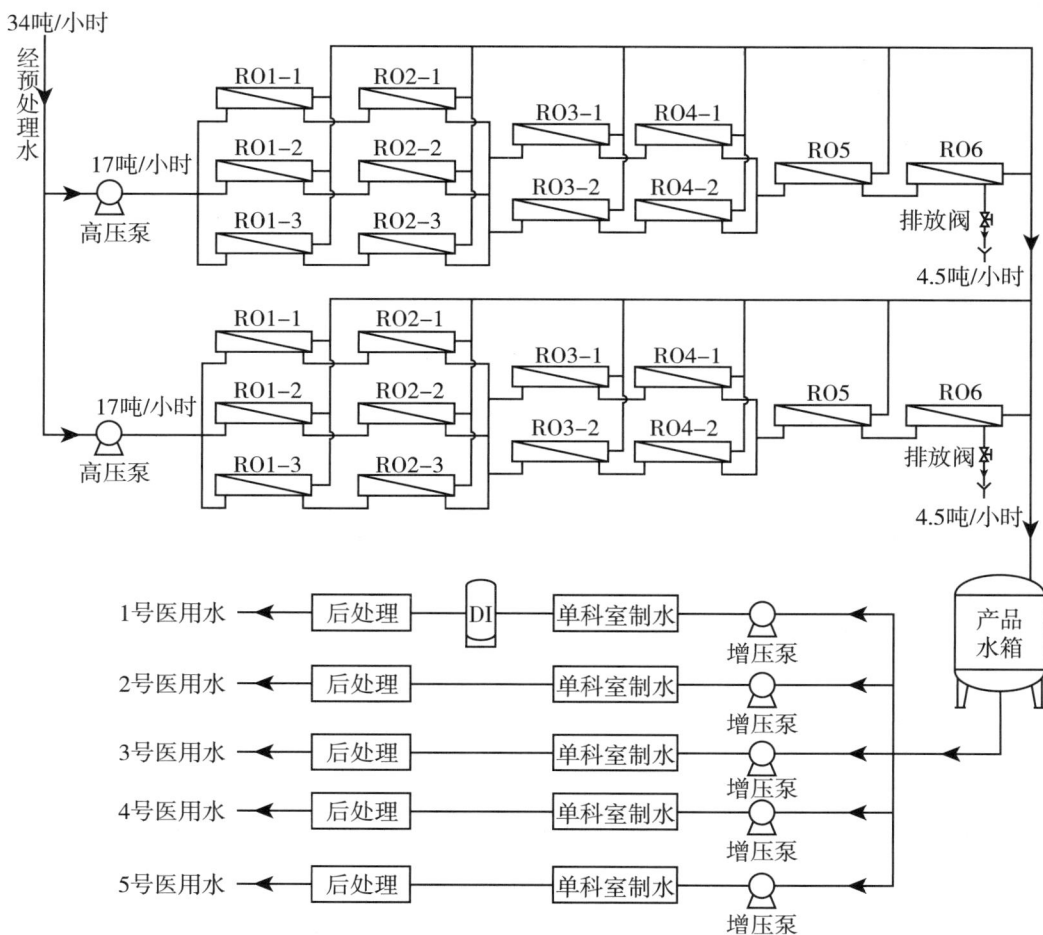

图 2-16　产品水回收率 75% 的反渗透工艺

根据水质要求，每路将 12 支 RO 膜采用两组一级六段排列，单路总进水量不小于 17 吨 / 小时（单支 RO 膜的产水量不小于 1 吨 / 小时），经 75% 的产品水回收率，事实已违背膜通性要求，属于依靠调低浓水排放阀流量，极大地降低膜内原水流速，强制生产出 12500 升 / 小时的产品水。二路反渗透系统生产 25000 升 / 小时产品水；排放浓缩废水 9 吨 / 小时。之所以说是违背膜通性要求强制生产，是因为医用反渗透制水设备相对于工业用的是小型设备，膜的排列组合形式很有限。如本例中每路采用的一级六段已是极限排列，尽管单组第一支 RO 膜的进水量有 8 吨 / 小时多，但第六段 RO 膜的进水量不足 3 吨 / 小时，与 RO 膜通性要求的单支膜进水量不小于 6 吨 / 小时相差甚远。若选用其他品牌的 RO 膜，差距更大。这样，一方面随着膜组段数的增加，浓缩水中的有害离子和不能被预处理截留的微小有机物的含量成倍增加，第六段增加至原水离子含量的四倍；另一方面由于末端膜内的原水流量和流速较低，原水流道形成不了湍流，在铁离子，尤其是三价铁离子的作用下，极易被浓缩后的有机物裹挟成凝胶体堵塞膜面，这不仅会降低产品水质量，更会降低膜的使用寿命。

（1）预处理系统

当回收率为 75% 时，反渗透浓水侧的朗格利尔指数 I_L 远大于 0，预处理必须设计软水器。即预处理需要由机械滤器、软水器、炭滤器和保安滤器组成。

1）机械滤器

按单路进水量 17 吨 / 小时计，总进水量为 25 ÷ 0.75=33.33 吨 / 小时。

预处理增压泵：两台格兰富 CM15 型，扬程 42 米，单台功率 4.0 千瓦时。

因医院设备通常安装反冲洗自动头，设计每路每周至少冲洗一次，即 52 次 / 年，每次单泵运行 1 小时，则：

反冲洗耗水量：2×52 次 / 年 $\times 17$ 吨 =1768 吨 / 年

反冲洗废水量：1768 吨 / 年

耗水成本：1768×5.7=10078 元 / 年

反冲洗耗电量：2×52 次 ×4 千瓦时 = 416 千瓦时 / 年

耗电成本：416×0.8 = 333 元 / 年

小计为 10411 元 / 年。

2）软水器

组成水质硬度成分的钙、镁离子，与离子交换剂中的钠离子或氢离子交换，水中钙、镁离子被钠或氢离子取代，从而获得水质软化的效果。软化理论：

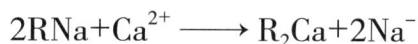

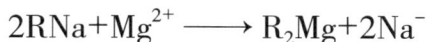

$$2RNa+Ca^{2+} \longrightarrow R_2Ca+2Na^-$$

$$2RNa+Mg^{2+} \longrightarrow R_2Mg+2Na^-$$

①钠离子交换

反渗透装置的回收率为 75%，进水温度为 25℃，设备产水量 25 吨 / 小时，软水器进水量按 34 吨 / 小时计，采用典型的某品牌苯乙烯强酸阳树脂（001×7）软化原水，用 NaCl 再生，单个软水器内填装树脂量 800 升，两个共计 1600 升，树脂的工作交换容量 1000 毫摩尔 / 升，每天工作 8 小时；用精致 NaCl 再生，单价 8 元 / 千克，计算再生周期和再生剂用量。

②周期制水量

根据朗格利尔饱和指数法，在单独以 Ca^{2+}（f）为 57.82 毫克 / 升，原水经反渗透浓缩至 3.125 倍时，$I_L=0$，但软水器在水质软化时还需考虑再生剂对 Mg^{2+} 的置换，假设 Ca^{2+} 和 Mg^{2+} 的活性相等（简化以 Ca^{2+} 计），计算得原水经反渗透浓缩 1.58 倍，其 Ca^{2+}（f）为 136.54 毫克 / 升时，$I_L=0$。考虑到事实的原水中还有诸多能被树脂置换的物质，如二氧化硅、铁质有机物等，取安全系数 0.7，则 Ca^{2+}（f）为 95.55 毫克 / 升。当回收率为 75% 时，反渗透末端膜的浓缩水中 Ca^{2+}（f）为 345.68 毫克 / 升。则浓水中 Ca^{2+}（f）为 345.68 毫克 / 升，即 8.64 毫摩尔 / 升；进水中 Ca^{2+}（f）

为 57.82 毫克 / 升，即 1.45 毫摩尔 / 升；进水中 Mg^{2+}（f）为 28.60 毫克 / 升，即 1.18 毫摩尔 / 升；进水中总浓度为 2.63 毫摩尔 / 升。

理论计算具体见第四章。采用经验公式计算制水量如下：

制水量 = 树脂体积（立方米）× 工作交换量毫摩尔 / 升 × 10^{-3}
÷［浓缩水浓度 – 进水浓度（毫摩尔 / 升）］× 10^{-3}
= $1.6 × 1000 × 10^{-3} ÷ （8.64–2.63） × 10^{-3}$
= 266.2 吨

③再生耗盐量

再生周期：

$$266.2 ÷ 34 ÷ 8 = 0.98 \text{ 天}$$

取再生周期 1 天，再生耗盐量采用精致 NaCl 为再生剂，则：

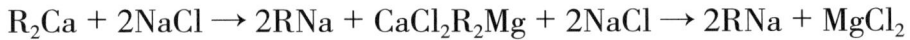

$R_2Ca + 2NaCl → 2RNa + CaCl_2 \quad R_2Mg + 2NaCl → 2RNa + MgCl_2$

再生耗盐量 = 树脂总摩尔量 × 比盐耗 × 氯化钠分子量
÷（氯化钠纯度 ×1000）
= $1.6 × 1000 × 1.5 × 58.5 ÷ （95\% × 1000）$
= 147.8 千克

④再生耗水量

医院膜法集中制水设备的预处理通常采用自动头再生处理，反冲洗水量普遍和制水流量相同，达不到 1.5 倍的制水流量，也不采用水气联动。这种方式既影响了反冲洗效果，也增加了反冲洗时间，对填装 800 升树脂的软水器，至少需要直径 1 米，树脂层高 1 米及以上，经验的反冲洗时间需要 30 分钟，正洗需要 1 小时。则两路软水器再生总耗水量如下：

反冲洗耗水：34 吨 / 小时 ×0.5 小时 = 17 吨

慢吸盐过程耗水：4 吨 / 小时 ×1 小时 = 4 吨

正洗耗水：34 吨

单次再生总耗水量：55 吨

年再生总耗水量：55 × 365 = 20075 吨 / 年

再生废水量：20075 吨 / 年

⑤再生耗电量

预处理单路增压泵功率 4 千瓦时，慢吸泵 0.3 千瓦，则：

两路软水器单次再生总耗水电量 = 2 ×（0.5+1）× 4 + 0.3 = 12.3 千瓦时

年总耗电量 = 12.3 × 365 = 4490 千瓦时

3）炭滤器

与医院专用中央膜法制水设备的进水量为 25 吨 / 小时比较，炭滤器处理水量增加了 26.5%，意味着在原水的参数指标相同、选用活性炭参数指标相同情况下，需要的活性炭量要增加 26.5%，其他指标如反冲洗耗水量、炭滤器运行耗电等需要依据预处理增压泵的型号规格确定。炭滤器中活性炭量为：

$$210 + 210 × 26.5\% = 265.65 = 0.27 吨$$

实际更换频率按 1 年计，则活性炭总价：

$$0.2657 吨 / 年 × 1.2 万元 = 0.32 万元 / 年$$

因此类医用制水设备习惯采用自动头冲洗，且每周至少自动反冲洗一次，反冲洗时间设置 0.5 小时。即使与制水时用水量相同，单次反冲洗耗水量为 34 吨 / 小时，则：

炭滤器的反冲洗耗水量：17 × 365 ÷ 7 = 886.4 吨 / 年

炭滤器废水量：886.4 吨 / 年

炭滤器的反冲洗总耗电量：2 × 4 × 365 ÷ 7 = 417 千瓦时 / 年

4）保安过滤器

选用与医院专用中央膜法制水设备相同规格的滤芯，材质 PP，每支滤芯的有效过滤水量为 2 吨 / 小时，依据保安过滤器的结构，两路共需要 18 支 5 微米 × 40 英寸的精密滤芯。更换频率同样是 6 次 / 年，每次更换的滤芯费用为 1800 元，滤芯费用为 1.08 万元 / 年。

（2）膜处理系统

设备进水量 34 吨 / 小时，平均每天制水 8 小时，则设备制水的耗水量为：

$$34 \times 8 \times 365 = 99280 \text{ 吨}$$

设计两路预处理进水增压泵为两台格兰富 CM15 型，单台功率 4.0 千瓦；设计二路进入膜系统的高压泵为两台格兰富品牌的 CRN15 型，单台功率 11.0 千瓦；设备仪表用电 1.0 千瓦时；则设备制水年耗电量为：

$$2 \times （4 + 11） \times 8 \times 365 + 8 \times 365 = 90520 \text{ 千瓦时}$$

产生废水量为：

$$9 \times 8 \times 365 = 26280 \text{ 吨 / 年}$$

医院内废水处理加废水入市政污水网费用为：

$$26280 \times （0.8+0.4）=3.15 \text{ 万元 / 年}$$

遵循同一比较口径，将 RO 膜的更换频率定为 1 次 / 2 年。设计两组各生产 12.5 吨 / 小时产品水的医院专用制水设备，每组用 8 英寸 RO 膜 12 支，均价 8000 元 / 支。设备制水的膜成本为：

$$2 \times 12 \times 0.8 \div 2=9.6 \text{ 万元 / 年}$$

因膜的进水和产品水回收率未达到反渗透膜通性的最低要求，设备运行中膜表面易产生污染物积淀。为此，供应商通常要求用户制水前开机排滞留水、RO 膜低压预冲洗、RO 膜周期性清洗等。下面结合多家供应商的操作说明书，以最低要求的膜冲洗和清洗计算成本。

①制水前开机排滞留水

设计每天首次制水运行时，前 5 分钟排放，则：

耗水：$34 \div 60 \times 5 \times 365 = 1034$ 吨 / 年

产生废水：1034 吨 / 年

耗电：（8+22）÷60×5 = 2.5 千瓦时 / 年

② RO 膜低压预冲洗

设计每天一次，每次 15 分钟，则：

耗水：34÷60×15×365=3102 吨 / 年

产生废水：3102 吨 / 年

耗电：（8 + 22）÷60×15 = 7.5 千瓦时 / 年

③ RO 膜周期性清洗

设计每年一次，每次预冲洗 15 分钟，配液用水 2 吨，泵清洗液循环 1 小时（清洗泵功率 0.55 千瓦），清洗 2 小时，漂清 1 小时，则：

耗水：34÷60×15 + 34×3 + 2 = 112.5 吨 / 年

产生废水：112.5 吨 / 年

耗电：（8 + 22）÷60×15 + 34×3 + 0.55 = 110 千瓦时 / 年

（3）水机房面积折旧

由图 2-16 可以得知，中央集中制水产出的是单一水质的产品水，在其后还分别设置有 5 套供单科室使用的制水设备和 5 套后处理设备；为收集浓缩水增添有储水罐，将浓缩水部分使用又增添了处理设备；还设有独立的膜清洗装置。实例中，此设计的 25 吨 / 小时水机房设备布置见图 2-17，设备布置的实际机房面积为 279.3 平方米。

以医院建设最基本造价 0.3 万元 / 平方米，按现行财务对房屋折旧率 30 年计，机房年折旧费为：

$$279.3×0.3÷30=2.79 \text{ 万元 / 年}$$

（4）年运行成本

产水量 25 吨 / 小时的中央单质膜法制水加科室分散制水设备，仅 RO 中央制水自身（未含单科室制水）的年运行成本开支为：

耗水量：126257.90 吨 / 年

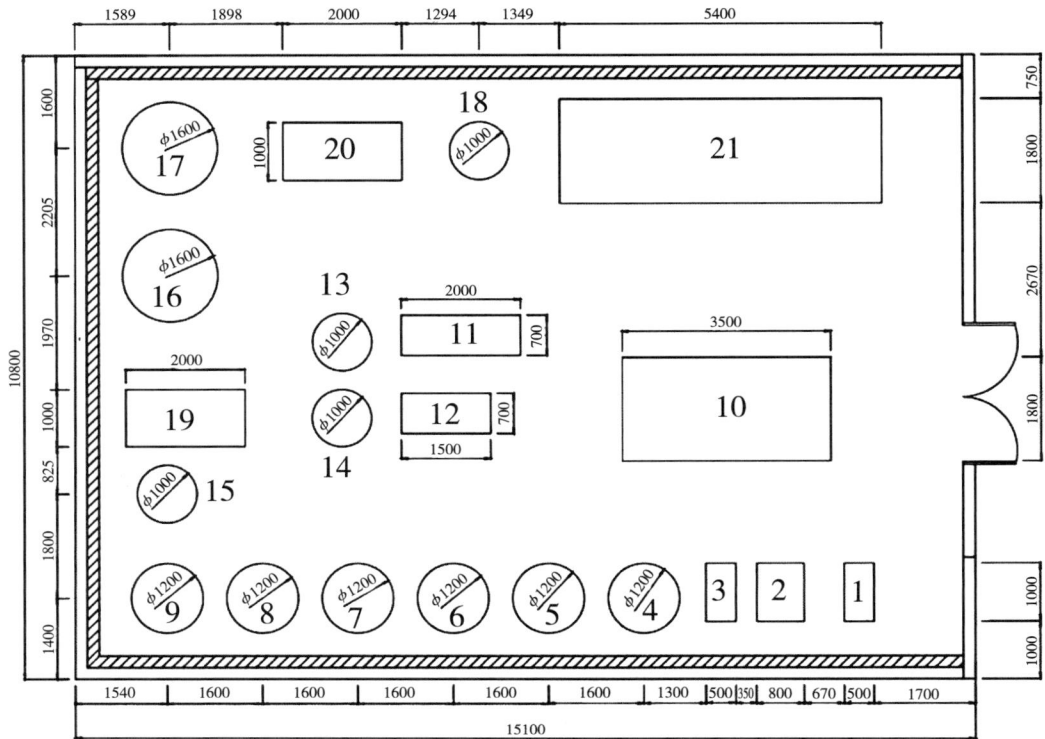

1. 控制柜；2. 原水泵组；3. 稳压装置；4、7. 多介质过滤器；5、8. 活性炭过滤器；
6、9. 软化过滤器；10. 一级反渗透主机；11. 二级反渗透主机；12. 浓水回收装置；
13~18. 水箱；19. EDI装置；20. 饮用水机装置；21. 后处理系统

图 2-17　设备布置的实际机房面积（毫米）

耗水成本：71.97 万元 / 年

废水量：53257.90 吨 / 年

废水处理成本：6.92 万元 / 年

耗电量：95963.00 千瓦时 / 年

耗电成本：7.68 万元 / 年

膜成本：9.60 万元 / 年

活性炭成本：0.32 万元 / 年

滤芯成本：1.08 万元 / 年

机房折旧：2.79 万元 / 年

合计成本为 100.36 万元 / 年。

2. 产品水回收率 50% 的反渗透系统

依据反渗透膜的通性要求，以不损害反渗透膜的使用寿命为前提，将单支膜的进水流量控制在 6 吨 / 小时左右，单支膜的回收率控制在不超过 15%，产品水回收率为 50%。制水原理与图 2-13 基本相同。

（1）预处理系统

只要将该水源条件下的产品水回收率控制在 68% 以下，反渗透浓缩水就不会析出，即不会在膜表面形成 $CaCO_3$ 结垢。本制水工艺的总回收率只有 50%，因此，其浓缩水不会对反渗透膜产生结垢影响，在预处理工艺中只要设计机械滤器和炭滤器，无须设计软水器。

①机械滤器

按单路进水量 25 吨 / 小时计，总进水量为 25 ÷ 0.5 = 50 吨 / 小时。选预处理增压泵两台格兰富 CR32 型，扬程 35 米，单台功率 4.0 千瓦。

因医院设备通常安装反冲洗自动头，设计每路每周至少冲洗一次，即 52 次 / 年，每次单泵运行 1 小时。则每年的反冲洗耗水量为：

$$2 \times 52 \text{ 次} \times 25 \text{ 吨} = 2600 \text{ 吨 / 年}$$

产生废水量为 2600 吨 / 年。

反冲洗耗电量为：

$$2 \times 52 \text{ 次} \times 4 \text{ 千瓦时} = 416 \text{ 千瓦时 / 年}$$

②炭滤器

与医院专用中央膜法制水设备的进水量为 25 吨 / 小时比较，炭滤器处理水量增加了一倍，意味着在原水指标相同、选用活性炭参数指标相同情况下，需要的活性炭量要增加一倍，其他指标如反冲洗耗水量、炭滤器运行耗电等需要依据预处理增压泵的型号规格确定。即炭滤器中活性炭量：

$$210 \text{ 千克} \times 2 = 420 \text{ 千克} = 0.42 \text{ 吨}$$

实际更换频率按 1 年计，则活性炭总价：

$$0.42 \text{ 吨 / 年 } \times 1.2 \text{ 万元} = 0.50 \text{ 万元 / 年}$$

反冲洗同机械滤器。即与制水时的用水量相同，单次反冲洗耗水量为 50 吨 / 小时，则：

炭滤器的反冲洗耗水量：$50 \times 365 \div 7 = 2607$ 吨 / 年

产生废水量：2607 吨 / 年

炭滤器的反冲洗耗电量：$2 \times 4 \times 365 \div 7 = 417$ 千瓦时 / 年

③保安过滤器

选用与医院专用中央膜法制水设备相同规格的滤芯，材质 PP，每支滤芯的有效过滤水量为 2 吨 / 小时，依据保安过滤器的结构，两路共需要 26 支 5 微米 ×40 英寸的精密滤芯。更换频率 6 次 / 年，每次更换的滤芯成本为 2600 元，年滤芯成本为 1.56 万元。

（2）膜处理系统

设备进水量 50 吨 / 小时，平均每天制水 8 小时，则设备制水的耗水量：

$$50 \times 8 \times 365 = 146000 \text{ 吨 / 年}$$

设计两路预处理进水增压泵为两台格兰富 CR32 型，单台功率 4.0 千瓦；设计两路进入反渗透膜系统的高压泵为两台格兰富品牌的 CRN32 型，单台功率 18.5 千瓦，设备仪表用电 1.0 千瓦时，则设备制水年耗电量：

$$2 \times (4 + 18.5) \times 8 \times 365 + 8 \times 365 = 134320 \text{ 千瓦时}$$

制水产生的废水量：

$$25 \text{ 吨 / 小时 } \times 8 \times 365 = 73000 \text{ 吨 / 年}$$

遵循行业管理部门的建议要求，将 RO 膜的更换频率定为 1 次 / 2 年。设计两组各生产 12.5 吨 / 小时产品水的医院专用制水设备，每组用 8 英寸 RO 膜 15 支，均价 8000 元 / 支。设备制水的膜成本：

$$2 \times 12 \times 0.8 \div 2 = 9.60 \, 万元 / 年$$

因膜的进水和产品水回收率未达到反渗透膜通性的最低要求，设备运行中膜表面易产生污染物积淀。为此，供应商通常要求用户制水前开机排滞留水、RO 膜低压预冲洗、RO 膜周期性清洗等。下面结合多家供应商的操作说明书，以最低要求的膜冲洗和清洗计算相关数据。

①制水前开机排滞留水

设计每天首次制水运行时，前 5 分钟排放，则：

耗水：$50 \div 60 \times 5 \times 365 = 1521 \, 吨 / 年$

产生废水：1521 吨 / 年

耗电：$2 \times （4+18.5）\div 60 \times 5 = 3.75 \, 千瓦时 / 年$

② RO 膜低压预冲洗

设计每天一次，每次 15 分钟，则：

耗水：$50 \div 60 \times 15 \times 365 = 4563 \, 吨 / 年$

产生废水：4563 吨 / 年

耗电：$2 \times （4 + 18.5）\div 60 \times 15 = 11.30 \, 千瓦时 / 年$

③ RO 膜周期性清洗

设计每年一次。每次预冲洗 15 分钟，配液用水 2 吨，泵清洗液循环 1 小时（清洗泵功率 0.55 千瓦），清洗 2 小时，漂清 1 小时。则：

耗水：$50 \div 60 \times 15 + 50 \times 3 + 2 = 164.5 \, 吨 / 年$

产生废水：164.5 吨 / 年

耗电：$2 \times （4 + 18.5）\div 60 \times 15 + 2 \times （4 + 18.5）\times 3 + 0.55 = 147 \, 千瓦时 / 年$

（3）机房面积折旧

因设计工艺与图 2–17 相同，设备布置的机房面积同图 2–17。则设备所占的机房年折旧费为 2.79 万元 / 年。

（4）年运行成本

产水量 25 吨 / 小时的中央单质膜法制水，仅 RO 中央制水自身（未含单科室制水）的年运行成本开支为：

耗水量：157455.5 吨 / 年

耗水成本：89.75 万元 / 年

废水量：84455.5 吨 / 年

废水处理成本：10.98 万元 / 年

耗电量：135315 千瓦时 / 年

耗电成本：10.83 万元 / 年

膜成本：9.6 万元 / 年

活性炭成本：0.50 万元 / 年

滤芯成本：1.56 万元 / 年

机房折旧：2.79 万元 / 年

合计成本为 126.01 万元 / 年。

3.预处理后抽出部分直接用于临床用水

先从预处理后抽出部分直接用于临床用水，剩余的预处理水通过反渗透装置制成初级产品水，再通过后续的单科室制水设备处理成临床用水。工艺流程见图 2-18。

依据图 2-18 的工艺流程，因有 29 份预处理后的水直接进入后处理，进反渗透的原水剩 71 份，计 25 吨 / 小时，设计产品水回收率 75%。每路的 RO 膜采用两组一级六段排列（即 9 支反渗透膜二一串联排列），单路总进水量 12.5 吨 / 小时，经 75% 的产品水回收，要求生产出的产品水量为 9375 升 / 小时。二路共生产 18750 升 / 小时产品水；排放浓缩废水 6.25 吨 / 小时。为使反渗透的产品水回收率达到 75%，在总进水量减少时，第九支 RO 膜的进水量不足 2 吨 / 小时，与 RO 膜通性要求的单支膜进水量不小于 6 吨 / 小时相差甚远。同样，由

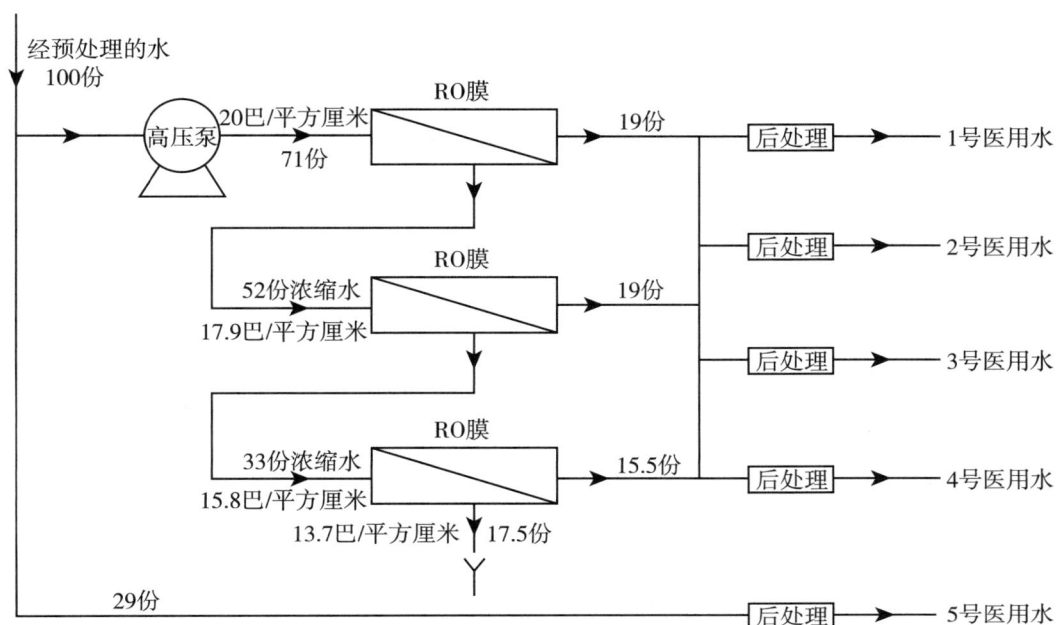

图 2-18 抽出部分预处理水经后处理用作临床用水

于膜内的原水流量过低，不仅会降低产品水质量，更会降低膜的使用寿命。

（1）预处理系统

当回收率为 75% 时，反渗透浓水侧的朗格利尔指数 I_L 远大于 0，预处理必须设计软水器。即预处理需要由机械滤器、软水器、炭滤器和保安滤器组成。

1）机械滤器

单路进水量为 12.5 吨 / 小时。

选预处理增压泵：两台格兰富 CM15 型，扬程 42 米，单台功率 4.0 千瓦。

反冲洗耗水量：2×52 次 $\times 17$ 吨 =1768 吨

产生废水量：1768 吨

反冲洗耗电量：2×52 次 $\times 4$ 千瓦时 = 416 千瓦时 / 年

2）软水器

①钠离子交换

以 75% 回收率的已知条件为基础，增加离子交换剂（001×7 阳树脂）相关参数，采用阳离子软化原水，用 NaCl 再生，计算再生周期和再生剂用量。

进水 pH 为 7.0，反渗透装置回收率考虑为 75%，进水温度为 25℃；进水中重碳酸根离子 HCO_3^- 含量（f）为 86.75 毫克 / 升，进水中钙离子含量 Ca^{2+}（f）为 57.82 毫克 / 升，镁离子含量 Mg^{2+}（f）为 28.60 毫克 / 升，总含盐量 TDS（f）为 204 毫克 / 升。设备产水量 25 吨 / 小时，软水器进水量按 34 吨 / 小时计；采用典型的某品牌苯乙烯强酸阳树脂（001×7），单个软水器内填装树脂量 800 升，工作交换容量 1000 毫摩尔 / 升树脂，两个共计 1600 升，每天工作 8 小时；用精致 NaCl 再生，单价 8 元 / 千克。

②周期制水量

由上述按 75% 产品水回收率计算出的朗格利尔指数已经得出，在单独以 Ca^{2+}（f）为 57.82 毫克 / 升时，原水经反渗透浓缩至 3.125 倍时，I_L 为 0，但软水器在水质软化时还需考虑再生剂对 Mg^{2+} 的置换，假设 Ca^{2+} 和 Mg^{2+} 的活性相等（简化以 Ca^{2+} 计），计算得原水经反渗透浓缩 1.58 倍，其 Ca^{2+}（f）为 136.54 毫克 / 升时，I_L 为 0。考虑到事实的原水中还有诸多能被树脂置换的物质，如二氧化硅、铁质有机物等，取安全系数 0.7，则 Ca^{2+}（f）为 95.55 毫克 / 升。当回收率为 75% 时，反渗透末端膜的浓缩水中 Ca^{2+}（f）为 345.68 毫克 / 升。浓水中 Ca^{2+}（f）为 345.68 毫克 / 升，即 8.64 毫摩尔 / 升；进水中 Ca^{2+}（f）为 57.82 毫克 / 升，即 1.45 毫摩尔 / 升；进水中 Mg^{2+}（f）为 28.60 毫克 / 升，即 1.18 毫摩尔 / 升；进水中总浓度为 2.63 毫摩尔 / 升。

软化：

制水量 = 树脂体积（立方米）× 工作交换量毫摩尔/升 × 10^{-3}

÷［浓缩水浓度 – 进水浓度（毫摩尔/升）］× 10^{-3}

=1.6 × 1000 × 10^{-3} ÷（8.64–2.63）× 10^{-3} = 266.2 吨

③再生耗盐量

再生周期：

266.2 ÷ 34 ÷ 8=0.98 天

取再生周期 1 天。采用精致 NaCl 为再生剂，则：

再生耗盐量 = 树脂总摩尔量 × 比盐耗 × 氯化钠分子量

÷（氯化钠纯度 × 1000）

=1.6 × 1000 × 1.5 × 58.5 /（95% × 1000）

= 147.8 千克

④再生耗水量

两路软水器再生总耗水量如下：

反冲洗耗水：34 吨/小时 × 0.5 小时 = 17 吨

慢吸盐过程耗水：4 吨/小时 × 1 小时 = 4 吨

冲洗过程耗水：34 吨/小时 × 0.5 小时 = 17 吨

单次再生总耗水量：38 吨

再生总耗水量：38 × 365 = 13870 吨/年

再生产生的总废水量：13870 吨/年

⑤再生耗电量

预处理单路增压泵功率 4 千瓦，慢吸泵 0.3 千瓦，则：

两路软水器单次再生总耗电量 = 2 ×（0.5 + 0.5）× 4 + 0.3 = 8.3 千瓦时

总耗电量 = 8.3 × 365 = 3029 千瓦时/年

3）炭滤器

炭滤器中活性炭量：

210 千克 × 2 = 420 千克 = 0.42 吨

活性炭总价 = 0.42 吨 / 年 × 1.2 万元 = 0.50 万元 / 年

炭滤器的反冲洗耗水量：34 × 365 ÷ 7 = 1773 吨 / 年

反冲洗产生的废水量：1773 吨 / 年

炭滤器的反冲洗耗电量：2 × 4 × 365 ÷ 7 = 417 千瓦时 / 年

4）保安过滤器

同前规格的滤芯，材质 PP，每支滤芯的有效过滤水量为 2 吨 / 小时，依据保安过滤器的结构，两路共需要 18 支 5 微米 × 40 英寸的精密滤芯。更换频率同样是 6 次 / 年，每次更换的滤芯成本为 1800 元，年滤芯成本为 1.08 万元。

（2）膜处理系统

设备制水的总耗水量 34 吨 / 小时，平均每天制水 8 小时，水价 5.7 元 / 吨，则设备制水的耗水量为：

$$34 × 8 × 365 = 99280 \text{ 吨}$$

设计两路预处理进水增压泵为两台格兰富 CM15 型，单台功率 4.0 千瓦；设计二路进入膜系统的高压泵为两台格兰富品牌的 CRN15 型，单台功率 11.0 千瓦；设备仪表用电 1.0 千瓦时，则设备制水年耗电量：

$$2 × （4 + 11） × 8 × 365 + 8 × 365 = 90520 \text{ 千瓦时}$$

反渗透制水产生废水量为：

$$6.25 × 8 × 365 = 18250 \text{ 吨 / 年}$$

内废水处理加废水入市政污水网费用为：

$$18250 × 0.8 × 0.5 = 0.73 \text{ 万元 / 年}$$

遵循行业相关规范要求，RO 膜的更换频率定为 1 次 / 2 年。设计两组各生产 8 吨 / 小时产品水的医院专用制水设备，每组用 8 英寸 RO 膜 9 支（三芯膜管二一排列），均价 8000 元 / 支。设备制水的膜成本为：

$$2 × 9 × 0.8 ÷ 2 = 7.2 \text{ 万元 / 年}$$

因反渗透的进水流量比前文 75% 的方案少 9 吨 / 小时，但要求的产品水回收率仍然控制在 75%，使反渗透膜的污染堵塞程度高于该方案，故对膜的冲洗水量维持同该方案。则以最低要求的膜冲洗和清洗计算成本。

①制水前开机排滞留水

设计每天首次制水运行时，前 5 分钟排放，则：

耗水：$34 \div 60 \times 5 \times 365 = 1034$ 吨 / 年

产生废水：1034 吨 / 年

耗电：$(8 + 22) \div 60 \times 5 = 2.5$ 千瓦时 / 年

② RO 膜低压预冲洗

设计每天一次，每次 15 分钟，则：

耗水：$34 \div 60 \times 15 \times 365 = 3102$ 吨 / 年

产生废水：3102 吨 / 年

耗电：$(8 + 22) \div 60 \times 15 = 7.5$ 千瓦时 / 年

③ RO 膜周期性清洗

设计每年一次。每次预冲洗 15 分钟，配液用水 2 吨，泵清洗液循环 1 小时（清洗泵功率 0.55 千瓦），清洗 2 小时，漂清 1 小时。则：

耗水：$34 \div 60 \times 15 + 34 \times 3 + 2 = 112.5$ 吨 / 年

产生废水：112.5 吨 / 年

耗电：$(8 + 22) \div 60 \times 15 + 34 \times 3 + 0.55 = 110$ 千瓦时 / 年

膜冲洗和清洗的总耗水量：4248.5 吨 / 年

膜冲洗和清洗产生的总废水量：4248.5 吨 / 年

膜冲洗和清洗的总耗电量：120 千瓦时 / 年

（3）机房面积折旧

因设计工艺与图 2-17 相同，设备布置的机房面积同图 2-17，则设备所占的机房年折旧费为 2.79 万元 / 年。

（4）年运行成本

产水量25吨/小时的中央单质膜法制水加科室分散制水设备，仅RO中央制水自身（未含单科室制水）的年运行成本开支为：

耗水量：120939.5吨/年

耗水成本：68.94万元/年

废水量：39909.5吨/年

废水处理成本：5.19万元/年

耗电量：94502千瓦时/年

耗电成本：7.56万元/年

膜成本：7.20万元/年

活性炭成本：0.50万元/年

滤芯成本：1.08万元/年

机房折旧：2.79万元/年

合计成本为93.26万元/年。

从以上三例的分析可见，医院专用膜法分质制水设备和不同产品水回收率下的中央单质膜法制水的运行成本不同。需要注意的是未考虑科室单质膜法制水的运行成本。实践中，随着越来越多的人认识到医用中央制水的优势，但中央单质膜法制水的性价比相对于医院专用膜法分质制水设备又逊色许多，在用户需要医院专用中央膜法制水设备时，实际完成的相当多的案例属于中央单质膜法制水和科室单质膜法制水的组合体。由于这种组合设备的制水工艺存在严重的重复性，导致实际的运行成本超过单科室膜法制水。详细的分析将在第四章的膜法制水工艺分步及其配置中讨论。

不同方式的中央膜法制水设备运行成本比较见表2-6。

表2-6　不同方式的中央膜法制水设备运行成本比较

比较项	医院专用 中央膜法制水 产品水回收率100%	中央单质膜法制水		
		产品水回收率75%	产品水回收率50%	预处理抽出部分产品水50%
原水参数	pH=7.0，水温25℃；重碳酸根含量 HCO_3^-（f）=86.75mg/L，钙离子含量 Ca^{2+}（f）=57.82mg/L，镁离子含量 Mg^{2+}（f）=28.60mg/L；总溶解固体 TDS（f）=204mg/L			
产品水量	25000L/h（实际）：1500L/h：供全院卫生等用水；9000L/h：供全院卫生等用水	供生化检验等用水：4000L/h；供氮镜清洗等用水：6000L/h；供清洗机等用水	每路产水量12500L/h	
基本要求	预处理+RO+后处理：其中预处理和RO采用一套一路设计			
专项工艺设计	单路原水量12.5 T/h，进水压力15bar；RO采用一级三段，三段计39%；RO采用13%；每段产品水率39%；剩余水经 NF/UF/MF 膜处理后100%成为产品水	单路总进水量不小于17 T/h，进水压力15bar；RO采用一级六段；终端排放废水量6.7 T/h，实际回收率73.5%	预处理和反渗透的单路进水量不小于12.5 T/h，RO采用一级六段；RO进水压力15bar 终端排放废水量9 T/h	100份原水预处理后抽出29份经后处理用于临床用水，另71份均分二路进 RO 处理，产水率50%，终端废水9 T/h
运行成本/年				
耗水量	73000吨	126257.90吨	157455.5吨	120939.5吨
耗水成本	41.61万元	71.97万元	89.75万元	68.94万元
废水量	0	53257.90吨	84455.5吨	39909.5吨
废水处理成本	0	6.92万元	10.98万元	5.19万元
耗电量	80008千瓦时	95963千瓦时	135315千瓦时	94502千瓦时
耗电成本	6.40万元	7.68万元	10.83万元	7.56万元
膜成本	11.60万元	9.60万元	9.6万元	7.20万元
活性炭成本	0.25万元	0.32万元	0.50万元	0.50万元
滤芯成本	0.84万元	1.08万元	1.56万元	1.08万元
机房折旧	0.80万元	2.79万元	2.79万元	2.79万元
合计成本	61.50万元（已是临床用水）	100.36万元（未含单科室制水成本）	126.01万元（未含单科室制水成本）	93.26万元（未含单科室制水成本）

六、某招标案例分析

（一）招标要求

某三甲医院新院区以院内自来水为原水，水质电导率 ρ 不大于 200μs/cm，其他指标符合国家生活饮用水卫生标准。经合理的工艺流程处理后，向以下科室或部门提供满足各自用水要求的医用水：手术部、DSA、门诊手术、洗婴等冲洗用水；急诊检验、检验科、病理科、血库、手术准备等检验用水；口腔科用水；供应中心、急诊、手术中心、静配、眼科、耳鼻喉科等"一级"清洗用水；血透用水；供应中心、内镜中心、呼吸中心等"二级"清洗用水；供应中心、机电用房等软化用水。集中制水系统设计产品水量 26 吨／小时，水温 25℃，制水系统设计总用水量为 37 吨／小时，设计产品水量按总用水量的 70% 计算。

上述招标内容可归纳为标的物：37 吨／小时医用水系统设备一套，其中 25 吨进入膜法制水，其余为预处理后的软化水。

水质要求符合以下标准：①实验室用水标准（GB/T 6682—2008）；②清洗机用水标准（WS 310—2016）；③软式内镜清洗用水标准（WS 507—2016）；④血液透析用水（某地方血液透析质量控制标准—2015）；⑤冲洗用水标准（无出处，无标准号）。

该医院中央集中制水设备设在地下负二层，其中血液透析用制水设备设于血透中心内的独立水机房，以中央集中制水设备的一级 RO 产品水为原水，独立水机房内的市政自来水为备用原水。考虑到 GB 5749 对 pH 值和重碳酸根值的要求范围较宽，而且对钙镁离子的浓度不明确，根据以往积累的该医院所在地的原水水质资料，设计 pH=7.0，钙、镁和重碳酸根的离子浓度取常年最高值 Ca^{2+}（f）为

57.82mg/L、Mg^{2+}（f）为32.0mg/L、HCO_3^-（f）为86.75。具体的产品水量及其水质要求见表2-7。

表2-7 招标要求的产品水量和水质

序号	用水名称	用水量（吨/小时）/70%计	水质标准
1	冲洗用水	5355/3749	冲洗用水
2	检验用水	1855/1298	检验用水
3	一级清洗用水	9535/6675	一级清洗用水
4	口腔用水	1225/858	口腔用水
5	血透用水	1980/1386	血透用水
6	软化用水	10415/7290	软化用水
7	二级清洗用水	5180/3626	二级清洗用水
8	9#楼实验用水	1260/882	实验室用水
9	3#楼用水点	175/122	检验用水
10	合计	约37000/25900	

招标要求的中央集中制水工艺流程，即中央膜法制水加科室分散制水，见图2-19。系统设备配置清单见表2-8。

表2-8 中央集中制水工艺配置清单

序号	货物名称	规格型号及特征	单位	数量
		1.1 中央水处理/预处理（2×28T/h）		
1	原水箱	33.0m；直径$\phi \geqslant 400mm$；材质：SUS304	台	2
2	原水电动控制阀	DN65；材质：SUS304	个	2
3	原水泵（含设备基础、支座制作安装）	卧式，二用一备，变频控制流量：28T/h，扬程：40m；功率5.5kW；材质：SUS304	台	3
4	全自动机械过滤器（FEF）（含滤料）	单套出水量：28T/h；材质：SUS304衬胶	套	2
5	全自动活性炭过滤器（CF）（含滤料）	单套出水量：28T/h；材质：SUS304衬胶	套	2
6	全自动软化过滤器（SF）（含滤料）	单套出水量：28T/h；材质：SUS304衬胶	套	2

序号	货物名称	规格型号及特征	单位	数量
7	全自动控制阀组1	自动反洗、正洗、运行并能满足流量大于28立方米/时，满足系统需求	台	4
8	全自动控制阀组2	自动反洗、吸盐再生、正洗、运行并能满足流量大于28立方米/时，满足系统需求	台	2
9	软化再生装置	含1000L盐箱、吸盐阀等	套	2
10	保安过滤器（含滤芯）	ϕ 400×1000，含40英寸14芯（5μm），单套出水量大于28T/h；材质：SUS304	套	2
11	压力在线检测系统	规格、型号：满足系统需求；材质：SUS304	套	1
12	预处理设备内管道、阀门等	规格、型号：配套；材质：SUS304	批	1
		1.2 中央水处理/一级反渗透主机（2×13T/h）		
13	一级高压泵（立式离心泵）	流量：20.0T/h；扬程：120m；功率：11kW；材质：SUS304（含设备基础、支座制作安装）	台	2
14	一级反渗透膜	8英寸稳定脱盐率＞97.5%；材质：复合PA	支	24
15	反渗透膜容器	承压300psi以上，三芯；材质：SUS304	支	8
16	清洗装置	规格、型号：ROCS	套	1
17	浓水回收装置	采用反渗透工艺（依据中央水处理系统工艺流程图）反渗透高压泵：流量18立方米/时功率11kW反渗透膜：4支×8英寸反渗透膜容器：4支×8英寸	套	1
18	机架	材质：SUS304	套	2
19	水质检测系统	规格、型号：满足系统需求；材质：SUS304	套	1
20	压力在线检测系统	规格、型号：满足系统需求；材质：SUS304	套	1
21	用水量管理系统	规格、型号：满足系统需求；材质：SUS304	套	1
22	膜系统仪表集中盘	规格、型号：定制	套	1
23	产水智能切换装置	规格、型号：根据产水水质智能切换，具备不合格排放功能，保障产水品质	套	2
24	膜系统设备内管道、阀门等	规格、型号：配套；材质：SUS304	批	1
		1.3 中央水处理/二级反渗透主机（2×6T/h）		
25	二级进水箱	2000L；含空气过滤装置、万向洗球阀、水流转向导管、可视液位管、紫外线杀菌装置，双面抛光，带呼吸器、喷淋球、液位计等；材质：SUS304	台	1

续表

序号	货物名称	规格型号及特征	单位	数量
26	二级高压泵（立式离心泵含设备基础、支座制作安装）	流量：7.5T/h；扬程：120m；功率4kW；材质：SUS304	台	2
27	反渗透膜	稳定脱盐率＞97.5%；材质：复合PA4	支	12
28	反渗透膜管	承压300psi以上，二芯；材质：SUS304	支	6
29	机架	规格满足设计要求；材质：SUS304	套	1
30	水质检测系统	规格、型号：满足系统需求；材质：SUS304	套	1
31	压力在线检测系统	规格、型号：满足系统需求；材质：SUS304	套	1
32	用水量管理系统	规格、型号：满足系统需求；材质：SUS304	套	1
33	膜系统设备内管道、阀门等	规格、型号：配套；材质：SUS304	批	1
		1.4 中央水处理/EDI装置		
34	EDI纯水箱	2000L（含空气过滤装置、万向洗球阀、水流转向导管、可视液位管、紫外线杀菌装置，带呼吸器、喷淋球、液位计等）；材质：SUS304	台	1
35	EDI增压泵（卧式离心泵，一用一备）	流量4T/h；扬程42m；功率1.2kW；材质：SUS304（含设备基础、支座制作安装）	台	2
36	EID装置（含配套控制电源）	出水能力大于3T/h；材质：组合件	台	1
37	机架	规格：满足设计需求；材质：SUS304	套	1
38	水质检测系统	规格、型号：满足系统需求；材质：SUS304	套	1
39	压力在线检测系统	规格、型号：满足系统需求；材质：SUS304	套	1
40	用水量管理系统	规格、型号：满足系统需求；材质：SUS304	套	1
41	EDI系统设备内管道、阀门等	规格、型号：配套；材质：SUS304/SUS316L	批	1
		1.5 中央水处理/检验用水供水系统		
42	检验用纯水箱	1000L（含空气过滤装置、万向洗球阀、水流转向导管、可视液位管、紫外线杀菌装置，双面抛光，带呼吸器、喷淋球、液位计等）；材质：SUS316L	台	1
43	纯水泵（卧式离心泵，一用一备，含变频控制器）	流量3.5T/h；扬程60m；功率1.58kW；材质：SUS316L（含设备基础、支座制作安装）	台	2

序号	货物名称	规格型号及特征	单位	数量
44	紫外线杀菌设备	流量 3.5T/h；波长 254nm；过流材质：SUS 316L；寿命 9000 小时材质：组合件	台	1
45	终端除菌器（含滤芯）	20 英寸 5 芯，过滤精度 0.22 μm，筒体 SUS 316L	套	1
46	机架	规格：满足需求；材质：SUS304	套	1
47	水质检测系统	规格、型号：满足系统需求；材质：SUS 316L	套	1
48	压力在线检测系统	规格、型号：满足系统需求；材质：SUS316L	套	1
49	供水设备内管道、阀门等	规格、型号：配套；材质：SUS316L	批	1
1.6 中央水处理 / 口腔科供水系统				
50	口腔用纯水箱	1000L（含空气过滤装置、万向洗球阀、水流转向导管、可视液位管、紫外线杀菌装置、双面抛光，带呼吸器、喷淋球、液位计等）；材质：SUS304	台	1
51	纯水泵（卧式离心泵，一用一备，含变频控制器）	流量 3T/h；扬程 59m；功率 1.2kW；材质：SUS304（含设备基础、支座制作安装）	台	2
52	紫外线杀菌设备	流量 3T/h；波长 254nm；过流材质：SUS304，寿命 9000 小时；材质：组合件	台	1
53	终端除菌器（含滤芯）	20 英寸 3 芯，过滤精度 0.22 μm，筒体 SUS304	套	1
54	机架	规格：满足需求；材质：SUS304	套	1
55	在线抑菌装置	规格、型号：配套	套	1
56	压力在线检测系统	规格、型号：满足系统需求；材质：SUS304	套	1
57	智慧消毒系统	规格、型号：包含自动排污阀、不合格超标排放阀、残留物自动检测装置等	套	1
58	供水设备内管道、阀门等	规格、型号：配套；材质：SUS316L	批	1
1.7 中央水处理 / 血透供水系统				
59-66	血透原水箱	规格、型号：2000L（含空气过滤装置、万向洗球阀、水流转向导管、可视液位管、紫外线杀菌装置，双面抛光，带呼吸器、喷淋球、液位计等）；材质：SUS304	台	1

续表

序号	货物名称	规格型号及特征	单位	数量
67	纯水泵（卧式离心泵，一用一备，含变频控制器）	流量5T/h；扬程61m；功率3.2kW；材质：SUS304（含设备基础、支座制作安装）	台	2
68	紫外线杀菌设备	流量5T/h；波长254nm；过流材质：SUS304，寿命9000小时；材质：组合件	台	1
69	终端除菌器（含滤芯）	20英寸5芯，过滤精度0.22μm，筒体SUS304	套	1
70	机架	规格：满足需求；材质：SUS304	套	1
71	压力在线检测系统	规格、型号：满足系统需求；材质：SUS316L	套	1
72	智慧消毒系统	规格、型号：包含自动排污阀、不合格超标排放阀、残留物自动检测装置等	套	1
73	供水设备内管道、阀门等	规格、型号：配套；材质：SUS304	批	1
	1.8 中央水处理 / 供应室一级清洗用水供水系统			
74	供应室一级清洗纯水箱	2000L（含空气过滤装置、万向洗球阀、水流转向导管、可视液位管、紫外线杀菌装置，双面抛光，带呼吸器、喷淋球、液位计等）；材质：SUS304	台	1
75	纯水泵（卧式离心泵，一用一备，含变频控制器）	流量14.5T/h；扬程60m；功率5.8kW；材质：SUS304（含设备基础、支座制作安装）	台	2
76	紫外线杀菌设备	流量14.5T/h；波长254nm；过流材质：SUS304，寿命9000小时；材质：组合件	台	1
77	终端除菌器（含滤芯）	40英寸8芯，过滤精度0.22μm，筒体SUS304	套	1
78	机架	规格：满足需求；材质：SUS304	套	1
79	在线抑菌装置	规格、型号：配套	套	1
80	压力在线检测系统	规格、型号：满足系统需求；材质SUS304	套	1
81	智慧消毒系统	规格、型号：包含自动排污阀、不合格超标排放阀、残留物自动检测装置等	套	1
82	供水设备内管道、阀门等	规格、型号：配套；材质：SUS316L	批	1

序号	货物名称	规格型号及特征	单位	数量
		1.9 中央水处理 / 一级清洗用水供水系统		
83	一级清洗纯水箱	2000L（含空气过滤装置、万向洗球阀、水流转向导管、可视液位管、紫外线杀菌装置，双面抛光，带呼吸器、喷淋球、液位计等）；材质：SUS304	台	1
84	纯水泵（卧式离心泵，一用一备，含变频控制器）	流量 4T/h；扬程 67m；功率 1.58kW；材质：SUS304（含设备基础、支座制作安装）	台	2
85	紫外线杀菌设备	流量 4T/h；波长 254nm；过流材质：SUS304；寿命 9000 小时；材质：组合件	台	1
86	终端除菌器（含滤芯）	20 英寸 5 芯，过滤精度 0.22 μm，筒体 SUS304	套	1
87	机架	规格：满足需求；材质：SUS304	套	1
88	在线抑菌装置	规格、型号：配套	套	1
89	压力在线检测系统	规格、型号：满足系统需求；材质：SUS316L	套	1
90	智慧消毒系统	规格、型号：包含自动排污阀、不合格超标排放阀、残留物自动检测装置等	套	1
91	供水设备内管道、阀门等	规格、型号：配套；材质：SUS304	批	1
		1.10 中央水处理 / 冲洗用水供水系统		
92	冲洗用纯水箱	2000L（含空气过滤装置、万向洗球阀、水流转向导管、可视液位管、紫外线杀菌装置，双面抛光，带呼吸器、喷淋球、液位计等）；材质：SUS304	台	1
93	纯水泵（卧式离心泵，一用一备，含变频控制器）	流量：10T/h；扬程：65m；功率 5.8kW；材质：SUS304（含设备基础、支座制作安装）	台	2
94	紫外线杀菌设备	流量 10T/h；波长 254nm；过流材质：SUS304；寿命 9000 小时；材质：组合件	台	1
95	终端除菌器（含滤芯）	40 英寸 5 芯，过滤精度 0.22 μm，筒体 SUS304	套	1
96	机架	规格：满足需求；材质：SUS304	套	1
97	在线抑菌装置	规格、型号：配套	套	1
98	压力在线检测系统	规格、型号：满足系统需求；材质：SUS316L	套	1

续表

序号	货物名称	规格型号及特征	单位	数量
99	智慧消毒系统	规格、型号：包含自动排污阀、不合格超标排放阀、残留物自动检测装置等	套	1
100	供水设备内管道、阀门等	规格、型号：配套；材质：SUS304	批	1
		1.11 中央水处理 / 供应室软化用水供水系统		
101	供应室软化用水箱	2000L（含空气过滤装置、万向洗球阀、水流转向导管、可视液位管、紫外线杀菌装置，双面抛光，带呼吸器、喷淋球、液位计等）；材质：SUS304	台	1
102	纯水泵（卧式离心泵，一用一备，含变频控制器）	流量 14.5T/h；扬程 60m；功率 5.8kW；材质：SUS304（含设备基础、支座制作安装）	台	2
103	紫外线杀菌设备	流量 14.5T/h；波长 254m；过流材质：SUS304；寿命 9000 小时；材质：组合件	台	1
104	终端除菌器（含滤芯）	40 英寸 8 芯，过滤精度 0.22 μm，筒体材质 SUS304	套	1
105	机架	规格：满足需求；材质：SUS304	套	1
106	压力在线检测系统	规格、型号：满足系统需求；材质：SUS316L	套	1
107	供水设备内管道、阀门等	规格、型号：配套；材质：SUS304	批	1
		1.12 中央水处理 / 软化用水供水系统		
108	软化用纯水箱	2000L（含空气过滤装置、万向洗球阀、水流转向导管、可视液位管、紫外线杀菌装置，双面抛光，带呼吸器、喷淋球、液位计等）；材质：SUS304	台	1
109	纯水泵（卧式离心泵，一用一备，含变频控制器）	流量 5T/h；扬程 60m；功率 1.58kW；材质：SUS304（含设备基础、支座制作安装）	台	2
110	紫外线杀菌设备	流量：5T/h，波长：254m；过流材质：SUS304，寿命 9000 小时；材质：组合件	台	1
112	终端除菌器（含滤芯）	20 英寸 5 芯，过滤精度 0.22 μm，筒体 SUS304	套	1
113	机架	规格：满足需求；材质：SUS304	套	1
114	压力在线检测系统	规格、型号：满足系统需求；材质：SUS316L	套	1

序号	货物名称	规格型号及特征	单位	数量
115	供水设备内管道、阀门等	规格、型号：配套；材质：SUS304	批	1
		1.13 中央水处理 / 供应室二级清洗用水		
116	供应室二级清洗用纯水箱	2000L（含空气过滤装置、万向洗球阀、水流转向导管、可视液位管、紫外线杀菌装置，双面抛光，带呼吸器、喷淋球、液位计等）；材质：SUS304	台	1
117	纯水泵（卧式离心泵，一用一备，含变频控制器）	流量：6T/h 扬程：60m；功率3.2kW；材质：SUS304（含设备基础、支座制作安装）	台	2
118	紫外线杀菌设备	流量：6T/h，波长：254nm 过流材质：SUS304，寿命9000 小时；材质：组合件	台	1
119	终端除菌器（含滤芯）	20英寸7芯，过滤精度0.22μm，筒体SUS304	套	1
120	机架	规格：满足需求；材质：SUS304	套	1
121	在线抑菌装置	规格、型号：配套	套	1
122	压力在线检测系统	规格、型号：满足系统需求；材质：SUS316L.	套	1
123	智慧消毒系统	规格、型号：包含自动排污阀、不合格超标排放阀、残留物自动检测装置等	套	1
124	供水设备内管道、阀门等	规格、型号：配套材质：SUS304	批	1
		1.14 中央水处理 / 二级清洗用水		
125	内镜中心二级清洗用纯水箱	2000L（含空气过滤装置、万向洗球阀、水流转向导管、可视液位管、紫外线杀菌装置，双面抛光，带呼吸器、喷淋球、液位计等）；材质：SUS304	台	1
126	纯水泵（卧式离心泵，一用一备，含变频控制器）	流量4T/h；扬程58m；功率1.58kW；材质：SUS304（含设备基础、支座制作安装）	台	2
127	紫外线杀菌设备	流量4T/h；波长254m；过流材质：SUS304，寿命9000 小时；材质：组合件	台	1
128	终端除菌器（含滤芯）	20英寸5芯，过滤精度0.22μm，筒体SUS304	套	1
129	机架	规格：满足需求；材质：SUS304	套	1

序号	货物名称	规格型号及特征	单位	数量
130	在线抑菌装置	规格、型号：配套	套	1
131	压力在线检测系统	规格、型号：满足系统需求；材质：SUS316L	套	1
132	智慧消毒系统	规格、型号：包含自动排污阀、不合格超标排放阀、残留物自动检测装置等	套	1
133	供水设备内管道、阀门等	规格、型号：配套；材质：SUS304	批	1
	1.15 中央水处理 / 预留实验用水			
134	实验室用水纯水箱	1000L（含空气过滤装置、万向洗球阀、水流转向导管、可视液位管、紫外线杀菌装置，双面抛光，带呼吸器、喷淋球、液位计等）；材质：SUS316L	台	1
135	纯水泵（卧式离心泵，一用一备，含变频控制器）	流量2.5T/h；扬程60m；功率1.58kW；材质：SUS316L（含设备基础、支座制作安装）	台	2
136	紫外线杀菌设备	流量：2.5T/h，波长：254m；过流材质：SUS316L，寿命9000小时；材质：组合件	台	1
137	终端除菌器（含滤芯）	20英寸3芯，过滤精度0.22μm，筒体SUS316L	套	1
138	抛光混床（含抛光树脂）	流量：2.5T/h；外壳材质：FRP	台	1
139	机架	规格：满足需求；材质：SUS304	套	1
140	水质检测系统	规格、型号：满足系统需求；材质：SUS316L	套	1
141	压力在线检测系统	规格、型号：满足系统需求；材质：SUS316L	套	1
142	供水设备内管道、阀门等	规格、型号：配套；材质：SUS316L	批	1
	1.16 中央水处理 / 控制及仪器仪表部分			
143	浸没式紫外线杀菌装置（含电器保护装置）	规格、型号：满足需求（含时间累计器、304SS，发生器过流、缺相、故障的检测及报警）	套	1
144	供水系统控制软件（含电控系统）	软件V1.0	套	1
145	PLC自动控制系统	规格、型号：满足集中制水水机自动控制需求电子件	套	1

序号	货物名称	规格型号及特征	单位	数量
146	液位自控系统	规格、型号：控制所有水箱	套	1
147	变频控制系统	含压力变送器变频器低压配电控制元件	套	1
148	PLC 主机	规格、型号：配套	套	2
149	人机界面触摸屏	10 英寸、7 英寸；电子件；彩色显示	台	2
150	低压配电、控制元件	规格、型号：配套	套	2
151	扩展模块	规格、型号：配套	套	2
152	电控柜	规格、型号：配套	批	1
153	屏蔽电线	规格、型号：RVVP	批	1
154	控制电线	规格、型号：RVV	批	1
155	电力电缆	规格、型号：YJV	批	1
156	电线桥架线管	规格、型号：配套	批	1
157	第三方通信设备接口	BA 接口及中央监控规格、型号：通信协议，系统电子件	套	1
158	软件	远程监控及手机 APP 规格、型号：含远程网关扩展模块 VPN 服务器软件	套	1
		1.17 中央水处理 / 酸化水系统		
160	酸化水系统（含酸化水管网）	产水量：3L/min，满足中心供应及内镜中心消毒要求	套	2
		1.18 中央水处理 / 其他		
161	卫生级不锈钢管	规格：SUS304 DN25	m	1338.32
162	卫生级不锈钢管	规格：SUS304 DN32	m	4795
163	卫生级不锈钢管	规格：SUS304 DN40	m	804
164	卫生级不锈钢管	规格：SUS304 DN50	m	5085.14
165	卫生级不锈钢管	规格：SUS316LDN25	m	3621.63
		2.1 检验科水处理 / 检验科用超纯水系统		
166	检验科纯水箱	1000L（含清洗过滤装置、原水电子自控阀、空气过滤装置、万向洗球阀、水流转向导管、可视液位管、紫外线杀菌装置，双面抛光，带呼吸器、喷淋球、液位计等）；材质：SUS316L	台	1
167	纯水泵（卧式离心泵，一用一备，含变频控制器）	流量 2T/h；扬程 41m；功率 0.65kW；材质：SUS316L（含设备基础、支座制作安装）	台	2

续表

序号	货物名称	规格型号及特征	单位	数量
168	紫外线杀菌设备	流量：2T/h；波长：254m；过流材质：SUS 316L；寿命 9000 小时；材质：组合件	台	1
169	终端除菌器（含滤芯）	20 英寸 3 芯，过滤精度 0.22μm，筒体 SUS316L	套	1
170	抛光混床（一用一备，含抛光树脂）	流量：2T/h；外壳材质：FRP	台	2
171	机架	规格：满足需求；材质：SUS304	套	1
172	水质检测系统	规格、型号：满足系统需求；材质：SUS316L	套	1
173	压力在线检测系统	规格、型号：满足系统需求；材质：SUS316L	套	1
174	供水设备内管道、阀门等	规格、型号：配套材质：SUS316L	批	1
		2.2 检验科水处理 / 电气部分		
175	电控柜	规格、型号：配套	批	1
176	供水系统控制软件	规格：医用；供水系统控制软件 V1.0	套	1
177	自动控制系统	规格、型号：PLC 及扩展模块	套	1
178	变频控制系统	规格、型号：满足设计要求含压力变送器变频器低压配电控制元件	套	1
179	人机界面触摸屏	规格、型号：7英寸，系统电子件，彩色显示	台	1
180	低压配电、控制元件	规格、型号：配套	套	1
181	扩展模块	规格、型号：配套	套	1
182	屏蔽电线	规格、型号：RVVP	批	1
183	控制电线	规格、型号：RVV	批	1
184	动力电缆	规格、型号：YJV	批	1
185	电线桥架线管	规格、型号：配套	批	1
186	动力电缆（含电缆头或压铜接线端子）	规格、型号：WDZB1-YJY-5×4,（引自 2AP-2A02-1JYX1）	m	70
187	电气配管	规格：SC32（引自 2AP-2A02-1JYX1）；配置形式：综合考虑	m	70

序号	货物名称	规格型号及特征	单位	数量
2.3 检验科水处理 / 其他				
188	卫生级不锈钢管	规格：SUS316LDN20	m	750.17
3.1 血透水处理 / 预处理系统				
189	原水泵（卧式离心泵，一用一备）	流量 3.5T/h；扬程 43m；功率 1.2kW；材质：SUS304（含设备基础、支座制作安装）	台	2
190	原水电动控制阀	规格、压力等级：DN32；材质：SUS304 连接形式：螺纹连接	个	2
191	全自动机械过滤器（FEF）（含滤料）	规格、型号：有布水器、单套出水量达到 3.5T/h；材质：SUS304 衬胶	套	1
192	全自动活性炭过滤器（CF）（含滤料）	规格、型号：有布水器、单套出水量达到 3.5T/h；材质：SUS304 衬胶	套	1
193	全自动软化过滤器（SF）（含滤料）	规格、型号：有布水器、单套出水量达到 3.5T/h；材质：SUS304 衬胶	套	1
194	全自动控制器	规格、型号：自动反洗、正洗、运行并能满足流量大于 3.5 立方米 / 时，满足系统需求	台	2
195	全自动控制器	规格、型号：自动反洗、吸盐再生、正洗、运行并能满足流量大于 3.5 立方米 / 时，满足系统需求	台	1
196	软化再生装置	规格、型号：含 200L 盐箱、吸盐阀等	套	1
197	压力在线检测系统	规格、型号：满足系统需求；材质：SUS304	套	1
198	预处理设备内管道、阀门等	规格、型号：配套；材质：SUS304	批	1
3.2 血透水处理 / 反渗透系统				
199	保安过滤器（含滤芯）	规格型号：$\phi 200 \times 500$，含 20 英寸 5 芯（5μm），单套出水量大于 3.5T/h；材质：SUS304	套	1
200	内毒素过滤器（含滤芯）	规格、型号：含内毒素过滤芯；材质：SUS304	套	1
201	水箱（平衡器）	200L（含空气过滤装置、万向洗球阀、水流转向导管、可视液位管、紫外线杀菌装置，双面抛光，带呼吸器、喷淋球、液位计等）；材质：SUS304	台	1
202	血透一级高压泵（立式离心泵）	流量：3.5T/h；扬程：125m；功率 3.0kW；材质：SUS304（含设备基础、支座制作安装）	台	1

续表

序号	货物名称	规格型号及特征	单位	数量
203	一级反渗透膜	规格：8040 稳定脱盐率＞97.5%；材质：复合 PA	支	3
204	反渗透膜容器	规格：承压 300psi 以上，一芯；材质：SUS304	套	3
205	血透二级高压泵（立式离心泵）	流量：2.5T/h；扬程：120m；功率 2.2kW；材质：SUS30（含设备基础、支座制作安装）	台	1
206	二级反渗透膜	规格号：8040；稳定脱盐率＞97.5%；材质：复合 PA	套	2
207	反渗透膜容器	规格：承压 300psi 以上，一芯；材质：SUS304	套	2
208	水质检测系统	规格型号：满足系统需求；材质：SUS304	套	1
209	压力在线检测系统	规格型号：满足系统需求；材质：SUS304	套	1
210	膜系统设备内管道、阀门等	规格、型号：配套；材质：SUS304	批	1
		3.3 血透水处理／电气部分		
211	电控柜	规格、型号：配套	批	1
212	供水系统控制软件	规格型号：医用供水系统控制软件 V1.0	套	1
213	自动控制系统	规格：PLC 及扩展模块	套	1
214	人机界面触摸屏	规格：7 英寸，系统电子件，彩色显示	台	1
215	低压配电、控制元件	规格、型号：配套	套	1
216	扩展模块	规格、型号：配套	套	1
217	屏蔽电线	规格、型号：RVVP	批	1
218	控制电线	规格、型号：RVV	批	1
219	动力电缆	规格、型号：YJV	批	1
220	电线桥架线管	规格、型号：配套	批	1
221	远程监控及手机 APP	规格、型号：含远程网关扩展模块 VPN 服务器软件	套	1
		3.4 血透水处理／热消毒系统		
222	热消毒装置	规格型号：满足血透使用要求	套	1
223	清洗消毒装置	规格、型号：满足血透使用要求	套	1

续表

序号	货物名称	规格型号及特征	单位	数量
		3.5 血透水处理 / 其他		
224	卫生级不锈钢管	规格：SUS316LDN32	m	600.5
225	管道绝热	绝热材料品种：橡塑棉，防火等级达到B1级及以上；绝热厚度：2cm；管道外径：DN50mm 以下	m³	12.07
		4.1 感染楼水处理 / 预处理系统		
226	原水泵（卧式多级离心泵，一用一备）	流量 1.0T/h；扬程 45m；功率 0.46kW；材质：SUS304（含设备基础、支座制作安装）	台	2
227	原水电动控制阀	材质：SUS304；规格、压力等级：DN25；连接形式：螺纹连接	个	1
228	全自动机械过滤器（FEF）（含滤料）	规格、型号：有布水器、单套出水量达到1T/h；材质：SUS304 衬胶	套	1
229	全自动活性炭过滤器（CF）（含滤料）	规格、型号：有布水器、单套出水量达到1T/h，具有下料口和人孔；材质：SUS304衬胶	套	1
230	全自动控制器	规格、型号：自动反洗、正洗、运行并能满足流量大于 1 立方米 / 时，满足系统需求	台	2
231	压力在线检测系统	规格、型号：满足系统需求；材质：SUS304	套	1
232	预处理设备内管道、阀门等	规格、型号：配套；材质：SUS304	批	1
		4.2 感染楼水处理 / 一级反渗透系统		
233	保安过滤器（含滤芯）	规格、型号：$\phi 200 \times 500$，含 20 英寸，3 芯（5μm），单套出水量大于 3.5T/h；材质：SUS304	套	1
234	一级高压泵（立式多级离心泵）	流量：1T/h；扬程：110m；功率 1.1kW；材质：SUS304（含设备基础、支座制作安装）	台	1
235	反渗透膜	规格：4040 稳定脱盐率＞97.5%；材质：复合 PA	支	2
236	反渗透膜容器	规格：4040；承压 300psi 以上，一芯；材质：SUS304	支	2
237	水质检测系统	规格、型号：满足系统需求；材质：SUS304	套	1
238	压力在线检测系统	规格、型号：满足系统需求；材质：SUS304	套	1
239	膜系统设备内管道、阀门等	规格、型号：配套；材质：SUS304	批	1

续表

序号	货物名称	规格型号及特征	单位	数量
		4.3 感染楼水处理 / 二级反渗透系统		
240	二级高压泵（立式离心泵）	流量：0.5T/h；扬程 95m；功率 1.1kW；材质：SUS304（含设备基础、支座制作安装）	台	1
241	反渗透膜	规格、型号：4040；稳定脱盐率＞97.5%；材质：复合 PA	支	1
242	反渗透膜容器	规格：承压 300psi 以上，一芯；材质：SUS304	支	1
243	水质检测系统	规格、型号：满足系统需求；材质：SUS304	套	1
244	压力在线检测系统	规格、型号：满足系统需求；材质：SUS304	套	1
245	膜系统设备内管道、阀门等	规格、型号：配套；材质：SUS304	批	1
		4.4 感染楼水处理 /EDI 装置		
246	EID 装置（含配套控制电源）	规格：出水能力大于 0.25T/h；材质：组合件	台	1
247	机架	规格：满足需要；材质：SUS304	套	1
248	水质检测系统	规格：满足系统需求；材质：SUS304	套	1
249	压力在线检测系统	规格、型号：满足系统需求；材质：SUS304	套	1
250	EDI 系统设备内管道、阀门等	规格、型号：配套；材质：SUS304	批	1
		4.5 感染楼水处理 / 检验用供水		
251	检验用纯水箱	500L（含空气过滤装置、万向洗球阀、水流转向导管、可视液位管、紫外线杀菌装置，双面抛光，带呼吸器、喷淋球、液位计等）；材质：SUS316L	台	1
252	纯水泵（卧式离心泵，一用一备，含变频控制器）	流量：1T/h；扬程：55m；功率 0.65kW；材质：SUS316L（含设备基础、支座制作安装）	台	2
253	紫外线杀菌设备	流量：1T/h；波长：254nm；过流材质：SUS316L，寿命 9000 小时；材质：组合件	台	1
254	抛光混床（含抛光树脂）	流量：1T/h；外壳材质：FRP	台	1
255	终端除菌器（含滤芯）	规格、型号：20 英寸 3 芯，过滤精度 0.22μm，筒体 SUS316L	套	1
256	机架	规格：满足需求；材质：SUS304	套	1
257	水质检测系统	规格、型号：满足系统需求；材质：SUS304	套	1

序号	货物名称	规格型号及特征	单位	数量
258	压力在线检测系统	规格、型号：满足系统需求；材质：SUS304	套	1
259	系统设备内管道、阀门等	规格、型号：配套；材质：SUS304	批	1
		4.6 感染楼水处理 / 电气部分		
260	电控柜	规格、型号：配套	批	1
261	浸没式紫外线杀菌装置（含电器保护装置）	规格、型号：含时间累计器 304SS，发生器过流、缺相、故障的检测及报警	套	2
262	供水系统控制软件	规格、型号：医用供水系统控制软件 V1.0	套	1
263	自动控制系统	规格、型号：PLC 及扩展模块	套	1
264	变频控制系统	规格、型号：含压力变送器变频器低压配电、控制元件	套	1
265	人机界面触摸屏	规格、型号：7英寸，系统电子件，彩色显示	台	1
266	低压配电、控制元件	规格、型号：配套	套	1
267	扩展模块	规格、型号：配套	套	1
268	屏蔽电线	规格、型号：RVVP	批	1
269	控制电线	规格、型号：RVV	批	1
270	动力电缆	规格、型号：YJV	批	1
271	电线桥架线管	规格、型号：配套	批	1
272	远程监控及手机应用	规格、型号：含远程网关扩展模块 VPN 服务器软件	套	1
		4.7 感染楼水处理 / 其他		
273	卫生级不锈钢管	规格：SUS316LDN15	m	200
274	卫生级不锈钢管	规格：SUS304DN15	m	180
		5. 其他		
275–282	套管、支架等	规格：DN50–80；材质：碳钢；综合填料材质：按设计文件及相关规范要求	套	全套

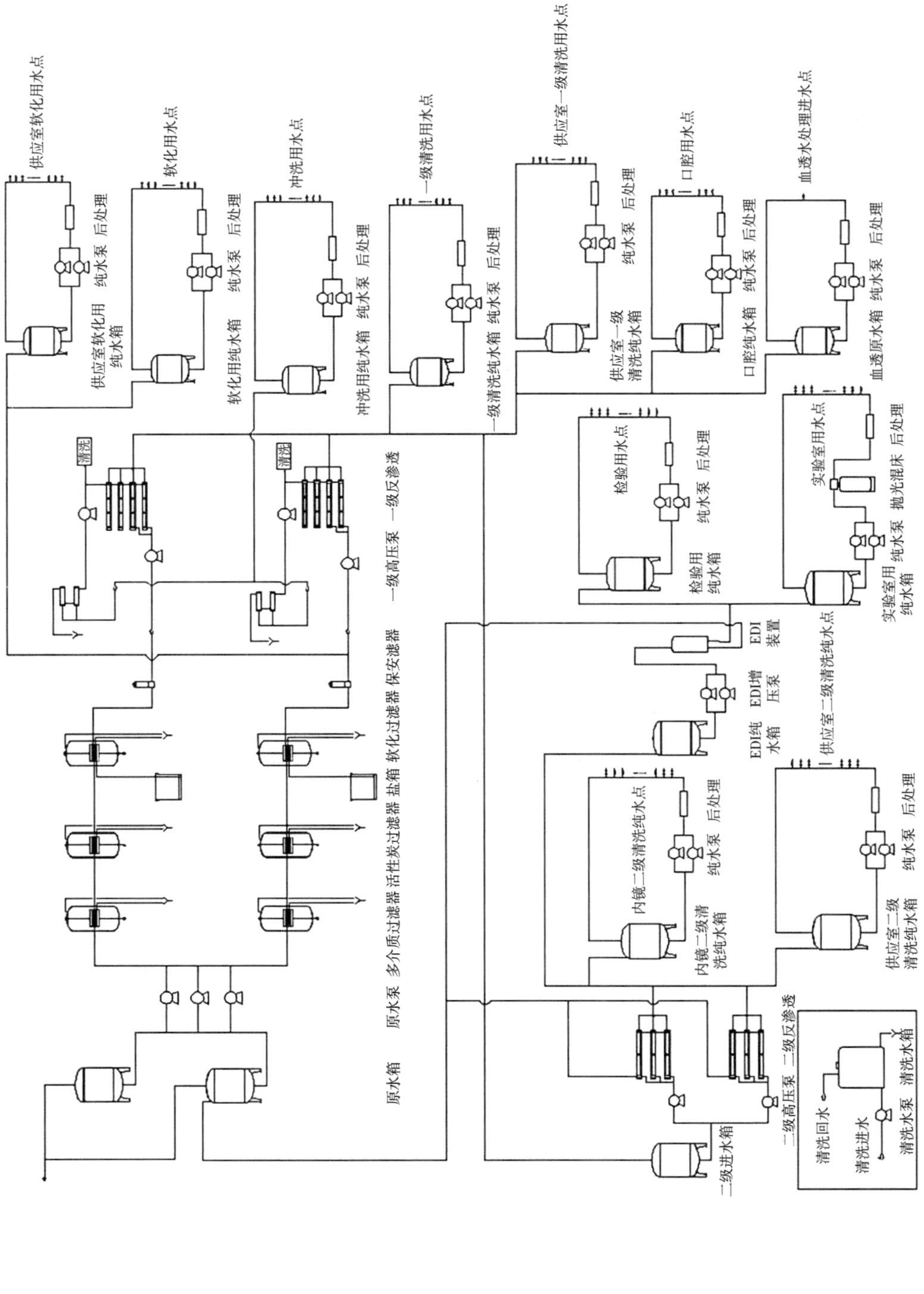

图 2-19　招标要求的中央水处理工艺流程图

（二）中央集中制水的工艺流程及参数概述

1. 工艺流程概述

依据图 2-19 招标要求的制水工艺流程图，表 2-7 设计要求的产品水量和水质中序号三、六，以及表 2-8 配置清单中序号 3、96、102 以及按招标设计的要求，实际临床用水按设计总量的 70% 计。日常开启两路预处理泵，每路将 28 吨 / 小时的原水送入预处理，在预处理后先抽出 19950 升 / 小时（9535 升 / 小时 +10415 升 / 小时，实际以 20000 升 / 小时计），经后处理后直接用作清洗机软化用水和其他软化用水；其余 36 吨 / 小时按两路均分，每路通过一级九段排列的反渗透膜装置生产出 10 吨初级产品水，两路共生产 20 吨 / 小时的初级产品水，供给供应室和其他相应的一级清洗用水、口腔用水、二级反渗透原水和血液透析用反渗透制水设备的原水；每路一级九段反渗透的浓水再通过一级二段的反渗透膜装置生产出最多 2 吨产品水，两路计 4 吨 / 小时产品水，供给冲洗用水；每路一级十一段反渗透系统至少产生 6 吨反渗透浓缩水，两路共 12 吨作为废水排放；一级十一段反渗透的总产品水回收率 66.7%；每路二级反渗透产生的浓缩水和 EDI 产生的生化水返回至预处理前的原水箱。

2. 工艺参数概述

依据图 2-19 的集中制水系统工艺流程，根据已知参数简单计算得：

原水流量：$Q \geqslant 56$ 吨 / 小时；

一级反渗透进水流量：2×18 吨 / 小时；

一级九段的原水浓缩倍率（CF）：1.8 倍；

一级十一段的原水浓缩倍率（CF）：3 倍；

一级反渗透产品水总回收率：66.7%；

预处理原水泵：2×5.5 千瓦时，40 米，28.0 吨 / 小时；

一级反渗透高压泵：2×11 千瓦时，120 米，20.0 吨 / 小时；

二级反渗透主机高压泵：2×4 千瓦时，120 米，7.5 吨 / 小时；

EDI 装置进水泵：2×1.58 千瓦时，42 米，4 吨 / 小时；

EDI 装置耗电：2×1.58 千瓦时；

变频器：全系统按 4 千瓦时计；

独立清洗用增压泵：按 0.55 千瓦时计；

预处理反冲洗频率：1 次 / 周，流量和日常制水流量相同；

软水器再生频率：1 次 / 天。

（三）中央集中制水设备的运行成本

为保持可比性，各比较项单价和前文某三甲医院实例一致。

1.中央集中制水系统设备

（1）机械滤器

单路进水量：28 吨 / 小时；

预处理增压泵：2 台，扬程 40 米，单台功率 5.5 千瓦，28.0 吨 / 小时

反冲洗耗水量：2×52 次 $\times 28$ 吨 $= 2912$ 吨 / 年

产生废水量：2912 吨 / 年

反冲洗耗电量：$2 \times 52 \times 5.5 = 572$ 千瓦时 / 年

顶层滤料：0.1 万元 / 年

顶层无烟煤滤料按 0.2 吨，共 0.1 万元，更换频率 1 次 / 年。

（2）软水器

①钠离子交换

采用典型的某品牌苯乙烯强酸阳树脂（001×7），单个软水器内填装树脂量 1500 升，工作交换容量 1000 毫摩尔 / 升树脂，两个共计 3000 升，每天工作 8 小时；用精致 NaCl 再生，单价 8 元 / 千克；因

设计要求再生频率为 1 次 / 周，故省去再生周期的计算。因原水水质指标只告知电导率 ρ 不大于 200 微秒 / 厘米，其他指标符合国家生活饮用水卫生标准，为统一口径，原水指标、再生剂及其单价仍以前文某三甲医院为准，计算软水器再生耗水耗盐量。

②周期制水量

在单独以 Ca^{2+}（f）为 57.82 毫克 / 升时，原水经反渗透浓缩至 3.125 倍时，朗格利尔指数 I_L 为 0，但软水器在水质软化时还需考虑再生剂对 Mg^{2+} 的置换，假设 Ca^{2+} 和 Mg^{2+} 的活性相等（简化以 Ca^{2+} 计），计算得原水经反渗透浓缩 1.58 倍，其 Ca^{2+}（f）为 136.54 毫克 / 升时，I_L 为 0。考虑到事实的原水中还有诸多能被树脂置换的物质，如二氧化硅、铁质有机物等，取安全系数 0.7，则 Ca^{2+}（f）为 95.55 毫克 / 升。当回收率为 66.7% 时，反渗透末端膜的浓缩水中 Ca^{2+}（f）为 299 毫克 / 升。

一级 11 段浓水中 Ca^{2+}（f）：299 毫克 / 升 = 7.48 毫摩尔 / 升

进水中 Ca^{2+}（f）：57.82 毫克 / 升 = 1.45 毫摩尔 / 升

进水中 Mg^{2+}（f）：28.60 毫克 / 升 = 1.18 毫摩尔 / 升

进水中总浓度：2.63 毫摩尔 / 升

制水量（吨）= 树脂体积（立方米）× 工作交换量毫摩尔 / 升 $\times 10^{-3}$
÷ [浓缩水浓度 − 进水浓度（毫摩尔 / 升）] $\times 10^{-3}$
= $3 \times 1000 \times 10^{-3} \div (7.48\text{--}2.63) \times 10^{-3}$
= 618.6 吨

③再生耗盐量

再生周期：

$$618.6 \div 56 \div 8 = 1.38 \text{ 天}$$

取再生周期 1 天。

采用精致 NaCl 为再生剂，则：

再生耗盐量 = 树脂总摩尔量 × 比盐耗 × 氯化钠分子量

　　　　　　÷ 氯化钠纯度 × 1000

　　　　　　= 30000 × 1.5 × 58.5/95% × 1000

　　　　　　= 277.1 千克

④再生耗水、电、盐量

反洗耗水（0.25 小时计）：56 吨 / 小时 × 0.25 小时 × 365=5110 吨 / 年

慢吸盐过程耗水（1 小时计）：4 吨 / 小时 × 1 小时 = 4 吨

正洗耗水（1 小时计）：56 吨 / 小时 × 1 小时 × 365 = 20440 吨 / 年

反洗耗电量：2 × 5.5 × 0.25 × 365 = 1004 千瓦时 / 年

正洗耗电量：2 × 5.5 × 1 × 365 = 4015 千瓦时 / 年

自动装置单路慢吸按 0.4 千瓦时计，则：

自动装置总耗电量：2 × 0.4 × 365 = 292 千瓦时 / 年

再生总耗水量：25554 吨 / 年

再生产生的总废水量：25554 吨 / 年

再生总耗电量：5311 千瓦时 / 年

再生总耗盐量：277.1 × 365 = 101.14 吨 / 年

（3）炭滤器

因为该医院与上文某三甲医院的原水指标相同，与它的医院专用中央膜法制水设备的进水量为 25 吨 / 小时比较，该医院的炭滤器处理水量增加了 1.24 倍，意味着在原水的参数指标相同、选用活性炭参数指标相同情况下，该医院的炭滤器需要的活性炭量是上文某医院炭滤器的 2.24 倍；反冲洗频率 1 次 / 周；更换周期 1 年。则：

活性炭用量：210 千克 × 2.24 = 470.4 千克 = 0.4704 吨

活性炭总价：0.4704 吨 / 年 × 1.2 万元 = 0.57 万元 / 年

炭滤器的反冲洗耗水量：56 × 365 ÷ 7 = 2920 吨 / 年

反冲洗产生的废水量：2920 吨 / 年

炭滤器的反冲洗耗电量：$2 \times 5.5 \times 365 \div 7 = 574$ 千瓦时／年

（4）保安过滤器

同前文某三甲医院回收率75%的设计规格与材质的滤芯，两路共需要30支5微米×40英寸的精密滤芯。更换频率6次／年，每次更换的滤芯成本为3000元，滤芯成本为1.8万元／年。

预处理小结如下：

预处理反冲洗再生总耗水：31386吨／年；

预处理反冲洗再生总废水：31386吨／年；

预处理反冲洗再生总耗电：6457千瓦时／年；

软水器再生总耗盐成本：80.91万元／年；

活性炭成本：4.03万元／年；

机械滤器顶层无烟煤成本：0.1万元／年。

（5）膜处理系统

①年耗水量

设备制水的总耗水量56吨／小时，平均每天制水8小时，水价5.7元／吨，则：废水处理费0.8元／吨，废水接入市政污水管网再次处理费0.5元／吨。

设备制水的耗水量：$56 \times 8 \times 365 = 163520$ 吨／年

②年耗电量

设计两路预处理进水增压泵，单台功率5.5千瓦；两路进入一级九段膜系统的高压泵，单台功率11.0千瓦；两路进入一级十一段膜系统的高压泵，单台功率至少2.2千瓦；两路二级反渗透高压泵，单台4.0千瓦；进水量3吨／小时的EDI耗电量4.5千瓦时，设备仪表用电1.0千瓦时；则反渗透一级九段制水耗电量：

$$2 \times (5.5 + 11) \times 8 \times 365 + 8 \times 365 = 99280 \text{千瓦时／年}$$

反渗透一级11段制水耗电量：

$$2 \times 2.2 \times 8 \times 365 = 12848 \text{ 千瓦时 / 年}$$

二级反渗透耗电量：

$$2 \times 4 \times 8 \times 365 = 23360 \text{ 千瓦时 / 年}$$

EDI 耗电量：

$$4.5 \times 8 \times 365 = 13140 \text{ 千瓦时 / 年}$$

设备仪表耗电量：

$$8 \times 365 = 2920 \text{ 千瓦时 / 年}$$

设备制水总耗电量：151548 千瓦时 / 年

③反渗透制水产生废水量

$$12 \times 8 \times 365 = 35040 \text{ 吨 / 年}$$

医院内废水处理加废水入市政污水网费用：

$$35040 \times 0.8 \times 0.5 = 1.4 \text{ 万元 / 年}$$

④膜的更换频率及其成本

遵循比较口径的一致性，RO 膜的更换频率定为 1 次 /2 年。两组一级十一段反渗透系统用 8 英寸 RO 膜 28 支，二级反渗透系统用 8 英寸 RO 膜 12 支，共计 40 支，均价 8000 元 / 支。设备制水的膜成本：

$$40 \times 0.8 \div 2 = 16 \text{ 万元 / 年}$$

一级反渗透的进水流量 36 吨 / 小时，以最低要求的膜冲洗和清洗计算成本。

制水前开机排滞留水，设计每天首次制水运行时，前 5 分钟排放，则：

耗水：$56 \div 60 \times 5 \times 365 = 1703$ 吨 / 年

产生废水：1703 吨 / 年

耗电：$(2 \times 5.5 + 2 \times 11) \div 60 \times 5 = 2.75$ 千瓦时 / 年

RO 膜低压预冲洗，设计每天一次，每次 15 分钟，则：

耗水：$56 \div 60 \times 15 \times 365 = 5110$ 吨 / 年

产生废水：5110 吨 / 年

耗电：$2 \times 5.5 \div 60 \times 15 \times 365 = 1004$ 千瓦时 / 年。

RO 膜周期性清洗，设计每年两次。每次预冲洗 15 分钟，配液用水 4 吨（清洗剂成本按 0.3 万元 / 次计），泵清洗液循环 1 小时（清洗泵功率 0.55 千瓦），清洗 2 小时，漂清 1 小时。则：

预冲洗耗水：$2 \times 56 \div 60 \times 15 = 28$ 吨 / 年

预冲洗产生废水：28 吨 / 年

预冲洗耗电：$2 \times (2 \times 5.5 + 2 \times 11) \div 60 \times 15 = 16.5$ 千瓦时 / 年

清洗配液水：$2 \times 4 = 8$ 吨 / 年

清洗液循环产生废水：8 吨 / 年

清洗液循环耗电：$2 \times 0.55 = 1.1$ 千瓦时

清洗、漂清用水：$2 \times 56 \times 3 = 336$ 吨 / 年

清洗、漂清产生废水：336 吨 / 年

清洗、漂清耗电：$2 \times (2 \times 5.5 + 2 \times 11) \times 3 = 198$ 千瓦时 / 年

一级 RO 膜周期性清洗总耗水：372 吨 / 年

一级 RO 膜周期性清洗产生总废水：372 吨 / 年

一级 RO 膜周期性清洗耗电：216 千瓦时 / 年

一级 RO 膜冲洗和清洗总耗水：5482 吨 / 年

一级 RO 膜冲洗和清洗产生总废水：5482 吨 / 年

一级 RO 膜冲洗和清洗总耗电：1223 千瓦时 / 年

一级 RO 膜周期性清洗剂成本：0.6 万元 / 年

由图 2-19 和表 2-7 得知，招标要求通过二级反渗透提供的产品水量为检验用水 1298 升 / 小时，二级清洗用水 3626 升 / 小时，9 号楼检验用水 882 升 / 小时以及 3 号楼检验用水 122 升 / 小时，共 5928 升 / 小时。按回收率 75% 计，要求进水流量为 7904 升 / 小时，以最低要求的膜冲洗和清洗流量 8 吨 / 小时计算成本。

制水前开机排滞留水，设计每天首次制水运行时，前 5 分钟排放，简单计算得：

耗水：$8 \div 60 \times 5 \times 365 = 243$ 吨 / 年

产生废水：243 吨 / 年

耗电：$1.58 \div 60 \times 5 \times 365 = 48$ 千瓦时 / 年

RO 膜低压预冲洗，设计每天一次，每次 15 分钟，则：

耗水：$8 \div 60 \times 15 \times 365 \approx 730$ 吨 / 年

产生废水：730 吨 / 年

耗电：$1.58 \div 60 \times 15 \times 365 \approx 144$ 千瓦时 / 年

RO 膜周期性清洗，设计每年两次。每次预冲洗 15 分钟，配液用水 2 吨（清洗剂成本按 0.1 万元 / 次计），泵清洗液循环 1 小时（清洗泵功率 0.55kW），清洗 2 小时，漂清 1 小时。则：

预冲洗耗水：$2 \times 8 \div 60 \times 15 \approx 4$ 吨 / 年

预冲洗产生废水：4 吨 / 年

预冲洗耗电：$2 \times 1.58 \div 60 \times 15 \approx 0.8$ 千瓦时 / 年

清洗配液水：4 吨 / 年

配液产生废水：4 吨 / 年

清洗液循环耗电：$2 \times 0.55 \times 2 = 2.2$ 千瓦时 / 年

清洗耗水：$2 \times 8 \times 2 = 32$ 吨 / 年

清洗产生废水：32 吨 / 年

清洗耗电：$1.58 \times 2 \times 2 = 6.3$ 千瓦时 / 年

漂清用水：$2 \times 5 \times 2 = 20$ 吨 / 年

漂洗产生废水：15 吨 / 年

二级 RO 膜冲洗和清洗总耗水：1033 吨 / 年

二级 RO 膜冲洗和清洗产生总废水：1033 吨 / 年

二级 RO 膜清洗耗电：201 千瓦时 / 年

膜冲洗和清洗的总耗水量：14626 吨／年

膜冲洗和清洗产生的总废水量：14626 吨／年

膜冲洗和清洗的总耗电量：2421 千瓦时／年

二级 RO 膜清洗剂成本：0.2 万元／年

（6）EDI 装置

已知实际产品水 882 升／小时，进水泵功率 1.58 千瓦，按 8 小时运行，0.5 吨／小时的 EDI 模块两套，单价 2 万元，更换频率 2 年；变频器按 2 千瓦，自身耗电按 5% 计：

制水耗电：4614 千瓦时／年

排放极水和酸碱再生用水按 10% 计，则：

产生废水：239 吨／年

EDI 模块成本：2 万元／年

（7）占用机房折旧

招标已确定的中央水处理机房见图 2-20。

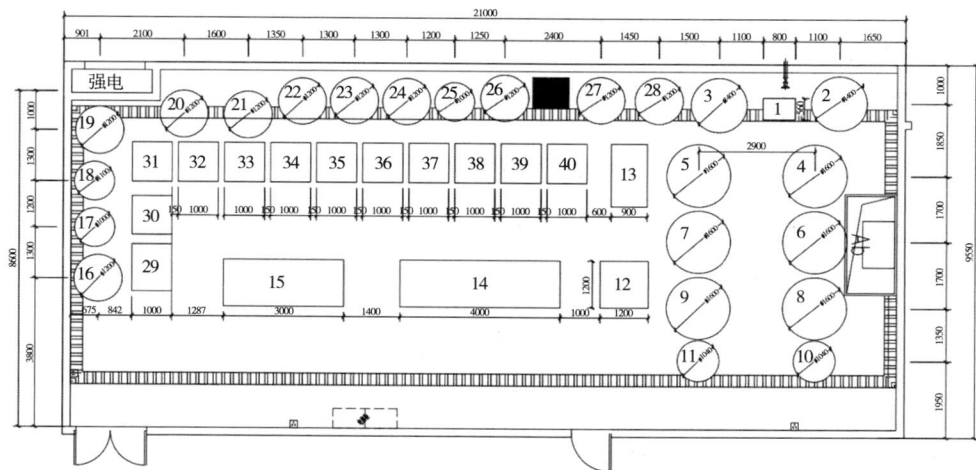

1. 原水泵组；2、3. 原水箱；4、5. 多介质过滤器；6、7. 活性炭过滤器；
8、9. 软化过滤器；10、11. 盐箱；12. 一级 RO 泵组；13. 浓水回收装置；
14. 一级反渗透主机；15. 二级反渗透装置；16~26. 纯水箱；27、28. 软化水箱；29. EDI 装置；30~40. 供水装置

图 2-20　招标规定的中央水处理机房及其设备布置图（毫米）

设备占机房面积：21×9.55＝200.55平方米

以医院建设最基本造价0.3万元/平方米，按现行财务对房屋折旧率30年计。

机房折旧费：2.01万元/年

（8）中央制水运行成本小结

按图2-19工艺生产满足表2-5临床用水的中央水处理系统设备的年运行成本见表2-9。

表2-9 招标要求的中央水处理设备年运行成本

序号	项目内容	年运行成本
1	中央水处理运行总耗水量	20.95万吨
2	耗水成本	119.42万元
3	中央水处理运行总废水量	7.53万吨
4	废水处理成本	9.79万元
5	中央水处理运行总耗电量	16.44万千瓦时
6	耗电成本	13.15万元
7	膜成本	16万元
8	再生耗盐总成本	80.91万元
9	活性炭成本	0.57万元
10	机械滤器顶层无烟煤成本	0.1万元
11	滤芯成本	1.8万元
12	EDI成本	2.0万元
13	RO膜清洗剂成本	0.8万元
14	机房折旧成本	2.01万元
15	合计	246.55万元

2.血液透析用制水设备

血液透析用制水设备属于医疗器械，国家药监局对其有严格的规范要求，供应商应按相关法律法规组织生产和销售。

依据图 2-19 设计要求的制水工艺流程图，通过其右侧第七个产品水箱要求是以一级九段反渗透的产品水为血液透析用制水设备的原水。招标要求单列的血液透析用制水设备工艺流程见图 2-21。

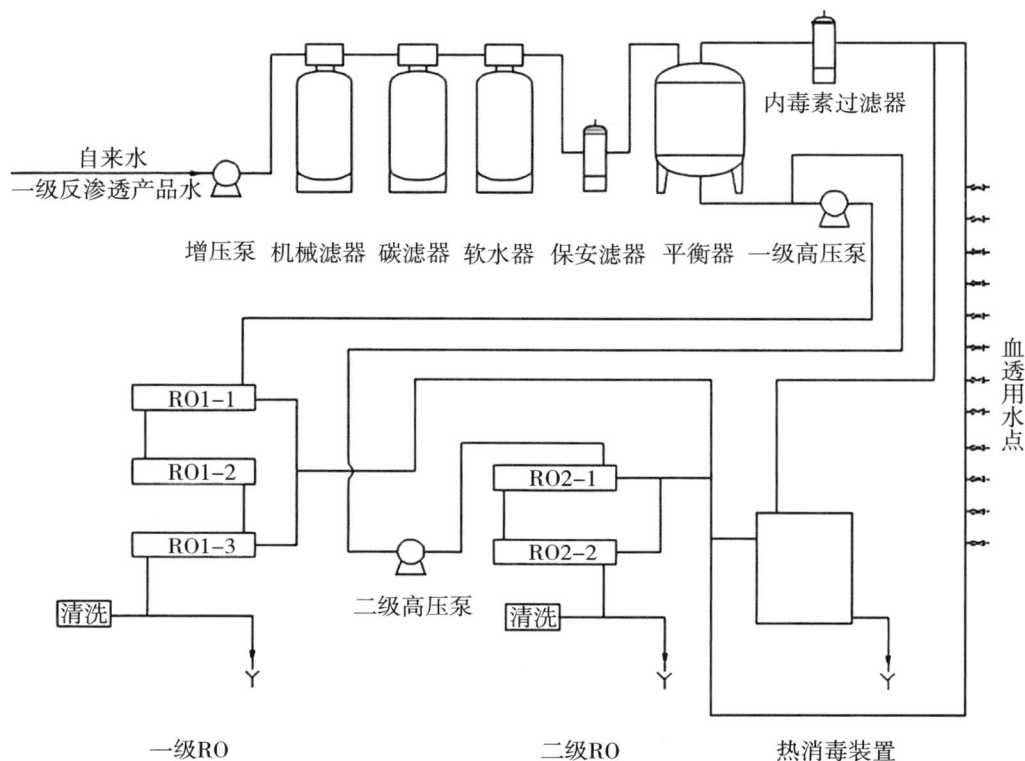

图 2-21　招标要求单列的血液透析用制水设备工艺流程图

（1）工艺流程概述

单列的血液透析用制水设备以中央水机房内中央集中制水设备的一级 RO 产品水为原水，独立血透水机房中的市政自来水作为备用水，经预处理、一级反渗透和二级反渗透去离子后供应血液透析用水。要求血透用制水设备提供 33 床（其中阳性 6 床）血透机用水，设计水量 1980 升 / 小时；同时要求以中央水机房内中央集中制水设备的一级 RO 产品水为原水的供应量为 5000 升 / 小时。

（2）工艺参数概述

依据图 2-21 的血液透析用制水工艺流程：

独立血透水机为二级反渗透制水，以一级反渗透产品水为原水（市政自来水为备用水），一级反渗透设计 RO 膜排列为一级三段，二级反渗透设计 RO 膜排列为二级二段，则：

一级 RO 进水流量：5 吨 / 小时；

一级 RO 产品水量：3 吨 / 小时；

二级 RO 进水流量：3 吨 / 小时；

提供终端产品水量 Q_{max} = 1980 升 / 小时；

一级反渗透产品水回收率：60%；

二级反渗透产品水回收率：66%；

综合产品水回收率：39.6%；

预处理原水泵 1：中央水机房一级 RO 产品水输送至血透水机房：流量 5 吨 / 小时；扬程 61 米；功率 3.2 千瓦；压力变频器 4 千瓦。

预处理原水泵 2：血透水机原水增压泵：流量 3.5 吨 / 小时；扬程 43 米；功率 1.2 千瓦；

一级反渗透高压泵：流量：3.5 吨 / 小时；扬程：125 米；功率 3.0 千瓦；

一级反渗透膜：规格号：8040；稳定脱盐率＞97.5%；

一级反渗透膜容器：规格：单芯；

二级反渗透主机高压泵：2.5 吨 / 小时，120 米，2.2 千瓦；

二级反渗透膜：规格：8040；稳定脱盐率＞97.5%；

预处理反冲洗频率：1 次 / 周，0.5 小时 / 次，流量和日常制水流量相同；

软水器再生频率：1 次 / 周，正洗、反洗、再生、冲洗共计 3 小时，流量和日常制水流量相同。

炭滤器更换频率：1 次 / 年。

（3）设备主要配置

根据该工艺设计的设备主要配置见表 2-8 中 3.1 至 3.4，序号第 189 至 223。

（4）运行成本分析

①预处理

原水输送泵 1，两台，一开一备。中央水机房一级 RO 产品水输送至血透水机房，流量 5 吨 / 小时，扬程 61 米，功率 3.2 千瓦，附压力变频器 4 千瓦。按招标要求 24 小时连续工作；因要求输送水为循环输送，则：

耗电量：$3.2 \times 365 \times 24 = 28032$ 千瓦时 / 年

压力变频器耗电：$4 \times 5\% \times 365 \times 24 = 1752$ 千瓦时 / 年

原水输送泵 2（血透水机房），一台，扬程 43 米，功率 1.2 千瓦。

机械滤器进水量为 5 吨 / 小时。

预处理二次增压泵一台，流量 3.5 吨 / 小时，扬程 43 米，功率 1.2 千瓦，则：

反冲洗耗水量：$52 \times 5 = 260$ 吨 / 年

产生废水量：260 吨 / 年

反冲洗耗电量：$52 \times 0.5 \times 1.2 = 31.2$ 千瓦时 / 年

软水器钠离子交换相关参数参照集中制水中软水器的钠离子交换。

按原水为一级反渗透产品水，本质上已不必设软水器。因招标要求设软水再生工艺，以行业内最基本的再生频率 1 次 / 周，再生水盐浓度 5%，自动吸盐再生时间 1 小时计，参照集中制水中软水器的钠离子交换数据，通过简单计算得：

耗盐量：25 千克 / 次，1300 千克 / 年；

耗盐成本：1.04 万元 / 年；

正洗耗水（1 小时计）：260 吨 / 年；

反洗耗水（0.25 小时计）：65 吨 / 年；

慢吸盐过程耗水（1 小时计）：260 吨 / 年；

冲洗耗水（1 小时计）：260 吨 / 年；

反洗耗电量：15.6 千瓦时 / 年；

正洗耗电量：62.4 千瓦时 / 年；

自动装置单路慢吸按 0.1 千瓦时计，则：

自动装置总耗电量：5.2 千瓦时 / 年；

再生总耗水量：845 吨 / 年；

再生产生的总废水量：845 吨 / 年；

总耗电量：83.2 千瓦时 / 年。

炭滤器各参数设计同中央集中制水。反冲洗频率 1 次 / 月，0.25 小时 / 次；更换周期 1 年，活性炭按最基本用量 100 千克计，则：

活性炭总价：0.12 万元 / 年；

炭滤器的反冲洗耗水量：15 吨 / 年；

反冲洗产生的废水量：15 吨 / 年；

炭滤器的反冲洗耗电量：3.6 千瓦时 / 年；

自动装置总耗电量：5.2 千瓦时 / 年；

炭滤器工作反冲洗总耗电：8.8 千瓦时 / 年。

保安过滤器设计 5 支 5 微米 ×20 英寸的精密滤芯。更换频率 4 次 / 年，每次更换的滤芯成本为 2000 元，年滤芯成本为 0.8 万元。

②膜处理

设备制水的总耗水量 5 吨 / 小时，平均每天制水 8 小时，水价 5.7 元 / 吨；简单计算得：

制水耗水量：14600 吨 / 年；

制水产生废水：8818 吨 / 年。

预处理原水泵 1，24 小时连续运行，则：

耗电量：28032 千瓦时 / 年。

压力变频器 4 千瓦，耗电量按实际功率的 5% 计，则：

耗电量：1752 千瓦时 / 年。

预处理原水泵 2 血透水机的原水增压泵，按 8 小时 / 天计，则：

耗电量：3504 千瓦时 / 年；

一级反渗透高压泵：耗电量：8760 千瓦时 / 年；

二级反渗透主机高压泵：耗电量：6424 千瓦时 / 年；

制水总耗电：48472 千瓦时 / 年。

RO 膜遵循比较口径的一致性，更换频率定为 1 次 / 2 年。一级 RO 膜加二级 RO 膜：规格为 8040，数量 5 支，均价 8000 元 / 支，则：

设备制水的膜成本：$5 \times 0.8 \div 2 = 2$ 万元 / 年。

③机房折旧

机房面积：6.4 米 $\times 5.5$ 米 $= 35.4$ 平方米。

以医院临床用房建设最基本造价 0.5 万元 / 平方米，按现行财务对房屋折旧率 30 年计，则：

机房折旧费：0.59 万元 / 年。

④运行成本小结

由于独立设置的血液透析用制水设备，其原水为一级 RO 产品水，按制备一级 RO 产品水的工业用常规成本 5 元 / 吨计，再加市政自来水成本 5.7 元，原水成本为 10.7 元 / 吨；电价、污水处理费同集中制水计算规则。则：

耗水量：15720 吨 / 年；

耗水成本：16.82 万元 / 年；

废水量：9938 吨 / 年；

废水处理成本：1.29 万元 / 年；

耗电量：48595.2 千瓦 / 年；

耗电成本：3.89 万元 / 年；

膜成本：2.0 万元 / 年；

活性炭成本：0.12 万元 / 年；

滤芯成本：0.80 万元 / 年；

机房折旧：0.59 万元 / 年；

合计成本：25.51 万元 / 年；

折算纯水成本：43.68 元 / 吨。

注意：计算血液透析用制水设备时未考虑以下成本：设备折旧成本；整机热消毒和化学消毒成本；整机运行中 PLC 自控系统的耗电成本。

⑤运行成本合计

中央水处理加血透制水年运行成本合计见表 2-10。

表 2-10　招标要求的中央水处理加血透制水设备运行成本

序号	项目内容	年运行成本
1	耗水成本	136.24 万元
2	废水处理成本	11.08 万元
3	耗电成本	17.04 万元
4	膜成本	18.00 万元
5	再生耗盐总成本	80.91 万元
6	活性炭成本	0.69 万元
7	机械滤器顶层无烟煤成本	0.1 万元
8	滤芯成本	1.8 万元
9	EDI 成本	2.0 万元
10	RO 膜清洗剂成本	0.8 万元
11	机房折旧成本	2.01 万元
12	合计	270.67 万元

3.招标文件存在的原则性缺陷

（1）标的属性界定不清

招标名称为"某人民医院新院区建设工程（项目名称）医用纯水系统设备（货物）采购"。对照《中华人民共和国政府采购法实施条例》第七条和《中华人民共和国招标投标法实施条例》第二条，该标的货物既不是构成新院区建设工程不可分割的组成部分，也不是为实现新院区建设工程基本功能所必需的设备、材料等。政府采购工程以及与工程建设有关的货物、服务，采用招标方式采购的，适用《招标投标法》及其实施条例；采用其他方式采购的，适用《政府采购法》及其实施条例。换言之，本标的属性为设备（非工程货物），应执行《政府采购法》及其实施条例。

（2）未考虑标准在先

设备，尤其是医院临床用水设备的特性是标准在先。依据《中华人民共和国标准化法》，涉及人们身体健康与安全的产品，应按标准组织生产。已有国家、行业或地方标准的，执行已有的标准，暂无国家、行业或地方标准的，生产企业应先制定企业或团体标准，并按标准组织生产。依据《中华人民共和国产品质量法》等相关规定，企业按已注册或备案的标准组织生产的产品进入市场后，标准是司法仲裁产品质量的最重要依据。

（3）未考虑标准派生出的诸多问题

设备标准涵盖了设计依据、工艺流程、组成结构、配置清单、技术要求和质量指标等参数的规范。

招标文件一方面套用某权威设计单位无盖章的设计图框，规定了详细的设计依据、中央水处理系统及其各分项的工艺流程、设备配置清单、技术要求和质量指标等参数规范要求，另一方面又在每张设计图纸中标注了"未盖出图专用章图纸无效"字样。由此派生出诸多问题。

第一，招标文件中针对设备的实质性技术文件究竟是谁设计的？其设计说明中的承诺由谁承担设计责任？诸如：采用成熟、可靠、先进的处理工艺；能耗低、运行费用低；设备选型合理、可靠、先进、高效节能，最大可能地减少维修费用，等等。

第二，政府公开采购的招标文件，本应严谨对待。尤其是招标代理人理应合理合法地把好代理关。招标设备要求的设计依据、工艺流程、设备配置清单、技术要求和质量指标等，属于招标核心内容，因无权威设计单位盖章，按其声明属无效，这样的招标文件又是怎样通过审核的呢？

第三，由于权威设计单位对设备的技术文件未盖章，按声明不担责。担责方自然落在采购人身上。本设备采购人为当地某负责卫生健康管理的事业单位。姑且不论技术文件是否真正具有设计说明中承诺的优势，作为非水处理设计专业的机关事业单位，又怎么能设计出如此专业的技术文件呢？

第四，设备采购人设计了如此细化的工艺流程和设备配置清单等，是否考虑到事实上已限制了其他按依法注册或备案的标准组织生产的同类设备产品参加竞争？

（四）医院专用中央膜法制水的工艺流程设计

在标的相同、终端水质、水量相同的前提下，将中央集中制水工艺改为医院专用中央膜法制水工艺，并按医院专用中央膜法制水配置清单，与中央集中制水同口径的运行成本比较分析如下。

1.医院专用中央膜法制水工艺流程设计

首先要引出软水与硬水的概念。对于医用膜法水处理，软水与硬水是在特定要求下的一种判定称谓。通常是指在已知原水的钙、镁、碳酸根或重碳酸根离子、pH 值等基本参数和具体的产品水设计回收率后，计算膜末端浓缩水的朗格利尔指数，大于 0 的即是硬水，小于 0 的便是软水。由设计采用的医院专用中央膜法制水工艺可知，原水在一个标准大气压下，水温 25℃时，只要将反渗透装置的产品水回收率控制在 68% 以下，即使不采用软水器也不会在 RO 膜表面产生钙镁离子形成碳酸盐沉淀。当设计采用医院专用中央膜法制水工艺，反渗透装置的产品水回收率控制在 50% 时，即使将水温升至 60℃，其反渗透的浓缩水也不会形成碳酸盐沉淀。因此，依据 WS 310 中软化水的使用范围，完全可以将反渗透的浓缩水用作软化水。

对照表 2-9 要求的产品水量和水质，序号一、三、六共计 25.3 吨 / 小时的产品水是非去离子水（详见后文第五章中医用水的水质要求），另外 11.7 吨 / 小时产品水需要采用反渗透膜处理系统生产，其中的序号二、八、九共计 3.3 吨 / 小时产品水由于反渗透膜处理的去离子程度达不到水质要求，还需要采用混床式离子交换树脂作进一步处理。

根据医院专用中央膜法制水无废水排放的特点，设计系统设备的原水进水为 37 吨 / 小时，分两路进预处理和反渗透，每路经一级六段膜处理，生产出去离子产品水量 9 吨 / 小时，共计 18 吨 / 小时；产品水回收率 48%。将 52% 的反渗透浓缩水计 19 吨 / 小时经适宜的后处理后直接用于表 2-9 中序号一、三、六的用水，不足部分用反渗透去离子水稀释补充。工艺流程设计见图 2-22。

2. 设备配置

依据我国现行的临床用水质量指标，将图 2-17 工艺中所需的中央集中膜法制水集于一套设备，同样可以达到招标要求。其所需配置见表 2-11。

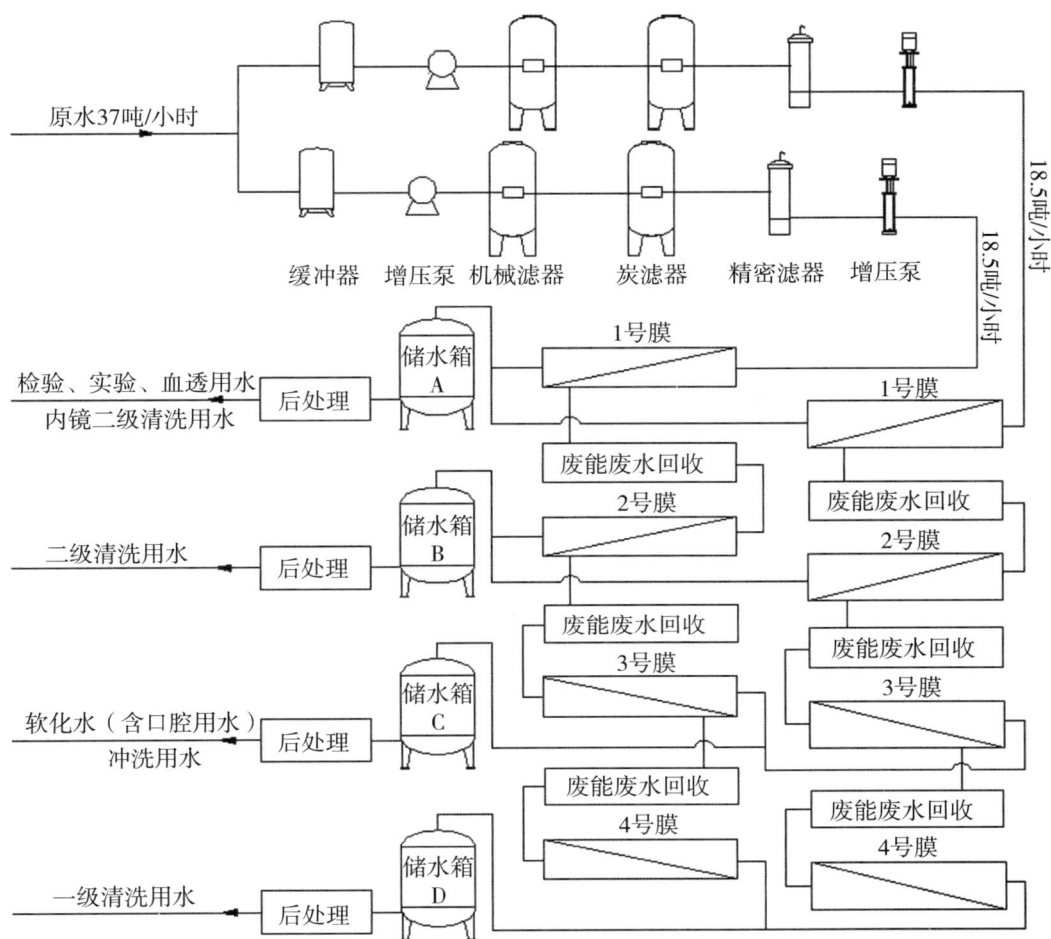

图 2-22　医院专用中央膜法制水工艺

注：本工艺中 1 号至 4 号膜的品种和规格与图 2-14 医院专用中央膜法制水工艺中的配置一致。

表 2-11　医院专用中央膜法制水设备配置

序号	名称	数量	功能和技术参数要求
一	医院专用中央膜法制水设备	1 套	1. 以市政自来水（水质符合招标要求）为原水，经适宜的预处理、膜处理、后处理，向各用水科室或部门提供满足招标要求的临床用水。 2. 设备具有双路制水功能，日常运行中既可双路同时制水，又可单路制水，每单路设备生产产品水的能力不小于 13000L/h，总制水量不小于 26000L/h（水温 25℃），总稳定脱盐率不小于 97.5%。 3. 系统采用分级膜法制水工艺。

序号	名称	数量	功能和技术参数要求
一	医院专用中央膜法制水设备	1套	4. 具有PLC控制和电磁兼容功能（即要求系统具有用户中央监控和异地远程监控/监视功能，电器满足YY 0505—2012电磁兼容规范要求）。 5. 具有满足YY 0793.1—2010要求安全取样的功能。 6. 具有备用泵自动切换运行功能。 7. 各路临床用水输送管路具有无滞留循环功能（即采用卫生级不锈钢SS304管路氩焊加快接连接）。 8. 机架用壁厚δ不小于2 mm、材质SS304以上的不锈钢方管制作并抛光。
1	稳压缓冲器	2套	1. 2.5～3.5bar内稳压，超压时缓释。 2. 具有水流消音功能（消音后最大进水流量下的噪声≤60db）。 3. 具有进水流量即时读数和累积功能。 4. 具有自动溢排气功能。 5. 进出口连接具有可拆卸功能（采用不锈钢活接或快接）。 6. 与原水泵的连接件具有张力缓释功能。
2	原水泵	4台	1. 扬程≥35m；流量满足产水量要求，过流部分材质为SS304/316不锈钢。 2. 二开一备，当运行中的泵遇故障时，备用泵能自动切换运行。 3. 每台泵进出口具有水流截止功能。 4. 每台泵出口具有水流自动止回功能。
3	机械滤器含滤材	2套	1. 单套出水量应达到设计总水量的60%，以保障设备维保时单套供水。 2. 具备反冲洗和排气功能。
4	软水器含滤材	2套	
5	炭滤器含滤材	2套	1. 所有需检修件的连接均要求具备可卸功能（要求采用不锈钢活接或快接连接），其他采用氩焊加抛光连接。 2. 各滤器具备按设计的技术指标提供终端处理水达标检测功能。 3. 提供通过滤材保障机械滤器出口滤过水所能达到的质量指标的设计依据和检测方法、检测仪器仪表等。 4. 材质为SS304双抛光卫生级不锈钢。 5. 被处理水在介质内的有效停留时间：机械滤器≥2.5min，软水器≥2.5min，炭滤器≥5min。
6	保安滤器	2套	1. 滤器有效通径$\phi \geq 300mm$，有效高度$H \geq 1000mm$。 2. 顶盖具有耳环式压紧螺栓密封功能。 3. 进出口与管路具有可卸功能。 4. 至少具有截留5μm杂质的功能。 5. 滤芯与筒体具有双密封圈旋转密封功能。 6. 每支滤芯设有独立的弹簧锁紧功能。 7. 材质为SS304双抛光卫生级不锈钢。

续表

序号	名称	数量	功能和技术参数要求
7	预处理连接管阀	2套	1. 流量满足产品水设计要求，流速满足 $U \leqslant 2m/S$。 2. 具有双抛卫生级不锈钢 SS304 管路应有的功能（包括卫生级管、球阀、三通、弯头、活接、快接等连接件）。 3. 所有需检修件的连接均要求具备可卸功能（要求采用不锈钢活接或快接连接），其他采用氩焊加抛光连接。 4. 输送临床用水时具有无滞留、无盲点功能。
8	RO 高压泵	2台	1. 输送流量满足总产水量，扬程 $\geqslant 160m$，按照 CEI2 规范制造，过流材质不低于 SS304 双抛光卫生级不锈钢。 2. 电机不低于按 EN 标准设计，机械防护等级 IP55，绝缘温度等级 F/B，热过载保护符合 IEC34-11：TP211，直接启动，噪声 < 65 分贝。 3. 机械密封具有其失效的情况下不会有空气被倒吸入泵内的功能。 4. 具有内腔水排净功能。 5. 过流的进出口端具备水流截止功能。 6. 出口端具有高压水止回功能。 7. 运行中的泵遇故障时，具有备用泵自动切换功能。
9	RO 膜	2套	1. 在符合原产商测试条件下的脱盐率 $\geqslant 99.5\%$，在极限碱液 / 酸液（PH12/PH3）清洗条件下的最小耐受时间 $\geqslant$ 1 小时。 2. 具有较长时间耐受一定浓度强氧化剂（0.5% 浓度 ClO^- 至少 5 小时）的功能。 3. 脱盐层具有亲水功能。 4. 具有正向耐受承压 $\geqslant 2.0MPa$，背向耐受承压 $\geqslant 2bar$ 的功能。 5. 具有干、湿消毒保存功能。 6. 流量满足产水量要求。
10	配套膜管	2套	1. 采用复合多芯玻璃钢膜管，具有耐受极限碱液 / 酸液（pH12/pH3）长时间清洗功能。 2. 耐压至少 300 psi。 3. 同心度偏差值 $\leqslant 0.2mm$，内圆表面粗糙度均值 $\leqslant$ 0.03mm。 4. 膜管与管路连接具备可卸功能（采用不锈钢快接连接）。
11	复合能量回收装置	2套	1. 具有对反渗透浓缩水中的高压能量在反渗透主机上 100% 在线回收利用功能，且回收能量的有效利用率 $\geqslant$ 80%。 2. 装置过流体具有耐受极限碱液 / 酸液（pH12/pH3）长时间清洗功能。 3. 装置过流体耐压至少 300psi。 4. 装置与管路连接具备可卸功能（采用不锈钢快接或"哈夫"连接）。

序号	名称	数量	功能和技术参数要求
12	浓缩水回用系统	2套	1. 制水运行时，系统具有将反渗透浓缩水（废水）100 在反渗透主机上全封闭回收，且用回收的高压能将该回收的浓水 100% 处理成临床用水。 2. 过流体及具有耐受极限碱液／酸液（pH12/pH3）长时间清洗功能。 3. 过流体具有耐受承压至少 300psi。 4. 系统进出口的管路连接具有可卸功能（采用不锈钢快接或"哈夫"连接）。
13	复合清洗消毒系统	1套	用于反渗透设备膜系统和纯水输送系统采用化学消毒方法清洗消毒。 1. 制水系统： （1）RO 膜系统具备双套错时清洗消毒功能（即 1 套处于清洗消毒状态时，另一套能实现正常的制水运行）； （2）具有对清洗／消毒／漂清过程全自控制的功能。 2. 纯水输送管路： （1）具有对清洗／消毒／漂清过程全自动控制的功能； （2）具有分步实施功能。 3. 反渗透膜系统和纯水输送系统： 消毒完成后，在投入正常运行前具有对残余消毒剂检测、识别的功能。
14	RO 高压管路	2套	1. 流量满足产品水设计要求，流速满足 $U \leqslant 2m/S$；耐压 $P \geqslant 3.5MPa$，具有双路输送功能。 2. 具有 SS304 双抛卫生级不锈钢管路应有的功能（包括卫生级管、球阀、三通、弯头、活接、快接等连接件）。 3. 所有需检修件的连接均要求具备可卸功能（要求采用不锈钢活接或快接连接），其他采用氩焊加抛光连接。 4. 具有无滞留、无盲点功能。
15	自控系统	1套	1. 含 PLC、CPU、TP 触摸屏、EM 扩展模块、BA 接口及中央监控（医院内既监又控）。 2. 具有自动、手动、紧急制动切换功能。 3. 自动挡具有制水一键操作，自动运行和停运功能。 4. 手动挡具有对任意一个依靠外能运行的配件均设独立的控制键，并具有支配其运行和停止的功能（为系统调试或检修提供方便）。 5. 应急控制具有非正常状态下的紧急停机功能。 6. 具有机房在线控制、预留中央控制接口、远程异地监视功能。 7. 具有主要运行参数检测、储存、调出打印功能，其他参数在线监测功能。 8. 具有双路运行功能，自动检测功能，自动报警、自动保护功能。

序号	名称	数量	功能和技术参数要求
16	检测仪表	1套	按系统功能和技术参数设计监测设备。含电导率仪电阻率仪、在线原水流量检测仪、产水流量检测仪、在线原水压力检测仪、初级增压压力检测仪、RO进出水浓缩水压力检测仪、产水输送流量压力检测仪、原水产水温度在线检测仪、pH在线仪、整机负载功率检测储存仪等。
17	纯水箱	4套	1. 容积≥4m³。 2. 具有外界细菌隔离，内外气压平衡功能，顶部装空气过滤器，滤膜精度0.22μm。 3. 具有内顶面水流喷淋功能。 4. 具有液位可视功能。 5. 桶体上顶、下底用锅型冲压成型封头，排净时具备无滞留水功能。 6. 材质具有双抛卫生级不锈钢SS304应有的功能（包括与其配套的卫生级管、球阀、三通、弯头、活接、快接等配件）。 7. 具有耐受极限碱液/酸液（pH12/pH3）长时间清洗功能。 8. 具有人工进入桶内清洗检修的功能，端盖采用耳环式快速密封连接。
18	机房内产品水输送低压管阀件	1套	1. 流量满足产品水输送要求，流速满足$U \leq 2m/S$，具有双路输送功能，具有无滞留、无盲点功能； 2. 具有双抛卫生级不锈钢SS304管路应有的功能（包括卫生级管、球阀、三通、弯头、活接、快接等连接件）。 3. 所有需检修件的连接均要求具备可卸功能（即检修件采用不锈钢活接或快接连接，其他采用氩焊加抛光连接）。
19	后处理用水输送泵	18台	1. 材质采用双抛光卫生级不锈钢SS304。 2. 具备硬启动功能（同时要求电机的防护等级不低于IP55，温度等级不低于F/B）。 3. 机械密封具有在其失效的情况下不会有空气被倒吸入泵内的功能。 4. 具有内腔水排净功能。 5. 过流进出口端具备截留功能。 6. 出口端具有高压水止回功能。 7. 运行中的泵遇故障时，具有备用泵自动切换功能。 8. 提供固定底座、法兰、截止阀、止回阀等安装配件。 9. 扬程及流量。 其中4台：扬程≥最大楼层高×1.3米，流量≥用户需求×1.3T/h。 其中4台：扬程≥最大楼层高×1.3米，流量≥用户需求×1.3T/h。

序号	名称	数量	功能和技术参数要求
19	后处理用水输送泵	18 台	其中 2 台：扬程≥最大楼层高 ×1.3 米，流量≥用户需求 ×1.3T/h。 其中 2 台：扬程≥最大楼层高 ×1.3 米，流量≥用户需求 ×1.3T/h。 其中 4 台：扬程≥最大楼层高 ×1.3 米，流量≥用户需求 ×1.3T/h。 其中 2 台：扬程≥最大楼层高 ×1.3 米，流量≥用户需求 ×1.3T/h。
20	机房内设备连接管阀件	1 套	1. 具有双抛卫生级不锈钢 SS304 管路应有的功能（包括卫生级管、球阀、三通、弯头、活接、快接等连接件），具有良好承压和无滞留、无盲点功能（以符合设计要求为准）。 2. 过流体具有极限碱液 / 酸液（pH12/pH3）清洗条件下的最小耐受时间 1 小时；具有较长时间耐受一定浓度的强氧化剂（0.5% 浓度 ClO⁻ 至少 5 小时）功能。 3. 所有需检修件的连接均要求具备可卸功能（要求采用不锈钢活接或快接连接），其他采用氩焊加抛光连接。
21	离子交换器	2 套	用于处理生化检验用水，材质 SS304 衬胶，单套有效容积≥ 100 升，采用电子级纯水树脂，满足检验要求。
22	UV 杀菌器	6 套	1. 有效过流杀菌长度≥ 2.5m，最小辐射量 30mWs/cm²。 2. 过流部分材质采用双抛光卫生级不锈钢 SS304。 3. 具备 UV 杀菌器的有效过流杀菌长度显示功能。 4. 具有最小、最大辐射强度显示功能。 5. 具有即时输送流量显示功能。 6. 具有时间累显示功能。
23	菌尸阻断器	5 套	1. 阻断器有效通经 $\phi \geqslant 220$，有效高度 $H \geqslant 500$。 2. 滤膜具有在符合原产测试条件下的微生物去除率≥ 98%，正向耐受承压不低于 5bar，背向耐受承压不低于 2bar 的功能。 3. 过流体具有极限碱液 / 酸液（pH12/pH3）清洗条件下的最小耐受时间 1 小时；具有较长时间耐受一定浓度的强氧化剂（0.5% 浓度 ClO⁻ 至少 5 小时）功能。 4. 同时具有干、湿消毒保存功能。 5. 具有双抛光卫生级不锈钢 SS304 材质应有的功能（包括阻断器、球阀、三通、弯头、活接、快接等连接件）。 6. 所有需检修件的连接均要求具备可卸功能（即需检修件采用不锈钢活接或快接连接），其他采用氩焊加抛光连接。
24	低温加热调节器	7 套	用于末端设备用水加热，采用即时同步加热，功率≥ 3kW。在设计用水条件下，确保将常温水提升 10℃及以上，具备恒温功能。

续表

序号	名称	数量	功能和技术参数要求
二	血液透析用制水设备（提供医疗器械注册证）	1套	设备功能要求： 1. 以中央水处理产品水为原水，在水温 25℃时提供血液透析用产品水 ≥ 2000L/h。 2. 水质至少符合 YY 0572—2015 要求。 3. 包括管路在内整套系统的过流部分能够满足 GMP 管理要求（无盲管、无死腔、无滞留）。 4. 具有满足 YY 0505—2012 电磁兼容规范要求的功能。 5. 系统电气要求至少符合 GB 9706.1，具备声光报警（报警声信号在 3 米内的声压级不低于 65dB）功能。 6. 具有按 YY 0793.1—2010 标准要求设取样点，纯水输送设全封闭循环回路的技术功能。 7. 机架以满足国家规范为前提，由厂家自行设计，材质采用 SS304 不锈钢。 以下为该系统主要设备配置及其功能要求。
1	原水泵	2台	1. 具有满足 GB 4793 测量、控制和实验室用电器系统的安全要求第一部分：通用要求 1 规定的各项安全功能。 2. 电机的防护等级不低于 IP55，温度等级不低于 F/B，具备硬启动功能。 3. 机械密封具有在其失效的情况下不会有空气被倒吸入泵内的功能。 4. 具有内腔水排净功能。 5. 过流进出口端具备截留功能。 6. 具有备用泵自动切换功能。 7. 过流材质双抛光卫生级不锈钢 SS304。
2	预处理器	1套	1. 满足医疗器械注册要求，具有满足 YY 0793.1—2010 和备案企标规定的功能。 2. 具备反冲洗和排气功能。 3. 所有需检修件的联接均要求具备可卸功能（要求采用不锈钢活接或快接联接），其他采用氩焊加抛光联接。 4. 机械滤器内含滤材介质不少于 7 种，软水器和碳滤器内含滤材介质不少于 4 种，提供通过滤材保障机械滤器出口滤过水所能达到的质量指标的设计依据和检测方法、检测仪器仪表等（若备案企标另有明确，则从备案企标）。
3	RO 泵	1台	1. 输送流量满足总产水量，过流材质双抛光卫生级不锈钢 316。 2. 电机的防护等级不低于 IP55，温度等级不低于 F/B，具备硬启动功能。 3. 机械密封具有在其失效的情况下不会有空气被倒吸入泵内的功能。 4. 具有内腔水排净功能。 5. 过流进出口端具备截留功能。 6. 出口端具有高压水止回功能。 7. 具有电磁兼容满足 YY 0505—2012 规范要求，其他至少满足 GB 4793 测量、控制和实验室用电器系统的安全要求第一部分：通用要求 1 的综合功能。

序号	名称	数量	功能和技术参数要求
4	RO 膜	1 套	1. 8 英寸复合 PA 膜，流量至少满足规定血透水机和配液用要求。 2. 在符合原产测试条件下的脱盐率≥ 99.5%，在极限碱液 / 酸液（pH12/pH3）清洗条件下的最小耐受时间 1 小时。 3. 具有较长时间耐受一定浓度的强氧化剂（0.5% 浓度 ClO^- 至少 5 小时）功能。 4. 脱盐层具有亲水功能。 5. 正向耐受承压不低于 2.0MPa，背向耐受承压不低于 2bar。 6. 同时具有干、湿消毒保存功能。
5	RO 膜管	1 套	1. 膜管为玻璃钢 8 英寸 × 多芯。 2. 具有耐受极限碱液 / 酸液（pH12/pH3）长时间清洗功能。 3. 同心度偏值不大于 0.2mm，内圆表面粗糙度均值不大于 0.03。 4. 耐压至少 300psi。 5. 膜管与管路的连接具有可拆卸（采用不锈钢快接连接）功能。
6	血透 PLC 控制系统	1 套	1. 内置协议通信接口，具有自动、手动、紧急制动切换功能。 2. 自动挡具有制水一键操作，自动运行和停运功能。 3. 手动挡对任意一个依靠外能运行的配件均设独立的控制键，并具有支配其运行和停止的功能（为系统调试或检修提供方便）。 4. 应急控制实现非正常状态下的紧急停机。 5. 具有机房在线控制、中央控制接口、远程异地监视功能。配备人机界面系统、电源模块、抗电磁干扰模块、PLC、绝对值编码器、中央数据处理模块、模拟量扩展模块、模拟量输入模块、模拟量输出模块、温度参数转换模块、压力参数转换模块、流量参数转换模块、水质参数转换模块、数据存储器、光电传感器、10MBPS 闭路数据以太网等功能模块。 6. 具有主要运行参数检测、储存、调出打印功能，其他参数在线监测功能。 7. 具有满足 YY 0505—2012 电磁兼容规范的安全功能。 8. 整体具有满足 GB 9706.1 规范要求的功能。
7	热消毒装置	1 套	1. 采用全封闭直供式循环设计，主体为一体化的国际知名品牌产品，配备高灵敏的温控器，自动控制，可定时加热、设定热水温度。具有对主流血透机进行联动热消毒，以达到整合热消毒效果的功能，含水泵。 2. 加热保温储水装置具有内胆材质证明、保温层导热系数和热效率证明； 3. 具有在线监测数据实时显示功能。

序号	名称	数量	功能和技术参数要求
7	热消毒装置	1套	4. 具有主要技术参数五年内任一时段的运行数据联机储存、调出打印功能。 5. 系统运行具有按三级权限管理的功能。 6. 运行中具备低水位警报系统及故障识别功能，遇故障时具有自动分析后在液晶屏显示出故障部位，并具有五年内永久储存的功能。
8	化学、物理消毒系统	1套	1. 具有对全系统和分项分部消毒功能。 2. 对有微生物定量控制要求的输送水具有在线 UV 杀菌消毒功能，含水泵。 3. 具备复式化学消毒功能。 4. 具有残余消毒剂监测功能。
9	运行组态平台软件	1套	1. 具有独立操作功能。 2. 具有将血透水机的 PLC 自控运行和在线记录储存的数据一一转为远程监视功能。 3. 具有将热消毒装置的自控运行和在线记录储存的数据一一转为远程监视功能。
10	界接房连机备件透设阀血内管	1套	1. 具有按设计要求良好承压和无滞留、无盲点的功能。 2. 过流材质具有极限碱液/酸液（pH12/pH3）清洗条件下的最小耐受时间 1 小时；具有较长时间耐受一定浓度的强氧化剂（0.5% 浓度 ClO⁻ 至少 5 小时）功能。 3. 所有需检修件的连接均要求具备可卸功能。要求常温水输送管路采用 SS304 不锈钢活接或快接连接，热消毒水输送采用耐热耐腐蚀管路加保温套管加明管铝箔包裹，其套管壁厚 ≥ 15mm，且足以保证热消毒末端水温符合规范要求，其他采用氩焊加抛光连接。 4. 具有 YY 0793.1 要求的安全功能。
三	机房外输送管网路系统	1套	1. 管路及阀件、流量、流速满足系统设计要求。 2. 消毒和应急消毒时具有不留死角的功能。 3. 具有高强度、耐腐蚀除、无滞留功能。 4. 具有在线 UV 杀菌消毒功能。 5. 具有复式化学消毒功能。 6. 具有残余消毒剂监测功能。 7. 血透机热消毒输送水管路采用导热系数低的耐热型材质，若采用卫生级 PPR 管，应采用热熔连接加橡塑加锡箔包裹加 SS304 管支架。其他各路输送水管路采用双抛光卫生级不锈钢 SS304 材质、无滞留卫生球阀，采用氩焊连接，含支架。 8. 产品水输送至各用水科室或部门后再回至机房纯水箱止，输送管路的具体走向由投标人根据采购人提供的设计图纸、点位表及现场实际情况进行施工，实行总价包干制。

说明：包括但不限于以上设备/材料，参数需满足设计及规范、标准要求，最终需满足采购人使用功能要求。

（五）医院专用中央膜法制水运行成本

1. 中央制水设备

（1）预处理

只要将招标限定水源条件下的产品水回收率控制在不大于 68%，反渗透浓缩水中不存在钙镁离子析出，即不会在膜表面形成 $CaCO_3$ 结垢。本工艺中 1 号和 2 号膜的总回收率只有 60%，因此，其浓缩水不会对 1 号和 2 号膜产生结垢影响，在预处理工艺中只要设计机械滤器和炭滤器，无须设计软水器。

①机械过滤器

GB 5749—2022 生活饮用水卫生标准要求市政自来水无肉眼可见物，色度 ≤ 15 度，浊度 ≤ 1NTU，菌落总数 ≤ 100CFU/mL，0.5mg/L ≤ 末梢游离氯 ≤ 2mg/L。通用机械滤器的主要功能是去除肉眼可见物（通常指 50 微米及以上的杂质）和部分有机胶质物生成的色度和浊度，根据反渗透膜的进水要求，其最高进水污染指数 SDI ≤ 5NTU，游离氯耐受量 < 0.1mg/L，色度 ≤ 15 度，其市政自来水的水质标准已符合反渗透膜的进水要求。考虑到市政自来水厂到末梢用户的管线通常较长，因管路改造维修等可能发生的临时性浊度超标等因素，仍设计机械滤器加以保障。医用水处理的机械滤器工艺设计及其主体结构见第四章预处理中的图 4-4。为统一运行成本的核算口径，均以经典的滤料过滤法为例。

因医院专用中央膜法制水设备无废水排放，生产 37000 升 / 小时产品水，设备需要的进水与产品水相等，即 37000 升 / 小时。因机械滤器的过滤顶层采用了阻尼技术设计，气水联动式反冲洗，冲洗频率每 6 个月一次即可，冲洗流量为 37000 升 / 小时，预处理输送和备用泵均选用格兰富 CM 型，单台泵功率 4.0 千瓦，冲洗时间为 15 分钟，耗气（惰性）费用 10 元 / 次。则：

反冲洗耗水量：2 小套 ×2 次 ×18.5 吨 ÷4 = 18.5 吨 / 年

反冲洗产生废水量：18.5 吨 / 年

反冲洗耗电量：2 小套 ×2 台 ×2 次 ×4.0 千瓦时 ÷4=8.0 千瓦时 / 年

惰气成本：2 次 ×20 元 = 40 元 / 年

②炭滤器

已知医院专用制水设备的进水量为 37000 升 / 小时，即 37 吨 / 小时；设计选用医用级酸洗颗粒型椰壳炭滤器，单价 12000 元 / 吨；两路炭滤器填装活性炭量为 2×1500 千克，碘吸附值 900 毫克 / 克，游离氯按 GB 5749 市政自来水的最高允许值 2 毫克 / 升计，医院专用膜法制水设备的实际运行时间为 8 小时 / 天，每年运行 365 天；考虑到活性炭在机械滤器中除了吸附游离氯外，还要吸附其他杂质，取失效安全系数经验值为 0.82，炭滤器中活性炭的安全处理水量：

$900 \times 300 \times 10^3 \times 0.82 \div 2 = 110700$（吨）

炭滤器的更换频率：$110700 \div (37 \times 8 \times 365) = 1.02$ 年

实际更换频率按 1 年计，则：活性炭总价 3600 元 / 年。

依据 GB 5749 标准，市政自来水的浊度本已不高于 1NTU，只要确保机械滤器的出水（即炭滤器的进水）的微粒控制在不高于 50 微米，设计适宜的活性炭粒经和医用膜法中央制水设备的工艺，无反冲洗必要，实例已连续运行 10 年以上，只保持每年更换一次活性炭，无任何反冲洗的先例。

③保安过滤器

两路保安过滤器共选用 18 支 5 微米 ×40 英寸的精密滤芯，材质 PP，每支滤芯的有效过滤水量为 2 吨 / 小时。经验的更换频率是 6 次 / 年，单价 100 元 / 支，每次更换的耗材成本为 1800 元，年耗材成本 1.08 万元。

（2）膜处理

①反渗透设备年耗水量

设备产水量37000升/小时，即37吨/小时，平均每天制水8小时，则：

耗水量：$37 \times 8 \times 365 = 108040$ 吨/年

制水产生废水量：0

②反渗透设备年耗电量

设计两路预处理进水增压泵为两台格兰富品牌的CM型，单台功率4.0千瓦；扬程30米，加水机房内自来水压头的叠加，使进入机械滤器的初级压力足以满足预处理的增压需要；设计二路进入膜系统的高压泵为2台CRN型，单台功率11.0千瓦；设备仪表用电1.0千瓦时；设备制水的年耗电量：

$$2 \times （4.0 + 11） \times 8 \times 365 + 8 \times 365 = 90520 \text{千瓦时/年}$$

③膜的更换频率及其成本

遵循比较口径一致，将RO膜和NF膜的更换频率定为1次/2年，SF膜1次/年，MF膜4次/年。设计两组各生产9吨/小时产品水的医院专用制水设备，每组用BW型8040规格的RO膜6支，均价8000元/支；两组4英寸NF膜，每组4支，均价5000元/支；两组4英寸SF膜，每组2支，均价4000元/支；两组MF膜，均价2000元/组。则，设备制水的膜成本为：

$$2 \times 6 \times 0.8 \div 2 + 2 \times 4 \times 0.5 \div 2 + 2 \times 4 \times 0.4 + 2 \times 0.2 \times 4 = 11.60 \text{万元/年}$$

只要系统满足GMP设计规范要求，不需要RO膜制水前开机排滞留水、RO膜低压反冲洗、RO膜周期性清洗等。

（3）占用机房折旧

机房布置见图2-23。

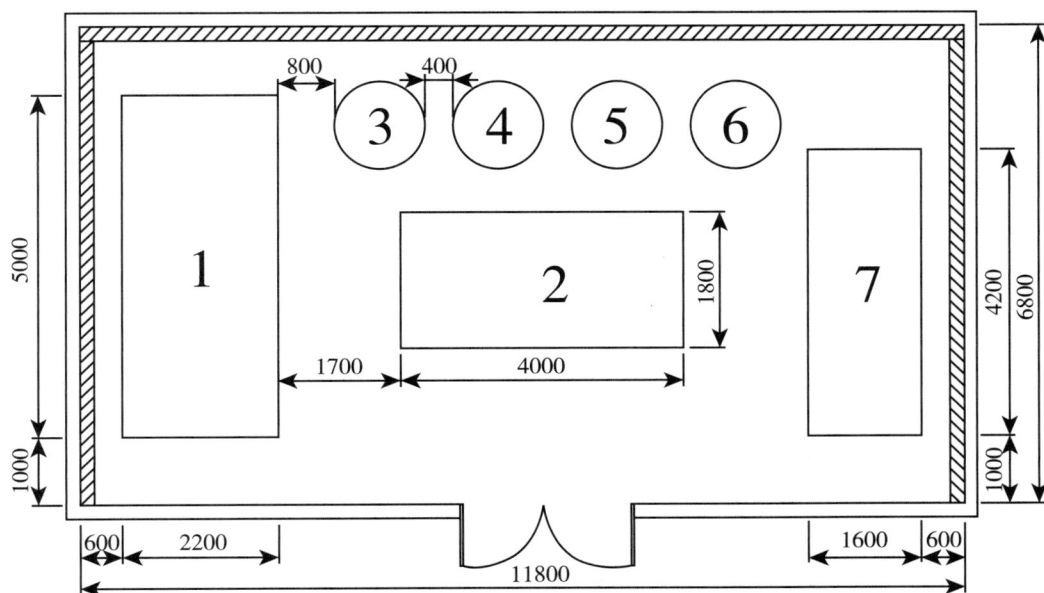

1. 预处理系统；2. RO主机；3、4、5、6. 纯水箱；7. 后处理系统

图 2-23　医院专用中央膜法制水设备机房布置图（毫米）

设备占机房面积：$11.80 \times 6.80 = 80.24$ 平方米

以医院建设最基本造价 0.3 万元 / 平方米，按现行财务对房屋折旧率 30 年计。机房折旧费为 0.80 万元 / 年。

（4）中央制水运行成本小结

产水量 37 吨 / 小时的医院专用中央膜法制水设备，设备制水的年运行成本开支见表 2-12。

表 2-12　中央制水设备制水运行成本

序号	项目内容	年运行成本
1	耗水量	108058.5 吨
2	耗水成本	61.59 万元
3	废水量	18.5 吨
4	废水处理成本	24.05 元
5	耗电量	90528 千瓦时

序号	项目内容	年运行成本
6	耗电成本	7.24 万元
7	膜成本	11.60 万元
8	活性炭成本	0.36 万元
9	滤芯成本	1.08 万元
10	惰气成本	0.004 万元
11	机房折旧	0.80 万元
12	合计	82.68 万元

2.血液透析用制水设备

（1）工艺流程设计

根据招标要求，血液透析用制水设备终端水质应符合某地方标准，该标准除个别名称不同外，其水质指标要求与 YY 0572—2015 无本质不同，且两个标准对各离子要求完全相同。因采用中央水处理一级 RO 产品水为原水，独立的血透水机设计一级反渗透制备的产品水就足以达到标准要求的水质指标。若采用已注册备案的更优化工艺流程及其配置，在同样满足招标要求的血液透析用制水设备终端水质水量的前提下，血液透析用制水设备工艺流程见图 2-24。

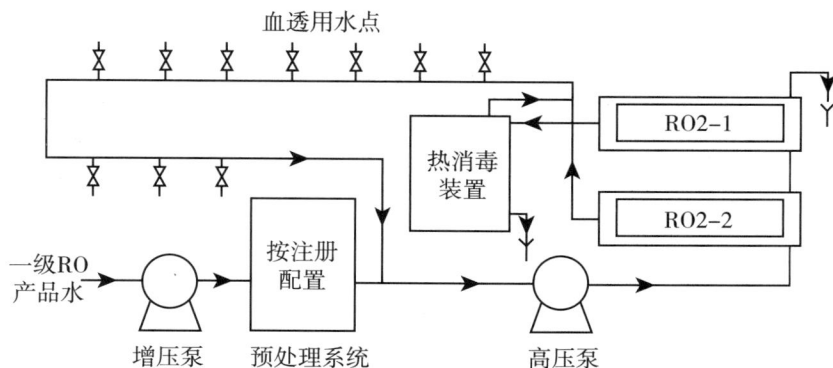

图 2-24　招标要求的血液透析用制水设备工艺流程图

（2）工艺流程概述

由图 2-23 可知，单列的血液透析用制水设备以中央水机房内中央集中制水设备的一级 RO 产品水为原水。因中央水机房的一级 RO 产品水输送泵已采用了一开一备，可以确保血透水机的原水供应，因此无必要再增加血透水机房中的市政自来水作为备用水。按注册或备案技术文件中规定的预处理系统和二级反渗透去离子后供应血液透析用水。

（3）工艺参数概述

依据图 2-24 的血液透析用制水工艺流程：满足招标要求，血透水机采用独立 RO 反渗透制水；以中央水处理一级反渗透产品水为原水；血透水机的反渗透设计 RO 膜排列为一级二段。则：

RO 进水流量：2.5 吨 / 小时

RO 产品水量：2 吨 / 小时

产品水回收率：80%

预处理原水输送带增压泵两台（一开一备），中央水机房一级 RO 产品水输送至血透水机房：流量 3 吨 / 小时，扬程 43 米，功率 1.2 千瓦。因血透水机为间息制水，可以由 PLC 自动控制血透机用水需求，故不设变频控制。

反渗透高压泵：流量：2.5 吨 / 小时，120 米，2.2 千瓦；

反渗透膜：规格号：8040，2 支，稳定脱盐率＞97.5%；

反渗透膜容器：规格：单芯（2 支）。

（4）运行成本分析

按注册配置设计预处理。因原水为中央水处理 RO 产品水，无须预处理的反冲洗和再生等。

①保安过滤器

设计 5 支 5 微米 ×10 英寸的精密滤芯。更换频率 2 次 / 年，每次更换的滤芯成本为 1000 元，年滤芯成本：0.2 万元 / 年。

②膜处理系统

设备制水的总耗水量 2.5 吨 / 小时，平均每天制水 8 小时，水价 5.7 元 / 吨。则：

制水耗水量：7300 吨 / 年（一级 RO 产品水）

制水产生废水：1460 吨 / 年

原水输送带增压泵每天 8 小时连续运行，则耗电量为 3504 千瓦时 / 年。

血透水机反渗透高压泵耗电量为 6424 千瓦时 / 年。

制水总耗电为 9928 千瓦时 / 年。

③膜的更换频率及其成本

遵循比较口径的一致性，RO 膜的更换频率定为 1 次 / 2 年。规格：8040；数量：2 支；均价 8000 元 / 支，则设备制水的膜成本为 0.8 万元 / 年。

④机房

以招标要求已给定血透水机房为准，即：

机房面积 = 6.4 × 5.5 = 35.4 平方米

以医院临床用房建设最基本造价 0.5 万元 / 平方米，按现行财务对房屋折旧率 30 年计。

机房折旧费为 0.59 万元 / 年。

（5）运行成本小结

由于独立设置的血液透析用制水设备，其计算口径和招标要求的血透水机一致，即原水为一级 RO 产品水，按制备一级 RO 产品水的工业用常规成本 5 元 / 吨计，再加市政自来水成本 5.7 元，原水成本为 10.7 元 / 吨；电价、污水处理费同集中制水计算规则。则：

耗水量：7300 吨 / 年

耗水成本：7.81 万元 / 年

废水量：1460 吨 / 年

废水处理成本：0.19 万元 / 年

耗电量：9928 千瓦时 / 年

耗电成本：0.79 万元 / 年

膜成本：0.80 万元 / 年

滤芯成本：0.10 万元 / 年

机房折旧：0.59 万元 / 年

合计成本：10.28 万元 / 年

折算纯水成本：17.60 元 / 吨

（六）两种方案的运行成本总结

按招标要求的工艺流程及其设备配置和按设计采用医院专用中央膜法制水的工艺流程及其设备配置的运行成本比较总结见表 2-13。

表 2-13　两种不同工艺的运行成本比较

项目	按医院专用中央膜法制水工艺		按招标要求的中央膜法制水工艺	
	37 吨 / 小时中央水处理（万元 / 年）	2000 升 / 小时血透制水（万元 / 年）	37 吨 / 小时中用水处理（万元 / 年）	2000 升 / 小时血透制水（万元 / 年）
运行总耗水量	10.81 万吨 / 年	0.73 万吨 / 年	20.95 万吨 / 年	1.57 万吨 / 年
耗水成本	61.59	7.81	119.42	16.82
运行总废水量	18.5 吨 / 年	0.15 万吨 / 年	7.53 万吨 / 年	0.99 万吨 / 年
废水处理成本	0	0.19	9.79	1.29
运行总耗电	9.05 万千瓦时 / 年	0.99 万千瓦时 / 年	16.44 万千瓦时 / 年	4.86 万千瓦时 / 年
总耗电成本	7.24	0.79	13.15	3.89
膜成本	11.60	0.80	16.0	2.0
再生耗盐成本	0	0	80.91	0
活性炭成本	0.36	0	0.57	0.12

项目	按医院专用中央膜法制水工艺		按招标要求的中央膜法制水工艺	
	37 吨 / 小时 中央水处理 （万元 / 年）	2000 升 / 小时 血透制水 （万元 / 年）	37 吨 / 小时 中用水处理 （万元 / 年）	2000 升 / 小时 血透制水 （万元 / 年）
无烟煤成本	0	0	0.10	0
滤芯成本	1.08	0.10	1.80	0.80
惰气成本	0.01	0	0	0
EDI 成本	0	0	2.00	0
RO 膜清洗剂	0	0	0.80	0
机房折旧	0.80	0.59	2.01	0.59
合计	82.68	10.28	246.55	25.51
制水成本	7.65 元 / 吨	17.60 元 / 吨	22.82 元 / 吨	43.68 元 / 吨
运行总成本	92.96 万元 / 年		272.06 万元 / 年	

第三章

膜法制水的基础

一、原水水质和医用水制取设备的关系

（一）原水的性质

尽管绝大多数医院均以市政自来水为原水，但由于我国的水资源及其水质条件分布极不均衡，有的地区采用纯地表水作为自来水的水源，有的地区采用纯地下水作为自来水的水源，有的地区混用地表水和地下水作为水源，导致具体的参数指标差别很大。以总溶解盐固体（TDS，毫克/升）和总硬度（以 $CaCO_3$ 计，毫克/升）为例，GB 5749 生活饮用卫生标准规定 TDS 限值为 1000，总硬度的限值为 450。水源条件好的地区医院原水的 TDS 为 40~60，总硬度不超过60；水源条件差的地区医院原水的 TDS 至少在 600 以上，总硬度超过 400。另外，我国绝大多数自来水厂目前仍采用液氯、次氯酸钠等消毒剂消毒时，GB 5749 标准对游离氯指标（毫克/升）要求自来水厂的限值为出厂水和末梢水不大于2，

出厂水余量不小于 0.3，管网末梢水余量不小于 0.05。之所以采用非固定值，一是考虑到同一输水管网的终端用户有远近，二是游离氯是保障饮用水中微生物符合卫生指标的关键，三是自来水厂投放的杀菌剂量需要根据其水源中微生物含量的增减而变化。

市政自来水中不确定的参数指标，尤其是 TDS、电导率、碳酸盐硬度、非碳酸盐硬度、游离氯或余氯指标，恰恰又是医用水膜法生产设备必须关注的重要参数项。只有根据我国水资源的实际情况，充分了解和掌握各地医院所用原水的详细技术指标，才能设计出既符合一方医用水质量要求，又能最大限度地降低运行成本的膜法制水设备。表 3–1 列出了我国部分地区市政自来水的水质指标。

（二）膜对进水的要求

由膜的通性可以看出，膜对进水的要求体现在两大方面。一是会对膜造成损害的参数指标，二是会对终端产品水有影响的参数指标。对膜造成损害的主要参数指标有游离氯（或余氯）、总硬度、pH 值、酸度、碱度、污染指数、胶质物和细菌等。对终端产品水有影响的参数较多，原因是膜对原水中的溶质不能做到全部截留，即使同一种膜对不同物质的截留率也相差很大，有的截留率较高，有的又很小，甚至为零（如 CO_2）。产品水的参数指标通常是固定的。例如某医用水要求 Cl^- 不超过 0.50 毫克 / 升，总溶解盐固体（TDS）不超过 0.3 毫克 / 升；而原水中的 Cl^- 为 122.50 毫克 / 升，TDS 为 374.4 毫克 / 升；选用芳香聚酰胺型反渗透复合膜生产出的设备对 Cl^- 的截留率实测为 95.0%，对 TDS 的总截留率实测为 99.6%。该例证告诉我们，尽管原水的参数指标均符合 GB 5749 市政自来水卫生标准，但若以此原水直接作为医用水设备的进水，显然其产品水中的 Cl^- 和 TDS 值都已超出了医用水要求的指标值。

表 3-1　我国部分地区市政自来水的水质指标

序号	类别	限值	检测数据					
			地表水 1	地表水 2	地表水 3	地表水 4	地下水 1	地下水 2
1	溶解性总固体（mg/L）	1000	194	848	134.2	60	352	
2	总硬度（以 CaCO$_3$ 计，mg/L）	450	116	233.3	69.72	15.7	1.5	192.7
3	电导率 s（μs/cm）		224		202.26		610	
4	钙、镁离子（mg/L）		41.74		25.09		49.6	67.7
5	浑浊度（散射浑浊度单位）（NTU）	1	< 0.5	1		4.5		
6	pH	$6.5 \leqslant pH \leqslant 8.5$	7.82	7.44	7.18	7	9.17	7.7
7	菌落总数（CFU/mL）	100	< 1					
8	砷（mg/L）	0.01		< 0.02			0.022	< 0.01
9	镉（mg/L）	0.005		< 0.01				
10	铬（价）（mg/L）	0.05		< 0.004			0.0279	
11	铅（mg/L）	0.01		< 0.01				
12	汞（mg/L）	0.001		0.0002			0.01	
13	氰化物（mg/L）	0.05		< 0.002				
14	氟化物（mg/L）	1	0.17	< 0.2		0.2	0.7385	
15	硝酸盐（以 N 计，mg/L）	10	1.91	0.7	0.08		3.2	20.2
16	钠（mg/L）	200	11.4		7		47	42.6
17	铝（mg/L）	0.2	0.046				0.057	
18	铁（mg/L）	0.3	< 0.010	0.1	0.1	0.15	0.495	0.52
19	锰（mg/L）	0.1		≤ 0.05	0.05	0.06	0.382	
20	铜（mg/L）	1	< 0.005	20.18			0.056	

续表

序号	类别	限值	检测数据					
			地表水 1	地表水 2	地表水 3	地表水 4	地下水 1	地下水 2
21	锌（mg/L）	1	0.008	17.73		0.12		
22	氯化物（mg/L）	250	12.9	352		12.4	78.5	
23	硫酸盐（mg/L）	250	26.5	58	27.82	11.8	41.65	22
24	游离氯（mg/L）		< 0.01		14.58			19.1
25	总氯（mg/L）							

上述例证的具体指标一一对应，相对易辨别。在医用水参数指标中，还存在着一种膜对原水的综合性要求。例如某医用水要求电阻率为 18MΩ·cm，为减轻后处理（通常为混床树脂）的负担，要求膜法制水设备的产品水，其电导率控制在不大于 1μs/cm 以内。电导率是反映溶解盐总量的指标，在 GB 5749 标准中无具体要求。这样，一方面要单独取原水检测，另一方面即使获得了原水的电导率，并且也通过设计遴选出了设备拟用的反渗透膜，即已知膜对溶解盐的总去除率，但因不同的离子对电导率的贡献值相差很大，有的相差几倍甚至数十倍，导致设备终端产品水的实际电导率仍然很难通过事先计算得到精确值，较好的办法是通过样机模拟验证取得。

表 3-1 的检测项目是采用反渗透设备时，依据 GB 5749 市政自来水卫生标准要求设立。设计膜法医用水设备要求的原水检测项目，是为保障膜的进水符合膜技术通性中规定的进水参数指标设立，所以表 3-1 的检测项目通常不能完全满足设计膜法医用水设备所需的要求，而是要按表 3-2 的检测项目做前期检测（表内的数据摘自第三方权威检测单位对某综合性三甲医院市政自来水的检测报告）。

表 3-2　反渗透要求的原水水质分析项目

项目	数值	项目	数值	单位
阳离子		阴离子		
铵离子（NH^{4+}）	< 0.02	碳酸根（CO_3^{2-}）	< 3.0	
钾离子（K^+）	3.35	碳酸氢根（HCO_3^-）	123	
钠离子（Na^+）	11.4	亚硝酸根（NO_2^-）	< 0.005	
镁离子（Mg^{2+}）	6.44	硝酸根（NO_3^-）	1.91	
钙离子（Ca^{2+}）	35.3	氯离子（Cl^-）	12.9	
钡离子（Ba^{2+}）	0.026	氟离子（F^-）	0.17	
锶离子（Sr^{2+}）	0.099	硫酸根（SO_4^{2-}）	26.5	mg/L
亚铁离子（Fe^{2+}）		磷酸根（PO_4^{3-}）	< 0.10	
总铁（Fe^{2+}/Fe^{3+}）	< 0.010	二氧化碳（CO_2）	8.8	
锰离子（Mn^{2+}）		硫化氢（H_2S）	< 0.02	
铜离子（Cu^{2+}）	< 0.005	溶解二氧化硅（SiO_2）		
锌离子（Zn^{2+}）	0.008	胶体二氧化硅（SiO_2）		
铝离子（Al^{3+}）	0.046	游离氯（$Cl\cdot$）	< 0.01	
$\sum K$		$\sum A$		
（TDS）		悬浮固体	< 4	mg/L
浑浊度（NTU）	< 0.5	溶解性总固体	194	mg/L
pH 值	7.82	总硬度（H_o）	116	mg/L
电导率（μs/cm）	224	总碱度		mg/L
余氯		碳酸根碱度		mg/L
菌落总数（CFU/ml）	< 1			
温度（℃）				

（三）医用水的通性

医用水的概念和类别已在第一章介绍。归纳医用水的通性，有以下特点。

第一，水质参数指标有明确的行业标准或规范要求作依据。在这些规范或要求的参数指标中，绝大多数可以一一对应，非对即错，不存在第二种解释。例如血透用水技术指标中规定细菌内毒素不高于0.25EU/mL，当实际检测数据未高出该值就是符合要求，否则就是不符合要求；但还有一些参数指标不太可能一一对应，判断也不是非对即错这样简单，而是由隐含在内的多种要素构成的指标。如《中华人民共和国药典》以及国家卫健委的 WS 310 中规定的纯化水，行业规范要求生产工艺需满足 GMP 要求。GMP 不是某个单项指标，而是对产品生产全过程的管理规范要求，既包括生产工艺，又包括生产管理。

第二，行业规范对医用水有项目要求，但对其参数指标未作明确规范。例如 WS 310 针对可复用医疗器械清洗用水的规范要求中，规定清洗用水包括流动的水、软化水、纯化水等，但具体指标未明细。

第三，行业未对医用水作具体参数和指标规定，通常是根据使用者或供应商套用类似的国标制定参数指标。如生化检验用水等。

第四，既无相关国标，也无相关行业标准和规范，不同等级的医院依据医院管理规范要求确定项目参数指标，或根据供应商的经历和经验，结合医院的管理规范要求确定项目参数指标。如无菌淋浴水等。

（四）设备的通性

在制水设备的设计中，二大类参数必不可少，一是终端产品水的具体质量指标要求，二是原水的水质指标。只有充分掌握了这一前一后的质量指标参数，再结合设计工艺和膜技术知识遴选出最适宜的膜品种及其型号规格，以及与其配套的各类配置，以此设计出的膜法制水设备才能真正满足实际需要。

考虑到生产医用水设备需要先根据相关法规定标和备案，而由膜的通性可以看出，尽管反渗透膜对水中溶解盐离子的最高去除率高达

99% 以上，但一定要注意它的测试条件，这些测试条件与医院实际使用的市政自来水指标相差甚远，如原水中的 NaCl 含量要求达到 2000 毫克 / 升，单支 BW 型 8 英寸膜的进水流量要求达到 11 立方米 / 小时等，再加上一套膜法医用水生产设备，尤其是中央制水设备往往需要多支甚至几十支膜，多种因素导致整套设备对原水中总溶解盐的脱除率（简称"脱盐率"）的出厂指标一般只能维持在 95% 左右，更何况设备投入运行后还有膜性能衰减等因素需要考虑。

确定了医用水的水质指标和膜的脱盐率及其他影响膜正常运行的一些参数（如余氯、硬度、胶质物含量等）后，就可以确定反渗透膜的进水要求。余下的就是了解掌握拟设备投向区域的市政自来水的具体参数指标。作为设备供应商，严谨的做法是先获取我国分区域的市政自来水至少三至五年内枯水和丰水期主要水质指标的平均值，再通过给定的条件和详细地反渗透工艺计算得出应有的脱盐率，以此确定设备型号和规定使用的原水条件，并依据型号规定的原水条件设计预处理，使市政自来水经预处理后能符合反渗透膜的进水要求。按上述规范生产的医用膜法制水设备，具有以下特点。

第一，医用水设备的型号规格对应的是某一区段的原水参数指标，即需要在设计规定的原水条件下使用。这种设备看似应用性受到一定的限制，但由于供应商是在充分掌握全国东西南北中大量一手原水水质资料的前提下，将 GB 5749 市政自来水卫生标准中的主要水质指标（如总溶解盐、总硬度、pH 值、硅酸盐等）分为若干区段，以每个区段的原水参数确定相应的型号规格，对最终用户（医院）无任何不便。

第二，设备与用户的原水条件具有最大的吻合度，对大多数用户可以由此降低大量的运行费用。例如，现在我国有相当多的地区，尤其是东部和东南沿海地区，已普遍采用优质地表水为市政自来水的原水，无论是碳酸盐硬度、非碳酸盐硬度、pH 值还是总溶解盐都很低，总体指标远低于 GB 5749 的限值，有的总硬度（以 $CaCO_3$ 计）在 20 毫克 / 升以下、总溶解盐不足 40 毫克 / 升。以设备在制水过程中对原水的浓缩倍率按 4 倍（产品水回收率 75%）计，这类原水仍无必要在预处理设置软化水装置，而软化水装置每年消耗的水电以及再生剂的费用本就是一个不小的数字，只不过医院未引起重视而已。

二、相关名称及其含义

（一）原水分析项目及其含义

1. 含盐量

水中的盐类一般指离解为离子状态的溶解固体，其阴、阳离子含量的总和称含盐量，水的电导率与含盐量相关。

2. 总固体

包括悬浮固体及溶解固体两部分。悬浮固体是指水中悬浮物烘干后的重量；溶解固体又称溶解性蒸发残渣，是指水中溶解的盐类、有机物等烘干后的重量。

水样中含有的物质虽然可以分为溶解性物质与不溶解性物质，但是这些物质中，有些是加热就发生变化的物质如气体、低沸点的物质，或者加热即分解的物质如重碳酸盐，在空气中易氧化的物质如脂肪酸，以及蒸干后带有结晶水的物质如硫酸盐等，也有由氢氧化物等可溶解性成分生成沉淀的物质。此外，悬浮物和溶解性蒸发残渣的分离，还受过滤时样品的状态或过滤器的影响，常常不稳定，依测定条件而异。所以不要认为悬浮物和溶解性蒸发残渣的测定值就可以直接表示悬浮固体的总量和溶解固体的总量。因此，在使用溶解固体的测定值估算含盐量时需注意校核。

3.酸度

水中含有能与强碱如 NaOH、KOH 等起作用的物质含量，即能与氢氧根离子相化合的物质含量。这类物质归纳起来包括以下三类：①能全部离解为氢离子的强酸，如盐酸、硫酸、硝酸等；②弱酸，如碳酸、硫化氢、醋酸等；③强酸弱碱所组成的盐类，如铵、铁、铝等离子与强酸所组成的盐，这些盐类水解形成氢离子。

酸度的测定，是用一定浓度的强碱（如 0.1 克当量 / 升的 NaOH 溶液）滴定求得。滴定时，用甲基橙作指示剂所测得的酸度仅包括①、③两类强酸酸度。用酚酞作指示剂所测得的酸度称谓总酸度。

原水中除含有不同数量的游离碳酸外，一般不含强酸酸度。当有强酸酸度存在时，表示水已被污染。

4.碱度

水中含有能与强酸作用的物质含量，即能与氢离子相化合的物质含量。这类物质归纳起来包括以下三类：①重碳酸盐碱度（HCO_3^-）；②碳酸盐碱度（CO_3^{2-}）；③氢氧化物碱度（OH^-）。

在碱度测定时，假定重碳酸盐碱度与氢氧化物碱度不能同时存在。因为在 pH 值高时，二者在水中能起如下反应：

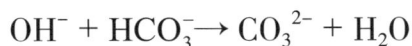

$$OH^- + HCO_3^- \rightarrow CO_3^{2-} + H_2O$$

在测定碱度时，可用一定浓度的盐酸或硫酸标准溶液滴定求得。滴定时，用甲基橙指示剂测得的碱度叫作总碱度，又称甲基橙碱度；用酚酞指示剂测得的碱度叫作酚酞碱度，是总碱度的一部分。

水中各类碱度与甲基橙碱度、酚酞碱度的相互关系见表 3-3。

一般天然水的碱度只有 HCO_3^-，即水的碱度等于其碳酸盐硬度。若水分析结果总碱度大于总硬度时，说明水中有钾、钠的碱度存在。

表 3-3　水中各类碱度的相互关系

M 和 P 之关系	水中各类碱度含量		
	OH⁻	CO₃²⁻	HCO₃⁻
$P = M$	M	0	0
$M > 2P$	0	$2P$	$M - 2P$
$M < 2P$	$2P - M$	$2(M - P)$	0
$M = 2P$	0	M	0
$P = 0$	0	0	M

注：表中 P 表示用酚酞作指示剂时，所用盐酸溶液的毫升数（HCl 为 0.1 克当量 / 升）；M 表示用酚酞作指示剂滴定后，继续用甲基橙作指示剂时，所用盐酸溶液的毫升数（HCl 为 0.1 克当量 / 升）。

5. 硬度

水的硬度分为碳酸盐硬度和非碳酸盐硬度两类，两者之和称总硬度。

碳酸盐硬度：指水中钙、镁的重碳酸盐。水加热后，重碳酸盐分解为碳酸盐沉淀而析出。因此，又称为暂时硬度。

非碳酸盐硬度：主要是指钙和镁的硫酸盐、硝酸盐和氯化物等所形成的硬度，一般水煮沸时不会析出，故又称永久硬度。水中 $Ca^{2+} + Mg^{2+} > HCO_3^-$ 时，说明水中有非碳酸盐硬度存在，其差值即为总硬度与总碱度之差，碳酸盐硬度等于总碱度。$Ca^{2+} + Mg^{2+} < HCO_3^-$ 时，说明水中没有非碳酸盐硬度，而有钾、钠碱度，这部分碳酸盐称为负硬度。

6. pH 值

pH 值是水中氢离子浓度 $[H^+]$ 的负对数，即 $-\lg[H^+]$，更精确点说，是每升水中氢离子浓度（以克分子 / 升计）的负对数。

水的电离度很小，在 22℃ 时呈离子状态的氢离子浓度，即水的电离度仅为 0.00000018%，所以一升水中所含的氢离子克分子量为：

$$[H^+] = \frac{1000}{18.016} \times \frac{0.00000018}{100} \approx 0.0000001 = 10^{-7}$$

式中：18.016——水的分子量。

水电离时，所产生的氢离子和氢氧根离子的数量相等。不含任何杂质的理论纯水；

$$[H^+]=[OH^-]=10^{-7}$$

用负对数形式表示，即：

$$pH = pOH = -lg(OH^-) = 7pH + pOH = 14$$

因此，当 pH < 7 时，表示水呈酸性反应；当 pH = 7 时，表示水呈中性反应；当 pH > 7 时，表示水呈碱性反应。

水的 pH 值与水的碱度和酸度在概念上是有区别的。酸度和碱度是指水中含酸、碱物质多少的指标；pH 值是指水中酸、碱强弱的指标。例如，往纯水中投加很小量的 NaOH，则 pH 值急剧增加，而碱度等于其投加量；若改投 Na_2CO_3，则 pH 值增大较小，而碱度仍等于其投加量。

7. 有机物

水中的有机物种类繁多，目前尚无准确的直接测定方法，而且和有机物有关的几项指标，如耗氧量，总固体残渣的灼烧减重、含碳量等，也都不能准确地表示有机物的含量。

8. 耗氧量

氧化一升水中溶解性有机物所需的氧量，称之耗氧量。通常用高锰酸钾测定，水中的还原物质如亚硝酸盐，二价铁盐、硫化氢等亦与高锰酸钾起作用。因此确定有机物耗氧量时，应减去还原物质的消耗量。

9. 总固体残渣的灼烧减重

灼烧减重中，除有机物分解挥发外，还有碳酸盐，硝酸盐的分解，故一般灼烧减重大于有机物的含量。

10. 含碳量

测定水中含碳量可用总有机碳法（TOC）和碳吸收法（CAM），能定量地测定水中有机性污染物内的含碳量，再计算有机污染物。

11. 碳酸的平衡

碳酸在水中一般呈三种形态存在：①游离碳酸，即是分子状的碳酸，包括水中溶解的二氧化碳和未离解的 H_2CO_3 分子；②碳酸盐碳酸或碳酸盐二氧化碳，即为碳酸根离子 CO_3^{2-}；③重碳酸盐碳酸或重碳酸盐二氧化碳，即重碳酸根离子 HCO_3^-。

水中各种形态的碳酸相互的比例，取决于水的 pH 值。pH 值不同时，各种形态碳酸分子浓度的百分比见表 3-4。

表 3-4 各种形态碳酸分子浓度的百分比（克分子%）

碳酸的形式	pH 值							
	4	5	6	7	8	9	10	11
$CO_2 + H_2CO_3$	99.7	97.0	76.7	24.99	3.22	0.32	0.02	—
CO_3^{2-}	0.3	3.0	23.3	74.98	96.7	95.84	71.43	20.00
HCO_3^-				0.03	0.08	3.84	28.55	80.00

水中碳酸平衡的特性，在医用水处理中占很重要的地位。在用离子交换法对水质进行软化、除盐以及循环冷却水处理中，皆利用 pH 值不同时的碳酸平衡的特性选择合理的物理、化学处理方法。

12. 二氧化硅

在天然水中呈溶解的和胶体的状态，形成不同形式的硅酸。不同形式的硅酸比例与水的氢离子浓度即 pH 值有关。当 pH 值 < 7 时，水中实际上只有不离解的硅酸；当 pH 值 > 7 时，水中可能同时含有 $H_2SiO_3^{2-}$ 和 $HSiO_3^-$，当 pH 值 > 11 时，水中同时含有 $HSiO_3^-$ 和 SiO_3^{2-}。

（二）水质分析结果的校核

水质分析的结果，一般应进行校核。主要内容如下。

1. 阳、阴离子毫克当量总数的校核

阳、阴离子毫克当量总数应该彼此相等。即 $\sum K = \sum A$。

$$\sum K = \frac{K^+}{39.10} + \frac{Na^+}{22.99} + \frac{Ca^{2+}}{20.04} + \frac{Mg^{2+}}{12.16} + \frac{NH^{4+}}{18.04}$$

$$+ \frac{Fe^{2+}}{27.92} + \frac{Fe^{3+}}{18.61} + \frac{Al^{3+}}{8.99} + \frac{Mn^{2+}}{27.46} + \cdots\cdots \text{毫克当量／升}$$

$$\sum A = \frac{HCO_3^-}{61.02} + \frac{CO_3^{2-}}{30.00} + \frac{SO_4^{2-}}{48.03} + \frac{Cl^-}{35.45}$$

$$+ \frac{NO_3^-}{62.01} + \frac{NO_2^-}{46.01} + \cdots\cdots \text{毫克当量／升}$$

K^+、Na^+、HCO_3^-、CO_3^{2-} $\cdots\cdots$ 皆以毫克／升计。

$$\delta = \frac{\sum K - \sum A}{\sum K + \sum A} \times 100\%$$

式中：$\sum K$——原水中各种阳离子浓度的总和（毫克当量／升）；

　　　$\sum A$——原水中各种阴离子浓度的总和（毫克当量／升）；

　　　δ——分析误差，一般认为 δ 的绝对值＜2% 是允许的；

　　　39.10、22.99、61.02、30.00、$\cdots\cdots$——相应化学元素或化学式

　　　　　　　　　　　　　　　　　　符号表示的离子化学当

　　　　　　　　　　　　　　　　　　量值。

2. 含盐量与溶解固体的校核

含盐量 $= \sum K_1 + \sum A_1$ 毫克／升

$$RG' = (SiO_2)_{全} + R_2O_3 + \sum K_1 + \sum A_1^{\frac{1}{2}} - HCO_3^- \text{毫克／升}$$

$$\delta = \frac{RG' - RG}{RG + RG'} \times 100\%$$

式中：$\sum K_1$——原水中除铁、铝离子外的阳离子浓度总和（毫克／升）；

　　　$\sum A_1$——原水中除 SiO_2 外的阴离子浓度总和（毫克／升）；

　　　RG——原水中溶解固体的实测值（毫克／升）；

RG'——原水中溶解固体的计算值（毫克/升）；

$(SiO_2)_全$——过滤水样中的全硅含量（毫克/升）；

R_2O_3——原水中铁、铝氧化物的含量（毫克/升）；

δ——分析误差，对于含盐量 < 100 毫克/升的水样，δ 的绝对值 ≤ 10% 是允许的。对于含盐量 ≥ 100 毫克/升的水样，δ 的绝对值 < 5% 是允许的。

3. pH 值的校核

对于 pH < 8.3 的水样，其 pH 可根据水样中的全碱度和游离 O_2 的含量进行近似计算而得出：

$$pH' = 6.35 + lg[HCO_3^-] - lg[CO_2]$$
$$\delta = pH - pH'$$

式中：pH——原水中 pH 的实测值；

pH'——原水中 pH 的计算值；

$[HCO_3^-]$——原水中 HCO_3^- 含量（毫克当量/升）；

CO_2——原水中游离 CO_2 的含量（毫克当量/升）；

δ——分析误差，一般认为 δ 的绝对值 ≤ 0.2 是允许的。

4. 其他成分的校核

（1）HCO_3^-、$Ca^{2+} + Mg^{2+}$、$HCO_3^- + SO_4^{2-}$ 关系的校核

对于一般含盐量的水（即含盐量小于 1000 毫克/升的水），最普遍的关系为：

$$[HCO_3^-] < [Ca^{2+} + Mg^{2+}] < [HCO_3^- + SO_4^{2-}] 毫克当量/升$$

如果不符合上述关系式，则应将分析结果与该种水的其他分析结果相比较，进一步鉴别水分析的正确性。

（2）总硬度、碱度、离子间关系的校核

总硬度（H_o）为碳酸盐硬度（H_z）和非碳酸盐硬度（H_x）之和：

$$H_o = H_z + H_y$$

①当有非碳酸盐硬度存在时应该没有负硬度存在。此时，[Cl⁻ + SO₄²⁻] > [K⁺ + Na⁺]（毫克当量／升），总硬度 > 总碱度。

②当有负硬度存在时，应当没有非碳酸盐硬度存在。此时为总硬度等于碳酸盐硬度；负硬度 = 总碱度 − 总硬度。

$$[Ca^{2+} + Mg^{2+}] < [HCO_3^-]\ 毫克当量／升$$

$$[Cl^- + SO_4^{2-}] \leqslant [K^+ + Na^+]\ 毫克当量／升$$

③钙、镁离子总和应近于总硬度。即：

$$H_o = \left[\frac{Ca^{2+}}{20.04} + \frac{Mg^{2+}}{12.16}\right] 毫克当量／升$$

如以上计算和实测值不同，一般可以认为总硬度与 Ca^{2+} 值分析是正确的，据此修正 Mg^{2+} 值。此外，在一般清水中，Ca^{2+} 含量皆大于 Mg^{2+} 的含量，甚至会大出几倍。如发现相反现象，应注意检查校正。

（三）计算示例

以某地的市政自来水为例，水质分析结果见表 3–5。

表 3–5 某地市政自来水水质

名称	单位	数量	名称	单位	数量
悬浮物	毫克／升	98.80	Ca^{2+}	毫克／升	39.00
总固体	毫克／升	521.40	Mg^{2+}	毫克／升	22.20
溶解固体	毫克／升	374.40	K^+	毫克／升	3.10
总硬度	毫克当量／升	3.80	Na^+	毫克／升	72.41
非碳酸盐硬度	毫克当量／升	0.60	Cl^-	毫克／升	122.50
碳酸盐硬度	毫克当量／升	3.20	SO_4^{2-}	毫克／升	28.20
总碱度	毫克当量／升	3.20	HCO_3^-	毫克／升	195.20
pH 值		7.84			
游离 CO_2	毫克／升	4.11			
二氧化硅	毫克／升	6.92			
耗氧量	毫克／升	4.88			

1. 阳、阴离子毫克当量总数的校核

$$\sum K = \frac{K^+}{39.10} + \frac{Na^+}{22.99} + \frac{Ca^{2+}}{20.04} + \frac{Mg^{2+}}{12.16}$$

$$= \frac{3.10}{39.10} + \frac{72.41}{22.99} + \frac{39.00}{20.04} + \frac{22.20}{12.16}$$

$$= 0.08 + 3.15 + 1.95 + 1.83$$

$$= 7.01$$

$$\sum A = \frac{HCO_3^-}{61.02} + \frac{SO_4^{2-}}{48.03} + \frac{Cl^-}{35.45}$$

$$= \frac{195.20}{61.02} + \frac{28.20}{48.03} + \frac{122.50}{35.45}$$

$$= 3.20 + 0.59 + 3.46$$

$$= 7.25$$

$$\delta = \frac{\sum A - \sum K}{\sum A + \sum K} \times 100\% = \frac{7.25 - 7.01}{7.25 + 7.01} \times 100\%$$

$$= \frac{0.24}{14.26} \times 100\% = 1.68\% < 2\%$$

2. 含盐量与溶解固体的校核

含盐量 $= \sum K_1 + \sum A_1$

$$= （3.10 + 72.41 + 39.00 + 22.20）+ （195.20 + 28.20 + 122.50）$$

$$= 136.71 + 345.90$$

$$= 482.61 \text{ 毫克／升}$$

$$RG' = \left(SiO_2\right)_全 + 含盐量 - \frac{1}{2}HCO_3^-$$

$$= 6.92 + 482.61 - \frac{1}{2} \times 195.20$$

$$= 391.93 \text{毫克／升}$$

$$\delta = \frac{RG' - RG}{RG' + RG} \times 100\% = \frac{391.93 - 374.40}{391.93 + 374.40} \times 100\%$$

$$= \frac{17.53}{766.33} \times 100\% = 2.29\% < 5\%$$

3. pH 值的校核

$$pH' = 6.35 + \lg \left[HCO_3^- \right] - \lg \left[CO_2 \right]$$

$$= 6.35 + \lg \frac{195.20}{61} - \lg \frac{4.11}{44}$$

$$= 6.35 + 0.505 - \left(-1.02 \right)$$

$$= 7.87$$

$$\delta = pH' - pH = 7.87 - 7.84 = 0.03 < 0.2$$

4. 其他成分的校核

（1）HCO_3^-、Ca^{2+}、Mg^{2+}、$HCO_3^- + SO_4^{2-}$ 关系的校核

$$\left[HCO_3^- \right] < \left[Ca^{2+} + Mg^{2+} \right] < \left[HCO_3^- + SO_4^{2-} \right]$$

$$\left[HCO_3^- \right] = 3.20 \text{ 毫克当量 / 升}$$

$$\left[Ca^{2+} + Mg^{2+} \right] = \frac{39.00}{20.04} + \frac{22.20}{12.16} = 1.95 + 1.83$$

$$= 3.78 \text{ 毫克当量 / 升}$$

$$\left[HCO_3^- + SO_4^{2-} \right] = 3.20 + \frac{28.20}{48.03} = 3.20 + 0.59$$

$$= 3.79 \text{ 毫克当量 / 升}$$

$$3.20 < 3.78 < 3.79$$

（2）总硬度、碱度、离子间关系的校核

①总硬度

$$总硬度 \ H_o = 3.80 \text{ 毫克当量 / 升}$$

$$碳酸盐硬度 \ H_z = 3.20 \text{ 毫克当量 / 升}$$

$$非碳酸盐硬度 \ H_y = 0.60 \text{ 毫克当量 / 升}$$

$$H_o = H_z + H_y = 3.20 + 0.60 = 3.80$$

②钙、镁离子总和应接近于总硬度

$$总硬度\ H_o \approx 3.80\ 毫克当量 / 升$$

$$[Ca^{2+}] = 1.95\ 毫克当量 / 升$$

$$[Mg^{2+}] = 1.83\ 毫克当量 / 升$$

$$1.95 + 1.83 = 3.78 \approx 3.80\ 毫克当量 / 升$$

验查分析的结果表明水质分析的结果是正确的。

（四）水质分析资料的选用

水质分析资料的选用应根据软化、反渗透水处理等的要求，尽可能取得全部可利用水源的水质资料，为设计的经济、社会、环境效益的最优化提供基础资料。选用时应注意以下几点。

第一，应收集原水（或预处理后的水）的历年水质资料及其年变化情况，选择有代表性的年平均水质作为处理系统的设计依据，年最差的水质作为选用设备时校核用。

第二，采用地表水时，要有不少于三年的水质分析资料、每月一份，全年十二份；应尽量收集历年洪水期的悬浮物含量和枯水年的水质，以掌握其变化的规律；并应了解上游各种排水污染水质的可能性。

第三，采用地下水时，全年的资料，每季一份，共四份；对于石灰岩地区的水源，应了解其水质的稳定性，深井水水质每年不少于二份。对地下水补给水源的污染情况要有所了解，这对取浅层地下水作为水源时尤为重要。

三、反渗透

（一）渗透和反渗透

渗透和反渗透如图 3-1 所示，容器的中间有一张只能透过水不能透过离子的半透膜，且假设该半透膜能将容器的两侧完全隔离。

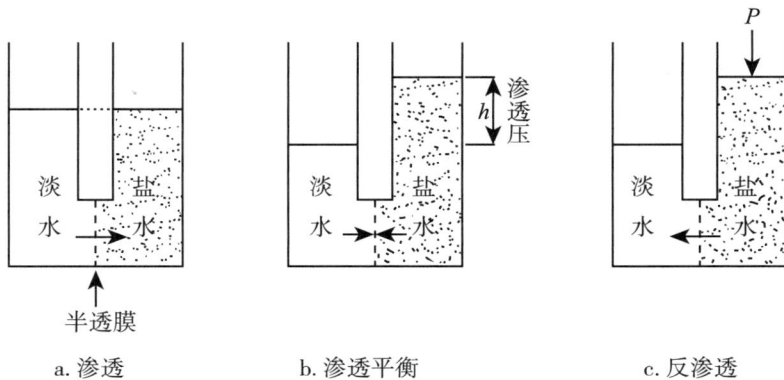

a.渗透　　　　　　　b.渗透平衡　　　　　　c.反渗透

图 3-1　渗透和反渗透

当容器的一侧盛淡水，另一侧盛盐水时，由于半透膜两侧的淡水与盐水具有浓度差，淡水将向盐水侧扩散渗透，直到淡水侧和盐水侧的离子浓度动态平衡止。渗透无须外力推动，可以自然发生。渗透的推动力是渗透压，即相当于图 3-1b 中水柱高 h 的水压，它可以通过为阻止渗透所必须施加的外压来测定。渗透压的大小与半透膜两侧水溶液中离子浓度的差成正比。若在盐水侧施加比渗透压高的外界压力 P，如图 3-1c 所示，盐水中的水将通过半透膜逆向扩散渗透到淡水侧，这种现象称为反渗透。反渗透现象表明，当对盐水侧施加比盐水渗透压高的外界压力，可以利用半透膜装置从盐水中获得纯水。渗透压的计算如公式（3-1）所示。

$$\pi = CRT \qquad\qquad （3-1）$$

式中：π——渗透压，KPa；

C——离子浓度，mol/L；

R——气体常数，8.314（LKPa）/（molK）；

T——热力学温度，K。

水在膜中的透过量（即产水量）可以由式（3-2）确定。

$$Q_{\mathrm{w}} = (\Delta p - \Delta \pi) \times K_{\mathrm{w}} \times \frac{S}{d} \qquad (3\text{-}2)$$

式中：Q_{w}——水的透过量；

ΔP——膜两侧压力差；

$\Delta \pi$——膜两侧的渗透压差；

K_{w}——膜的纯水渗透系数；

S——膜面积；

d——膜分离层的厚度。

式（3-2）通常可以被简化为：

$$Q_{\mathrm{w}} = A \times NDP \qquad (3\text{-}3)$$

式中：A——膜的水透过常数；

NDP——净驱动力（Net Drive Pressure，NDP）。

式（3-2）和（3-3）中的 K_{w} 和 A 两个常数是与膜和温度相关的常数。同样，盐在反渗透和纳滤膜中也会有部分透过膜，而盐在膜中的透过量可以使用公式（3-4）来描述：

$$Q_{\mathrm{s}} = \Delta C \times K_{\mathrm{s}} \times \frac{S}{d} \qquad (3\text{-}4)$$

式中：Q_{s}——膜的透盐量；

K_{s}——膜的盐渗透系数；

ΔC——膜两侧盐浓度差；

S——膜面积；

d——膜厚度。

该方程可简化为：

$$Q_s = B \times \Delta C \tag{3-5}$$

式中：B——膜的盐透过常数；

　　　ΔC——盐浓度差（盐的扩散驱动力）。

从式（3-4）和（3-5）中可以看出，对于一个已知的平膜来说：①膜的水通量与总驱动压力差成正比；②膜的透盐量与膜两侧的浓度差成正比，与操作压力无关。

透过液的盐浓度 C_p，取决于透过反渗透膜的盐量和水量的比，见式（3-6）：

$$C_p = \frac{Q_s}{Q_w} \tag{3-6}$$

由于水分子和盐类物质在膜中的传质系数不同，从而达到了水与盐分离的目的。没有什么理想的膜具有对盐完全的脱除性能，实际上是传质速率的差别造就了脱盐率。式（3-2）（3-4）和（3-5）给出了设计反渗透系统必须考虑的一些主要因素。

通常反渗透膜不会百分之百的截留水中的溶解性物质，因此各种盐分均具有一定的透过率。原水中溶解性杂质透过膜的百分率可以采用下式计算：

$$SP = \frac{C_p}{C_{fm}} \times 100\% \tag{3-7}$$

式中：SP——透盐率，%；

　　　C_p——透过液盐浓度；

　　　C_{fm}——料液的平均盐浓度。

将式（3-6）代入（3-7），可得：

$$SP = \frac{Q_s}{Q_w C_{fm}} \times 100\% \qquad (3\text{-}8)$$

进一步将式（3-2）和式（3-5）代入式（3-8）可以得到式（3-9）。

$$SP = \frac{B\Delta C}{A \cdot NDP \cdot C_{fm}} \times 100\% \qquad (3\text{-}9)$$

由式（3-9）可以看出，净驱动力 NDP 的增加可以降低透盐率，这也就是为什么随着压力的升高，系统的脱盐率也升高的原因。

脱盐率由式（3-10）计算得出：

$$Rej. = 100\% - SP \qquad (3\text{-}10)$$

式中：$Rej.$——脱盐率（Rejection），%。

除了上述几个对反渗透具有影响的参数以及公式外，还有一些必须了解的概念，比如产水（透过液）、浓水（浓缩液）、回收率、浓差极化。下面就简单对回收率和浓差极化做一个说明。

通常，将回收率定义为进水转化为产水的百分率。回收率是反渗透系统设计和运行的重要参数，其计算公式为：

$$Rec. = \frac{Q_p}{Q_f} \times 100\% \qquad (3\text{-}11)$$

其中：$Rec.$——回收率，%；

Q_p——产水流量；

Q_f——进水流量。

回收率的大小直接影响透盐率和产水量。回收率增加时，浓水侧的盐浓度增加更快，致使透盐率增加、渗透压上升，净驱动力（NDP）降低、产水量减少。

浓差极化是指当水透过膜并截留盐时，在膜表面会形成一个流速非常低的边界层，边界层中的盐浓度比进水本体溶液盐浓度高，这种盐浓度在膜面增加的现象叫作浓差极化。浓差极化会使实际的产水通量和脱盐率低于理论估算值。浓差极化效应有：①膜表面上的渗透压比本体溶液中高，从而降低 NDP；②降低水通量（Q_w）；③增加透盐量（Q_s）；④增加难溶盐的浓度，超过其溶度积并结垢。

浓差极化因子（β）被定义为膜表面盐浓度（C_s）与本体溶液盐浓度（C_b）的比值：

$$\beta = \frac{C_s}{C_b} \qquad (3-12)$$

那么哪些参数会影响浓差极化因子（β）呢？通常产水通量的增加会增加边界层的盐浓度，从而增加 C_s；而给水流量的增加会增大膜表面流速，削减边界层的厚度。因此 β 值与产水流量（Q_p）成正比，与平均进水流量（Q_{favg}）成反比：

$$\beta = K_p e^{\frac{Q_p}{Q_{favg}}} \qquad (3-13)$$

式中：K_p——比例常数，其值取决于反渗透系统的构成方式。

平均进水流量采用进水量和浓缩液流量的算术平均值，β 值可以进一步表达为膜元件透过液回收率的函数：

$$\beta = K_p e^{\frac{2Rec.}{2-Rec.}} \qquad (3-14)$$

考虑到医用水设备的进水流量设计通常不超过产水量的 2 倍，再加上设备运行中为了满足产品水供给需求，往往采用减小浓水调节阀排放水量的方式，人为增加产品水量，故建议在医用水设备设计时，严格控制一级反渗透系统浓差极化因子（β）极限值在 1 以内，或单根 40 英寸长度的膜元件，其产品水的最高回收率控制在 15% 之内，以避免杀鸡取卵。

（二）反渗透的工艺设计计算

反渗透水处理系统的设计，必须掌握进水水质组分及其变化情况，进水水温和渗透压力等资料。拟采用的膜组件对各种离子的去除特性（即脱盐率），是估算出水水质的必要资料。通常确定的反渗透装置规模是指某一温度条件下的产水量。如果反渗透装置为水处理系统中的一部分时，则必须考虑在整个水处理系统水量平衡的前提下，确定其产水量。

反渗透装置的产水水质与进水水质、膜的脱盐率和装置的回收率有关，一般在设计反渗透水处理系统时，产水水质是按设计要求给定的。在实际计算中当产水量、进水水质和膜组件选定后，再假定反渗透装置的回收率，按下述方法可以估算装置的产水水质。

$$Q_f = Q_m + Q_p \qquad (3-15)$$

$$Q_f C_{if} = Q_m C_{im} + Q_p C_{ip} \qquad (3-16)$$

$$C_{iM} = \frac{Q_f C_{if} + Q_m C_{im}}{Q_f + Q_m} \qquad (3-17)$$

$$C_{ip} = C_{iM}\left(1 - R_i^0\right) \qquad (3-18)$$

式中：Q_f、Q_m、Q_p——分别为进水、浓水和产水流量；

C_{if}、C_{im}、C_{ip}——分别为进水、浓水和产水中 i 组分的浓度；

C_{iM}——为浓水中 i 组分的平均浓度；

R_i^0——为反渗透膜对 i 组分的平均脱盐率。

为求出出水中 i 组分的浓度，可用试算法。在假定回收率 $Y = Q_p / Q_f$ 的条件下先设 $C_{if} = 0$，则式（3-17）变为：

$$C_{iM} = \frac{2Q_f C_{if}}{Q_f + Q_m} = \frac{2C_{if}}{2 - Y} \qquad (3-19)$$

　　按进水的 C_{if} 数据通过式（3-19）求出 C_{im} 值，代入式（3-18）求得 C_{ip} 值，将此值代入式（3-16）、式（3-17）、式（3-18）求得新的 C_{ip} 值，通过若干次反复计算，当代入的 C_{ip} 值与求得的 C_{ip} 值接近时，即为假定回收率条件下，反渗透装置出水可能得到的产水组分浓度。如果此浓度与设计要求的产水水质不符时，一般可调整回收率 Y 值，使两者接近。由于膜组件的脱盐率会随原水水质的变化而变化。所以计算结果只能反映近似值，在计算中选用的脱盐率和回收率应留有一定的余量。

　　在设计中，应根据不同的回收率、产水水质、设备投资和运行费用等进行全面的技术、经济比较后，再选定经济合理的反渗透系统。

　　应当指出，回收率的大小不但受出水水质的限制，同时还受到浓水中微溶盐类如碳酸钙、硫酸钙、二氧化硅溶解度的限制。在计算中，应当先判定在浓水一侧的膜面上有无水垢沉积的可能。为了防止水垢沉淀可以采取：①在进水中加适量的酸或其他药剂，以提高微溶盐类的溶解度；②调整回收率。有关碳酸钙、硫酸钙、二氧化硅结垢的判定及加药量的计算，详见第四章软水器的相关内容。

　　在反渗透装置设计规模确定以后，可以按式（3-4）求得所需的膜面积。在决定膜面积时应当考虑膜的使用寿命、膜的受压致密、水温、膜的污染和净的推动力等因素的影响。习惯上采用一年运行后膜的透水流量，来计算所需的膜面积。

　　对医用水处理设备，因医院对临床用水量的需求一年四季相对均衡，考虑夏季和冬季的水温差导致的产水量下降是第一要素。单位膜面积透水流量随时间而衰退，也是反渗透运行中必须考虑的问题，膜性能的这种衰退是膜受压致密和污染所造成的。在医用水处理设备的运行压力普遍不高（小于 30 个大气压）、中央制水总体为间息性运行的情况下，膜污染是造成透水流量衰退的主要因素。因此正确设计预处理指标是第一要素。遇原水水质突发性改变或经计算达标的预处理成本远大于膜清洗成本时，选择恰当的膜清洗也是方法之一。由于膜的清洗涉及停止制水，但是医院又不能停止供水，因此一定要慎重设计膜清洗工艺。对于膜的清洗，运行 t 时间后膜的透水流量可按下式计算：

$$Q_t = Q_0 t^m \qquad\qquad （3-20）$$

式中：Q_t——运行 t 时间后的透水流量；

　　　Q_0——运行 1 小时后的透水流量；

　　　t——运行时间，小时；

　　　m——衰退系数，与水温、压力有关，一般在 $-0.005 \sim -0.05$ 范围内。

（三）常用膜的性能

1. 反渗透膜（MRO）和纳滤膜（MNF）

实用的反渗透技术起源于上世纪五十年代末六十年代初。1967年美国 John Caddotte 发明了微孔聚砜支撑膜，之后又发明了以聚砜为基膜的复合膜，并于七十年代初将复合膜发展成为质量稳定的全芳香高交联聚酰胺商品膜，使得复合膜在医药、化工、水质纯化等众多领域实现比以往的分离方法更经济，更高效的巨大作用。纳滤膜的通性和反渗透膜雷同，只是纳滤膜表面的脱盐层孔径比反渗透膜要大在10纳米以下，对原水中溶质的截留率比反渗透膜要低。纳滤膜的截留分子量在 100 ~ 500 道尔顿之间，介于超滤和反渗透之间，主要应用于溶液中大分子物质的浓缩和纯化。以下介绍的反渗透的相关特性纳滤膜同样具有。

自反渗透膜出现以来，促进了此领域的科研人员对各类有机与无机溶质的膜分离试验。试验表明，膜的分离特性是复杂而有规律的。

通常情况下，膜对无机盐能获得正分离，并且透水率和分离率与施加的压力成正比，而对某些物质的分离率很低，甚至是负分离。不同材料的膜对同一物质的分离率可以完全不同。同一种膜在相同的测试条件下，对不同物质的分离率也不同。实践证明，多数膜对离子的分离率为：

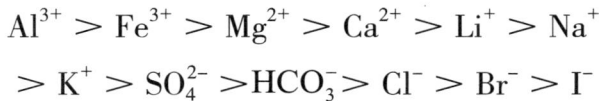

$$Al^{3+} > Fe^{3+} > Mg^{2+} > Ca^{2+} > Li^+ > Na^+$$
$$> K^+ > SO_4^{2-} > HCO_3^- > Cl^- > Br^- > I^-$$

膜分离理论的研究，是为了科学地阐述复杂的膜分离现象，揭示溶质的分离规律，并且对膜的分离特性进行定性甚至定量的预测。同时掌握膜分离理论，又有助于实际应用时正确选择膜材料。考虑到反渗透膜是当下医用水制取设备中使用最广泛的膜品种，有必要对反渗透膜分离的基础理论作一概况介绍。

2. 反渗透膜的脱盐机理

膜的分离机理目前尚不完备，有待进一步深入研究。初步形成共识的膜透过机理有氢键–结合水–扩散理论（简称氢键理论）、溶解扩散理论、优先吸附–毛细孔流理论等。

反渗透膜的选择透过性与组分在膜中的溶解、吸附和扩散有关，因此，除了与膜孔的大小、结构有关外，还与膜的化学、物理性质有密切关系。综合已有的理论以及大量的实践，反渗透膜呈现出以下分离机理和规律：①一般情况下，分离无机物比有机物容易，对于分子量大于 100 的有机物分离效果也较好；②分离水中的电解质比有机物容易，分离电解质时，被分离物质所带电荷越高，分离效果越好，但要注意也有例外；③无机离子的脱除效果受其特有的水合离子数和水合离子半径的影响，水合离子半径越大，无机离子的脱除率越高；④在分离非电解质时，分子量越大分离越容易；⑤溶液中的气体易透过膜，故对氨、氮、二氧化碳、氧、硫化氢等物质的脱除率较低。

3.反渗透膜产品及其性能参数

医用水制取设备使用最广泛的膜是美国杜邦公司与陶氏化学公司的两家公司在 2017 年进行了对等合并，合并后的实体为一家控股公司陶氏杜邦。2019 年，原隶属于陶氏的水处理及过程解决方案业务部并入新杜邦公司的 FilmTec 美国 FilmTec 公司是杜邦的全资子公司。其次是美国海德伦公司的。海德伦公司原为美国公司，1987 年被日东电工集团收购，成为日本日东电工旗下的一家子公司。现在该公司在全球设有三个分离膜产品制造厂，分别位于美国加利福尼亚州海滨市、日本滋贺县草津市中国上海市松江工业区。再有是日本东丽公司的膜。东丽公司于 1968 年开始反渗透膜的研究开发，1979 年生产出复合膜元件，并分别在日本、美国各建有一个生产基地。另外还有少量使用韩国的世韩膜。三星集团旗下的子公司熊津化学公司于 1994 年完成反渗透膜研发，1997 年公司更名为世韩集团。其他品牌的膜在现有的医用水制取设备中较少使用。

反渗透膜的品种规格很多，不下于数百个品种几千个型号规格。根据原水指标和产品水质量要求选择好适宜的膜品种和型号规格大有学问。表 3-6 至表 3-13 列出了医用水制取设备常用的几家生产厂商及其反渗透膜的性能参数。

表 3-6 陶氏 FilmTec™ RO 膜元件通性

规格型号 参数名称	最高回收率 （%）	最高压降 psi（bar）	性能测试压力 psi（bar）	产水流量 gpd（m³/d）	脱盐率 （%）
TW30-4021	8	13（0.9）	225（15.5）	900（3.41）	99.5
XLE-4021	8	13（0.9）	100（6.9）	1025（3.9）	99.0
TW30-4040	15	13（0.9）	225（15.5）	2400（9.1）	99.5
XLE-4040	15	13（0.9）	100（6.9）	2600（9.8）	99.0
BW30-2540	12	15（1.0）	225（15.5）	1000（3.8）	99.5
LCHR-4040	15	15（1.0）	225（15.5）	2900（11）	99.5

续表

规格型号 参数名称	最高回收率 （%）	最高压降 psi（bar）	性能测试压力 psi（bar）	产水流量 gpd（m³/d）	脱盐率 （%）
LCLE–4040	15	15（1.0）	225（15.5）	2500（9.5）	99.5
BW30–365	15	15（1.0）	225（15.5）	9500（36）	99.5
BW30–365IG※	15	15（1.0）	225（15.5）	9500（36）	99.5
BW30–400	15	15（1.0）	225（15.5）	10500（40）	99.5
BW30–400G※	15	15（1.0）	225（15.5）	10500（40）	99.5
BW30–400/34	15	15（1.0）	225（15.5）	10500（40）	99.5
BW30–400/34i	15	15（1.0）	225（15.5）	10500（40）	99.5
BW30HR–440	15	15（1.0）	225（15.5）	12650（48）	99.7
BW30HR–440i	15	15（1.0）	225（15.5）	12650（48）	99.7
ECOPRO–400	15	15（1.0）	225（15.5）	11500（43）	99.7
XLE–440	15	15（1.0）	225（15.5）	14000（53）	99.0
HSRO–390	15	15（1.0）	150（10.3）	9000（34）	99.5
RO–4040–FF	15	15（1.0）		2650（10）	99.5
RO–390–FF	15	15（1.0）		13700（51.9）	99.5

注：

1. 以上参数依据《FilmTec™ 反渗透和纳滤膜元件产品与技术手册（2020 版）》整理。

2. 表内带 ※ 的膜暂未获得 ANSI 标准 61 认证和 KIWA 认证。

3. 表内所有规格的膜均为复合膜，其复合层由全芳香高交联聚酰胺构成。陶氏 FilmTec™ 旗下的复合膜分二类。一类是以 FT30 为代表的全芳香高交联度聚酰胺，另一类是由混合芳胺和杂环脂肪胺构成的复合膜，也称聚哌嗪类复合膜。

4. XLE– 膜元件的产水量和脱盐率基于以下标准条件：500ppm NaCl，100psi（6.9bar）；其他基于以下标准测试条件：2000ppm NaCl，225psi（15.5bar），77°F（25℃），pH 为 8，回收率 15%。

5. 表内所有的膜除 LC 系列的最高操作温度只有 95°F（35℃）以外，操作和清洗限值如下：最高操作温度 113°F（45℃），最高操作压力 600psi（41bar），在 pH 值高于 10 条件下连续运行的最高温度为 95°F（35℃），最高进水流量 70gpm（15.9 立方米/时），最高压降 15psi（1.0bar），pH 值范围 2～11，最高进水污染指数 SDI 为 5，游离氯耐受量＜0.1。

6. HSRO–390、BW30–400/34i 和 BW30HR–440i 膜虽然最高热稳定温度（25psi）下可达到 185°F（85℃），但对操作使用有很苛刻的要求，使用时一定要严格按生产商规定进行。

7. 后缀 –FF 的所有膜元件均符合 FDA 标准。

表 3–7　陶氏 FilmTec™ NF 膜通性

规格型号 参数名称	最高回收率（%）	最高压降 psi（bar）	性能测试压力 psi（bar）	产水流量 gpd（m³/d）	脱盐率 （%）
NF270–2540	15	13（0.9）	70（4.8）	850（3.2）	＞97.0
NF270–4040	15	13（0.9）	70（4.8）	2500（9.5）	＞97.0

续表

规格型号 参数名称	最高回收率（%）	最高压降 psi（bar）	性能测试压力 psi（bar）	产水流量 gpd（m³/d）	脱盐率（%）
NF90–2540	15	13（0.9）	70（4.8）	680（2.6）	97.0
NF90–4040	15	13（0.9）	70（4.8）	2000（7.6）	98.7
NF270–400/34i	15	15（1.0）	70（4.8）	12500（47）	＞97.0
NF90–400/34i	15	15（1.0）	70（4.8）	1000（38）	98.7

注：

1. 以上参数来源《FilmTec™ 反渗透和纳滤膜元件产品与技术手册（2020 版）》，膜材质均为全芳香高交联度聚酰胺。

2. 单支膜产水量和脱盐率基于以下标准测试条件：（2000ppm）$MgSO_4$，225psi（15.5bar），77°F（25℃），pH 为 6.5～7，15% 回收率和上表所述压力。

3. 操作限值：最高进水温度 113°F（45℃），最高进水压力 600psi（41 bar），最高进水流量 16gpm（3.6 立方米／时），最高压降 15psi（1.0bar），pH 值范围 3～10，最高进水污染指数 SDI 游离氯耐受量＜0.1。

表 3-8 海德能 RO 膜元件通性

规格型号 参数名称	最高回收率（%）	最高压降 psi（bar）	性能测试压力 psi（bar）	产水流量 gpd（m³/d）	脱盐率（%）	备注
PROC30	15	15（1.0）	225（15.5）	11500（43.5）	99.8	耐 pH2～11
PROC10	15	15（1.0）	225（15.5）	10500（39.7）	99.75	耐 pH2～11
PROC20	15	15（1.0）	150（10.3）	10500（39.7）	99.5	耐 pH2～11
CPA3–LD	15	15（1.0）	225（15.5）	11000（41.6）	99.7	
CPA2–4040	15	15（1.0）	225（15.5）	2250（8.5）	99.5	
ESPA1	15	15（1.0）	150（10.3）	12000（45.4）	99.4	
ESPA2	15	15（1.0）	150（10.3）	9000（34.1）	99.6	
ESPA2MAX	15	15（1.0）	150（10.3）	12000（45.4）	99.6	
ESPA2–LD	15	15（1.0）	150（10.3）	10000（37.9）	99.6	
ESPA2–LDMAX	15	15（1.0）	150（10.3）	12000（45.4）	99.6	
ESPABMAX	15	15（1.0）	150（10.3）	9000（34.1）	99.3	
ESPA4–LD	15	15（1.0）	100（7.0）	12000（45.4）	99.2	测试溶液（500mg/L）NaCl
ESPA4MAX	15	15（1.0）	100（7.0）	13200（50.0）	99.2	
ESPA1–4040	15	15（1.0）	150（10.3）	2600（9.8）	99.4	

续表

规格型号 参数名称	最高回收率（%）	最高压降 psi（bar）	性能测试压力 psi（bar）	产水流量 gpd（m³/d）	脱盐率（%）	备注
ESPA2–4040	15	15（1.0）	150（10.3）	1900（7.2）	99.6	
ESPA4–4040	15	15（1.0）	100（7.0）	2500（9.5）	99.2	测试溶液 （500mg/L） NaCl
LFC3–LD	15	15（1.0）	225（15.5）	11000（41.6）	99.7	
LFC3– LD–4040	15	15（1.0）	225（15.5）	2100（8.0）	99.7	

注：

1. 以上参数依据《HYDRANAUTICS 反渗透和纳滤膜产品技术手册（2022 版）》整理。要特别注意表内参数获得的重要前提条件进水流量（立方米／小时）未知。

2. 单支膜产水量和脱盐率除有特别注明以外，其他基于以下标准测试条件：（1500mg/L）NaCl，77 ℉（25℃），pH 为 6.5 ~ 7，15% 回收率。

3. 使用条件：最高进水温度 113 ℉（45℃），最高操作压力 600psi（41.4bar），最高压降 15psi（1.0bar），pH 值范围 2 ~ 10，最高进水污染指数 SDI < 5，最大进水浊度 NTU 为 1.0，最大进水余氯浓度 0.1mg/L，最大进水流量 75gpm（17 立方米／时），最低浓水流量 12gpm（2.7 立方米／时）。

表 3–9　海德能 NF 膜通性

规格型号 参数名称	最高回收率（%）	最高压降 Psi（bar）	性能测试压力 Psi（bar）	产水流量 gpd（m³/d）	脱盐率（%）	溶液（mg/L）
ESNA1–K1	15	15（1.0）	80（5.5）	10500（39.7）	97	500
ESNA1–LF–LD	15	15（1.0）	75（5.2）	9500（36.2）	93	500
ESNA1–LF2–LD	15	15（1.0）	75（5.2）	12000（45.4）	91	500
ESNA4–LD	15	15（1.0）	100（6.9）	11500（43.5）	—	2000
ESNA1–4040	15	15（1.0）	75（5.2）	2100（7.9）	90	500

注：

1. 以上参数依据《HYDRANAUTICS 反渗透和纳滤膜产品技术手册（2022 版）》，要特别注意表内参数获得的重要前提条件进水流量（立方米／小时）未知。表中参数基于以下条件：膜材质均为芳香族聚酰胺复合；单支膜产水量和脱盐率除有特别注明以外，其他条件：77 ℉（25℃），pH 为 6.5 ~ 7，15% 回收率。

2. 使用条件：最高进水温度 113℉（45℃），最高进水压力 600psi（41bar），最高压降 15 psi（1.0 bar），进水 pH 范围 3 ~ 10，最高进水淤泥密度指数 SDI 为 5，最大进水余氯浓度 < 0.1mg/L。

表 3–10　东丽 RO 膜元件通性

规格型号 参数名称	最高回收率（%）	最高压降 psi（bar）	性能测试压力 psi（bar）	产水流量 gpd（m³/d）	脱盐率（%）
TMH10A	15	20（1.4）	100（6.9）	2400（9.1）	99.3
TMH20A–370	15	20（1.4）	100（6.9）	10200（38.6）	99.3

规格型号 参数名称	最高回收率（%）	最高压降 psi（bar）	性能测试压力 psi（bar）	产水流量 gpd（m³/d）	脱盐率 （%）
TMH20A-400	15	20（1.4）	100（6.9）	11000（41.6）	99.3
TMH20A-430	15	20（1.4）	100（6.9）	11800（44.7）	99.3
TMG10	15	20（1.4）	110（7.6）	2400（9.1）	99.5
TMG20-370	15	20（1.4）	110（7.6）	9500（36.0）	99.5
TMG20-400	15	20（1.4）	110（7.6）	10200（38.6）	99.5
TMG20-430	15	20（1.4）	110（7.6）	11000（41.6）	99.5
TM710	15	20（1.4）	225（15.5）	2400（9.1）	99.7
TM720-370	15	20（1.4）	225（15.5）	9500（36.0）	99.7
TM720-400	15	20（1.4）	225（15.5）	10200（38.6）	99.7
TM720-430	15	20（1.4）	225（15.5）	11000（41.6）	99.7
TM720N-400	15	20（1.4）	225（15.5）	10200（38.6）	99.7
TM720L-400	15	20（1.4）	150（10.3）	8500（32.2）	99.5
TM720L_430	15	20（1.4）	150（10.3）	9200（34.8）	99.5
TM720C_430	15	20（1.4）	150（10.3）	8800（33.3）	99.2

注：

1. 以上参数来源《东丽液体分离膜产品技术手册（2010 版）》；要特别注意表内参数获得的重要前提条件进水流量（立方米 / 小时）未知。

2. 单支膜产水量和脱盐率（NaCl）除 TMH 和 TMG 系列膜的测试溶液（500mg/L）NaCl 外，其他膜的标准测试条件：（2000mg/L）NaCl，77°F（25℃），pH7，15% 回收率。

3. 使用极限条件除 TM7 系列最高操作温度为 113°F（45℃）外，最高操作压 600psi（41.4bar）外，其他如下：最高操作温度 104°F（40℃），最高操作压力 365psi（25bar），最高压降 20psi（1.4bar），pH 值范围 2 ~ 11，最高进水污染指数 SDI 为 5，最大进水余氯浓度检测不到。

表 3-11　东丽 NF 膜通性

规格型号 参数名称	最高回收率（%）	最高压降 psi（bar）	性能测试压力 psi（bar）	产水流量 gpd（m³/d）	脱盐率 （%）	浓水流量 （L/min）
SU610（4 英寸）	13.5	14（1.0）	50（3.5）	1200（4.5）	55	20
SU620（8 英寸）	13.6	14（1.0）	50（3.5）	4800（18.2）	55	80
SU620F（8 英寸）	16	14（1.0）	50（3.5）	5800（22.0）	55	80

注：

1. 以上参数来源《东丽液体分离膜产品技术手册（2010 版）》，要特别注意表内参数获得的重要前提条件进水流量（立方米 / 小时）未知。膜材质均为 TAB 的架桥芳香族聚酰胺，表内参数基于单支膜产水量和脱盐率（NaCl）的测试条件：（500mg/L）NaCl，77°F（25℃），pH6.5，最低脱盐率 45% 和上表所述压力。

2. 使用条件：进水温度 < 75°F（35℃），进水压力 600psi（41bar），最大压降 14psi（1.0bar），进水 pH 范围 3 ~ 8，进水淤泥密度指数 SDI 为 4，进水自由氯浓度检测不到。

表 3-12　世韩 RO 膜元件通性

规格型号 参数名称	最高回收率（%）	最高压降 psi（bar）	性能测试压力 psi（bar）	产水流量 gpd（m³/d）	脱盐率 （%）
RE8040-BE	15	15（1.0）	225（15.5）	11000（41.6）	99.5
RE8040-HBE	15	15（1.0）	225（15.5）	10000（37.9）	99.7
RE8040-BE440	15	15（1.0）	225（15.5）	12000（45.4）	99.5
RE8040-BN	15	15（1.0）	225（15.5）	10000（37.9）	99.5
RE8040-BR	15	15（1.0）	225（15.5）	5500（20.8）	99.7
RE4040-BE	15	15（1.0）	225（15.5）	2400（9.1）	99.5
RE4040-BN	15	15（1.0）	225（15.5）	2000（7.6）	99.5
RE4021-BE	15	15（1.0）	225（15.5）	1050（4.0）	99.5
RE2540-BN	15	15（1.0）	225（15.5）	600（2.3）	99.5
RE4040-TE	15	15（1.0）	225（15.5）	2400（9.1）	99.5
RE4021-TE	8	15（1.0）	225（15.5）	1050（4.0）	99.5
RE2540-TE	15	15（1.0）	225（15.5）	800（3.0）	99.5
RE2521-TE	8	15（1.0）	225（15.5）	300（1.1）	99.5
RE4040-TL	15	15（1.0）	150（10.3）	2600（9.8）	99.0
RE4021-TL	8	15（1.0）	150（10.3）	1050（4.0）	99.0
RE2540-TL	15	15（1.0）	150（10.3）	850（3.2）	99.0
RE2521-TL	8	15（1.0）	150（10.3）	300（1.1）	99.0
RE8040-UE	15	15（1.0）	225（15.5）	9000（34.1）	99.5
RE8040-HUE	15	15（1.0）	225（15.5）	10000（37.9）	99.5
RE8040-HUE400	15	15（1.0）	225（15.5）	9000（34.1）	99.5
RE8040-UL	15	15（1.0）	150（10.3）	10000（37.9）	99.5

注：

1. 以上参数来源《CSM 反渗透膜应用指南》。要特别注意表内参数获得的重要前提条件进水流量（立方米/小时）未知。单支膜产水量和脱盐率基于以下条件：（2000mg/L）NaCl，77°F（25℃），pH6.5~7，15% 回收率。

2. 使用条件：最高操作温度 113°F（45℃），最高操作压力 600psi（41.4bar），最高压降 15psi（1.0bar），pH 值范围 3~10，最高进水污染指数 SDI 为 5.0，最高浊度 NTU 为 1.0，最大进水余氯浓度 0.1ppm。

表 3-13　世韩 NF 膜通性

规格型号 参数名称	最高回收率（%）	最高压降 psi（bar）	性能测试压力 psi（bar）	产水流量 gpd（m³/d）	NaCl 脱盐率（%）
NE8040-90	15	15（1.0）	75（5.2）	9000（34.1）	85～95
NE4040-90	15	15（1.0）	75（5.2）	1900（7.2）	85～95
NE2540-90	15	15（1.0）	75（5.2）	450（1.7）	85～95
NE8040-70	15	15（1.0）	75（5.2）	7000（26.5）	60～70
NE4040-70	15	15（1.0）	75（5.2）	1500（5.6）	60～70
NE2540-70	15	15（1.0）	75（5.2）	350（1.3）	60～70

注：

1. 以上参数来源《CSM 反渗透膜应用指南》，材质均为芳香族聚酰胺复合，表中数据基于以下测试条件：单支膜产水量和脱盐率 77°F（25℃），pH 范围 6.5～7，15% 回收率，测试压力同上表反渗透测试压力。

2. 使用条件：最高进水温度 113°F（45℃），最高进水压力 600psi（41bar），最高压降 15psi（1.0bar），进水 pH 范围 3～10，最高进水淤泥密度指数 SDI 为 5，最大进水余氯浓度 0.1ppm。

4. 使用反渗透膜的注意事项

由于反渗透（RO）膜和纳滤（NF）膜的通性相同，故将反渗透膜和纳滤膜合在一起介绍。

为了优化医用水设备的设计和运行，设备供应商和用户应尽可能了解 RO 和 NF 设计中的一些常识。RO 和 NF 是一种错流过滤技术，可以去除水中杂质，其分离能力达到去除离子的水平。反渗透膜和纳滤膜的性能主要由水通量（透过速度）和脱盐率（分离效果）来决定。水通量和脱盐率受操作压力、回收率、进水流量、进水的离子浓度、温度、pH 值以及膜的细菌污染等因素的影响。

（1）产品水回收率和浓差极化

产品水回收率是一个可以引起多项指标发生改变的至关重要的参数。实际上，任何一家膜供应商，在介绍膜性能参数时，都规定了单支膜的回收率为 15%，甚至更低。常规的设计工艺流程，相同的原水参数指标下，回收率越高，膜面水的浓差极化越大，产品水质越差，膜的使用寿命越短。在医用水行业，因单套膜法制水设备相比工业领域较小，而其工艺多数为普通工业领域的设计，再加上用户的特殊性，一方面为了响应 GMP 管理规范，要求免终端储水箱；另一方面峰谷用水量差距悬殊，再加上膜法水处理的产水量受水温的影响较大，以及设备供应商的人为因素等，导致现有的医用膜法制水设备，真正能按膜通性要求将单支膜的回收率控制在 15% 的很少。设备投入运行后引发产水量下降时，又采用人为减少设备的浓缩水排放，即人为改变原有设计确定的浓差极化因子（β）值，这种饮鸩止渴的方式最终会增加许多不必要的运行费用。因此，供应商在医用水设备的设计阶段，就应对回收率控制在膜通性允许的范围内。

所谓浓差极化，是指在反渗透脱盐过程中，由于水不断地透过膜，会引起膜表面原水中杂质浓度的升高，从而在膜的高压侧原水中，从贴近膜表面到远离膜表面之间形成浓度梯度，即越靠近膜表面层的原水，其浓度越高，越远离膜表面层的原水，其杂质浓度越低。由于膜表面层的杂质浓度高于整体原水的杂质浓度，阻碍了反渗透。

对于条件给定的设备，在一定的操作压力下，由于浓差极化引起了膜表面溶液的渗透压增加，结果使反渗透过程的有效推动力变小，导致膜的透水速度和脱盐率下降，能耗增加。为了减少浓差极化现象，一般采用提高进水流速（即流量），使高压侧的进水保持湍流状态，以防止膜表面浓度的增加。

（2）细菌污染

毫无疑问，反渗透膜和纳滤膜可以去除包括细菌在内的绝大多数杂质。实践证明，采用市政自来水为原水时，只要将进膜的原水维持在湍流状态，以单支 8 英寸卷式 RO 膜为例，维持进水量大于 8 立方米 / 小时，产品水回收率小于 15%，可以极大地避免细菌引起的膜污染。若设计不能维持进水为湍流状态，由胶体、水垢及微生物（细菌、病毒和藻类）引起的污染，仍然是 RO 和 NF 设备运行需要重视的问题。从反渗透膜和纳滤膜的通性可以看出，所有品种的膜，均有对最大进水余氯浓度不超过 0.1 毫克 / 升的要求，而 GB 5749 生活饮用水卫生标准，明确要求市政自来水的末梢游离氯浓度为 0.3 毫克 / 升。为了使原水符合反渗透膜或纳滤膜对游离氯浓度的进水要求，预处理就必须采用除游离氯或余氯的设计。医用水制取设备通常采用活性炭去除游离氯的工艺。问题是当活性炭将游离氯除尽后，由于设备中活性炭罐之后的配件管路等因缺少余氯的杀菌，在水流不为湍流时就易滋生细菌。表 3–14 列出了常温下静态水细菌随时间繁殖的基本变化规律。

表 3–14　常温下静态水细菌随时间繁殖的基本变化规律

时间（小时）	细菌数量（个）	时间（小时）	细菌数量（个）
0	1	3.33	1024
0.33	2	3.67	2048
0.67	4	4	4096
1	8	5	32768
1.33	16	6	262144
1.67	32	7	2097152
2	64	8（第一班）	16777216
2.33	128	16（第二班）	281470000000000
2.67	256	24（第三班）	4720400000000000000000
3	512		

（3）进水水质

进水的水质好坏直接影响反渗透处理工艺的效果，因此必须十分重视原水的水质情况。原水的预处理，一定要使进水水质符合规定的指标（见第四章）。医用水处理设备因用户的习惯，一方面不清楚提供原水检测报告的重要性，另一方面又往往在招标文件中限定了配置，有的甚至将配置清单细化到了连接管阀件的规格型号及其个位数量（如第二章的表 2-8），这种处理方式表面看很细致，其实不然。在只知原水的总电导率不大于 200μs/cm 的情况下，用户却要求如此细化的设备配置清单，至少在技术上是不够严谨的。另外，从表 2-8 看出，其预处理仅仅描述了外在的特性，这些外在的特性既无法支撑其内在的功能一定满足用户的真实需求，也无法证明可以将原水处理成满足反渗透膜的进水要求，尤其是常被人们忽略的对原水中硅、铁、锰成分的去除。下文将另对原水中硅、铁、锰成分的去除作详细介绍。

（4）操作压力

在反渗透操作过程中，产水量与操作压成正比。但提高操作压力又会使膜受到压密实的影响而最后导致透水速度下降。因此，应根据各种膜的性能来考虑反渗透操作压力。对操作压力的选择还取决于原水中各离子的浓度、膜的透水性能和产品水的回收率，以及设备是连续运行还是间歇运行。对于反渗透医用水设备，因通常选择 BW 型芳香聚酰胺复合膜，控制操作压力在 15~25 千克/平方厘米之间，综合性价比较好。

（5）温度

单位面积膜的产水量与原水温度成正比。在膜性能的承受温度内，水温每提高 1℃，透水速度约增加 2.7%~3.5%。但温度过高时，会加快膜的压密实性。一般有机膜由于温度升高而变软，随之膜的压密实作用也相应增加。因此，一般 RO 膜的原水温度常控制在 15~35℃之间。对于反渗透医用水设备，重点在于关注温度过低时的加温工艺设计。

（6）pH 值

膜的耐 pH 值大小关键取决于膜材质，芳香聚酰胺类膜的长期使用范围为 pH 值 5~9，短期使用范围为 pH 值 4~10。聚哌嗪酰胺膜较耐水解，对 pH 值的使用范围较广。

（7）膜的清洗

就医用水处理，由于原水普遍采用市政自来水，GB 5749 对浊度、胶质物、肉眼可见物等已有较高的要求，膜是否要清洗关键取决于设备的预处理。实践证明当原水的 pH 值在 6.5～7.8 之间，设计每支膜的进水流量不小于 8 吨 / 小时，产品水回收率不大于 15%，末端膜浓缩水的朗格利尔指数 I_L 小于 0 的同时，只要机械滤器和保安滤器设计到位，即机械滤器出水的颗粒物控制在 30 微米及以下，保安滤器出水的颗粒物控制在 5 微米内，至少三年内无须对膜清洗。另外，还应考虑经济性。医用水膜法处理设备的运行成本中，水的费用占了大头，当膜在全生命周期内，若用于膜清洗的综合费用大于膜清洗后延伸的使用寿命折算的成本时，换膜更适宜。否则，就进行膜清洗。

①清洗时间

在实际运行中，可以参考下述三个条件来掌握清洗时间：当反渗透装置进出压差比运行初期的压差增加 1.5～2 千克 / 平方厘米时；同一供水条件下，产水量比运行初期下降 15% 时；需长期停用时，在停止运行之前进行清洗。

②清洗方法

通常有两种方法：一种是简易的给水低压冲洗法；另一种是用化学药剂清洗的方法。前者的作用是冲洗去除膜面上的污染物，并使被压密实的膜恢复。后者的作用是清除膜面上的微量铁、有机物和胶体等所形成的污垢薄层。

清洗使用的压力一般为 3 千克 / 平方厘米，清洗一次至少需要 4～6 小时（含浸泡时间，不少于 2 小时）。

清洗所需的附属设备，在系统设计时应予以考虑。为减少设备占地面积和不必要的设备经费开支，应尽可能采用复式清洗功能，即利用设备既有的配置完成清洗步骤。

③清洗液的配制（以一立方米清洗液所需药品数量为例）

清洗铁、碳酸钙等无机盐类：柠檬酸 20 千克，曲拉通（Triton）X-100（为一种表面活性剂）1 升，加水混合后用氨水调节至 pH=3.0。

清洗有机物污染：三聚磷酸钠 20 千克，EDTA 钠盐 8 千克，曲拉通 X-1001 升，加水混合后用酸调节至中性。

细菌污染：通常可用 0.2% 浓度的过氧化氢循环冲洗杀菌。

对于医用制水设备，化学清洗是一种无奈的选择，应尽量避免。原因如下。

第一，相当部分的医用水如配液用水、制剂用水、血透用水等需直接或间接进入患者身体，有的需执行《中华人民共和国药典》（简称《药典》）规范要求，即进入《药典》的医用水制备应符合 GMP 管理规范，自原水到产品水的全工艺流程不允许添加任何化学添加剂；新制定的血透用水制备工艺也要求执行 GMP 管理规范。

第二，整个清洗过程从配液、清洗、浸泡、冲洗、漂清、检测，除了耗时、耗力以及较大的经费开支外，还有二项常被用户忽视的损耗，即动力损耗和水损耗，尤其是水损耗，因清洗过程中的冲洗和漂清通常需要平时正常制水时的 1.5 倍耗水量，设备运行当年整个膜清洗过程通常需要 4 小时及以上，之后，随着运行年份的增加和膜结垢程度的增加，清洗频率和每次清洗需要花费的时间也会随之增加。

第三，多数医用制水设备，因设计上的缺陷，在冲洗和漂清时无法提供常规制水 1.5 倍的供水量，不仅使清洗过程延长，也使清洗达不到应有的效果。

第四，医用制水设备的规模较小，即使为中央制水设备，其反渗透主机的产水量一般不超过 30 吨 / 小时，再是医院水机房面积和环境噪声要求的限制，制水设备的设计工艺中通常不考虑水、气联动冲洗，而是采用单一的水冲洗，这样，实际的清洗效果也会大打折扣。

（8）膜的消毒频率和消毒液配置

①膜的消毒

根据设计预处理出水的允许细菌指标和所用膜的允许细菌指标确定临界细菌指标值，再按表 3-14 常温下细菌随时间繁殖的基本变化规律计算浓缩水中达到临界细菌指标值的时间，以此时间作为消毒的周期频率。注意表 3-14 是在静态水中的细菌繁殖量，流动水中的细菌繁殖量要少得多。对选用陶氏或海德伦原装进口的聚酰胺复合膜，膜材本身就具备优良的细菌耐受性，只要维持膜的进水为湍流，对以市政自来水为原水的医用制水设备，RO 膜通常不需要消毒处理。实践证明，换膜频率执行行业法规要求，设计单支 BW 型 8 英寸 RO 膜的进水流量不小于 8 吨／小时的情况下，连续 12 年无 RO 膜清洗消毒处理，设备仍正常运行。

理论上当设计工艺不能达到进水流速为湍流（单支 BW 型 8 英寸 RO 膜的进水流量不小于 11.1 吨／小时）时，夏季或原水温度在 25℃以上时每 3 个月消毒一次，冬季或原水温在 25℃以下时每半年消毒一次；根据消毒剂的配比浓度和消毒水量计算出消毒剂所需的数量。医用制水设备推荐的消毒剂是过氧乙酸，配比有效浓度为 0.1%～0.3%，以不损伤反渗透膜为前提。

当膜出口的产品水细菌指标超出设计允许指标值，或达到终端临床用水临界值时，须消毒。

设备预计较长时间停运（如长达一周）时，应对设备用膜加保护液。标准保护液含 1%～1.5% 的食品级亚硫酸氢钠或浓度 0.5%～1.0% 福尔马林溶液。若采用食品级亚硫酸氢钠，保存期间至少每周检查一次保护液的 pH 值，当 pH 值低于 3 时应更换保护液。至少每月更换 1

次保护液。保护液一直保持至下一次设备运行前冲洗。设备短时间内停运，只要保持适宜水流，让出水流入浓水道即可。当停运时间可以预判时，也可以每天按膜的冲洗流程低压冲洗20分钟，替代膜消毒。

②消毒剂消毒的注意事项

消毒剂的纯度至少是化学纯。配制消毒溶质的外置容器必须是无污染的洁净容器，先用产品水冲刷沥干备用。配比消毒液浓度前，一定要准确计算设备内消毒液过流部分的残留水容积，以产品水箱作消毒液容器时，还应准确计算产品水箱内的残余水量，并将这些容积量计入溶剂总量。

③残留消毒剂去除方法

制水设备和纯水输送管路内的残留消毒剂用产品水冲刷法去除。用产品水箱作消毒液容器时，消毒循环结束后，在再次开启制水设备制水前，先将产品水箱内的剩余消毒液通过底部的排放阀排放，确认排干后再制水进入产品水箱，每次制水必须使产品水箱完全盛满，确认产品水箱上方的溢流口已有水溢出后，再冲洗纯水输送管路，并重复循环制水冲洗。

④有效浓度检测方法

化学消毒溶质常用的主要是过氧乙酸，其次还可使用甲醛和次氯酸钠。每种消毒剂的仲裁测试方法执行 YY 0793.1—2010。为方便日常运行消毒的有效监管，可利用每种消毒溶质对电导率的变化均很敏感的特性，对消毒液的有效浓度进行检测。

对消毒溶质有效浓度的检测：取同一消毒溶质配方序号下的市售分析纯消毒溶质三份，分别测得该溶质的原始电导率，取其平均值与该溶质标签注明的有效溶质浓度作原始消毒溶质浓度检测的比对依据。

对消毒液有效浓度的检测：取同一消毒溶质配方序号下的市售分

析纯消毒溶质三份，按消毒液的配比要求分别配置成三份消毒液，然后分别测出该三份溶液的原始电导率，取其平均值作消毒液配方的比对依据。

5.原水中硅、铁、锰成分的去除

（1）天然水中的硅、铁、锰成分

①天然水中硅酸化合物的形态

天然水中硅酸化合物可呈分子、离子状态，不安定的胶体状态，吸附状态，较安定的粗粒。其中分子、离子状态的称为活性硅（或可溶性硅），其余三者统称为非活性硅（或不溶性硅）。

分子、离子态硅化合物溶解于水中，其微粒大小在1毫微米以下，呈真溶液。呈不安定的胶体硅微粒大小在1毫微米~1微米之间变动，呈胶体分散体系，最稳定的胶体颗粒直径在100~800埃之间，但由于凝胶型树脂内微孔直径为20~40埃，比胶体硅小得多，因此不能除去胶体硅。

天然水中含有铁、铝氧化物颗粒，钙、镁等碳酸盐颗粒以及悬浮的有机物颗粒时，能将水中的硅酸吸附在这些颗粒表面。呈吸附状态的硅酸化合物，一般可经过滤除去，但当水中含有大量有机物时，常存在较安定的粒度非常小的悬浮物，即使外观较透明，其硅含量也较多，过滤法不易除掉。

天然水中比较安定的粗粒态硅酸化合物，是指存在于水中的黏土、岩石、硅酸盐所含的硅酸，一般可用过滤法除掉。

对经过滤的地表水或透明的地下水，除分子、离子态活性硅以外，基本上没有吸附状态和比较安定的粗粒状硅酸化合物，只剩胶体硅。所以预处理的主要任务是除去胶体硅。

②地下水为水源的市政自来水含铁化合物的形态

一般地下水只含有溶解性的铁化合物，主要是二价铁的重碳酸盐。由于重碳酸铁是弱电解质，能在水中充分离解：

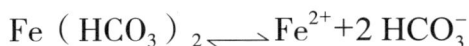

$$Fe（HCO_3）_2 \rightleftharpoons Fe^{2+} + 2HCO_3^-$$

所以二价铁在地下水中主要以二价铁离子 Fe^{2+} 的形式存在。此外，还可能存在少量硫酸亚铁。当水中含有大量有机物，水的色度很高，特别是含腐殖酸类有机物，有机物与铁络合成稳定的化合物时，就可成为有机铁。

当水中有溶解氧存在时，水中的二价铁离子易氧化为三价铁：

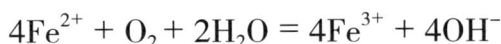

$$4Fe^{2+} + O_2 + 2H_2O = 4Fe^{3+} + 4OH^-$$

因氧化生成的三价铁在水中的溶解度极小，故以 $Fe（OH）_3$ 沉淀析出。

（2）去除天然水中胶体硅的方法

硅化合物在天然水中的含量较少，通常每升只有几毫克至几十毫克，但在某些喀斯特地貌区的市政自来水中可以高达 0.3~0.5 克/升，经常以离子或分子状态的胶体存在，在 pH 值增高时能转变成真溶液。硅的化合物在高压灭菌锅炉中特别容易形成铝、铁和钙的盐类，沉淀在热强度高的水冷壁受热面上，结成水垢。常温下硅的化合物易在反渗透水处理的 RO 膜面上形成白色粉末结晶的水垢，降低产品水的出力。在有胶体硅的原水中，为防止硅对 RO 膜的危害，对反渗透进水进行不同程度的除硅就很有必要。

经机械滤器接触过滤后的或未经任何凝聚处理的原水，通过过滤器和阳树脂交换后，在各个阶段都可不同程度地去除胶体硅。表 3-15 表明，当原水含胶体硅较多，只经过滤后的产品水中残留胶体硅较大，反之当原水胶体硅较少也不经预处理，只经过滤和除盐，也可能将胶体硅除到相当少的程度。

对带负电荷的胶体硅，添加电解质或进行电凝聚具有良好的去除能力。对于浊度高的地表水采用凝聚澄清工艺，将去除悬浮物与去除胶体硅相结合，或镁剂除硅与除悬浮物相结合。对已经低剂量凝聚澄清的以地表水为水源和以较清的地下水为水源的市政自来水，采用接触凝聚过滤也是有效的，可以节省投资简化设备。

表 3-15　水处理过程中胶体硅的变化情况

水处理过程	水中胶体硅含量（毫克/升）					
	A 水源			B 水源		C 水源
	硫酸铝投加量（毫克/升）					
	6~8	20	30			
原水	1.08	0.36	0.26	1.83	2.72	1.76
澄清水	—	—	—	—	—	1.58
过滤水	0.94	0.29	0.18	1.0	1.88	0.4
阳床出水	0.72	0.23	0.14	0.96	2.0	0.069
阴床出水	0.295	0.023	0.009	0.46	1.24	0.004
混床出水	0.298	0.037	0.011	0.41	1.22	—

注：
1. A 水源为自来水，进离子交换柱前用凝聚接触过滤。
2. B 水源为地下水，经过滤后进离子交换柱。
3. C 水源为水库水，投加 0.2 毫克当量/升硫酸铝，经凝聚、澄清、过滤后进入离子交换柱。
4. 离子交换柱内均用 001×7 与 201×7 树脂。

①镁剂除硅

工业水处理经常采用的镁剂为呈白色粉状的菱苦土和白云灰。医用水处理因产水量相对较小，为方便使用和操作，可以采用市售 CP 级镁替代。

镁剂除硅应注意以下事项。镁剂不管是 CP 级还是工业级，均由菱苦土或白云灰组成。菱苦土的主要成分为 MgO，白云灰的主要成分为 MgO、CaO。当用白云灰除硅时 MgO 往往不足，应搭配菱苦土使用。用 CP 级镁剂除盐时，只要按计算后的用量即可。镁剂具有很强的吸湿性，应注意保存。为实现自动化，菱苦土通常以湿法投料。湿法投料应先将菱苦土加水搅拌成能被计量泵自动吸入的稀乳液。

②凝聚澄清

图 3-2 是对某地表水进行凝聚澄清除硅的试验结果，原水的非活性硅含量为 11.2 毫克 / 升，混凝剂为硫酸铝，经凝聚、澄清、过滤后，再经过复床除盐系统，胶体硅剩余量可小于 20 微克 / 升。

③接触凝聚

若条件允许，当进水浊度较低但含胶体硅多时，在机械过滤前端的进水管中加入混凝剂，使凝聚过程在滤料层中进行，这种接触凝聚过滤对水中胶体硅亦有较好的去除效果。

图 3-3 是以某地表水为水源的市政自来水经凝聚澄清过滤的水，再以硫酸铝为混凝剂进行接触过滤，当硫酸铝剂量大于 0.1 毫克当量 / 升（5.7 毫克 / 升）时，预处理出水中的胶体硅绝大部分已被除去。

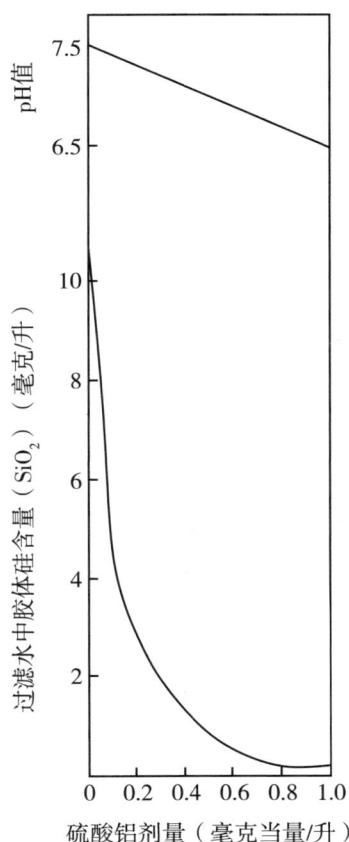

图 3-2　某地面水凝聚澄清除硅
试验结果

注：原水胶体硅含量：11.2 毫克 / 升；搅拌时间：10 分钟；澄清时间：2 小时；过滤介质：失效阳树脂；过滤层高：500 毫米；过滤流速 8～13 米 / 时。

图 3-4 是以地下水为水源，不经接触凝聚处理的预处理产品水中胶体硅含量高达 0.84 毫克 / 升；经接触凝聚处理，在硫酸铝剂量 0.2 毫克当量 / 升（11.4 毫克 / 升）时，产品水中胶体硅可降至 50 微克 / 升，效果是显著的。

④用活性炭去除水中胶体硅

活性炭对胶体硅具有一定的吸附能力，下列两组试验资料表明，活性炭能去除水中胶体硅，供作参考。

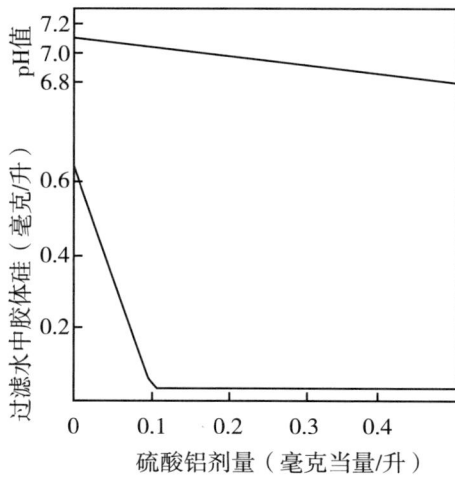

图 3-3 不同剂量接触凝聚试验
结果

注：原水：自来水胶体硅含量约 1 毫克 /
升；混合时间：2 分钟；过滤介质：
失效阳树脂；过滤层高：600 毫米；
过滤速度：8~12 米 / 时。

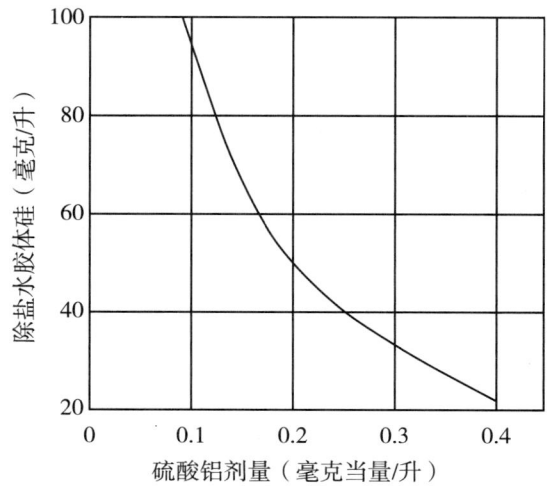

图 3-4 不同剂量接触凝聚与除盐水
胶体硅含量的试验结果

注：原水胶体硅含量 3.4 毫克 / 升。

　　第一组，活性炭除硅试验。试验在炭滤器内径 φ44 毫米、粒状
活性炭粒度 20~40 目、柱内活性炭层高 1100 毫米、进水为地下水、
试验流速 5~15 米 / 时的条件下进行，试验结果见表 3-16。

表 3-16　活性炭去除水中胶体硅的试验结果

流速 （米 / 时）	通水倍数 （升水 / 升炭）	进水含量（毫克 / 升）			出水含量（毫米 / 升）		
		全硅	活性硅	胶休硅	全硅	活性硅	胶体硅
5	13.1	16	14.2	1.8	13.8	13.5	0.3
5	53.0	15.7	14.0	1.7	14.5	14.0	0.5
5	62.0	14.9	13.2	1.7	14.0	13.6	0.4
10	195	15.5	14.4	1.1	14.8	14.6	0.2
10	220	14.6	14.0	0.6	14.1	14.1	0
10	267	15.7	13.1	2.6	13.5	13.5	0
10	304	—	—	—	13.5	13.2	0.2
10	360	15.8	14.2	1.6	14.5	14.2	0.3
10	484	20.1	13.5	6.6	13.7	13.5	0.2

续表

流速（米/时）	通水倍数（升水/升炭）	进水含量（毫克/升）			出水含量（毫米/升）		
		全硅	活性硅	胶休硅	全硅	活性硅	胶体硅
10	600	15.9	14.2	1.7	14.5	14.2	0.3
10	762	16.7	14.2	2.5	14.5	14.5	0
10	1180	15.1	12.8	2.3	13.7	13.6	0.1
10	1380	—	—	—	13.5	13.2	0.3
10	1947	15.8	14.4	1.4	14.8	14.2	0.6[①]
10	2544	15.0	14.0	1.9	14.0	14.0	0[②]

注：
1. 吸附柱反洗后重新通水。
2. 限于条件试验至此结束，未继续通水至失效。

试验结果表明，活性炭有较好的去除水中胶体硅的能力。当井水中胶体硅 1～2.5 毫克/升条件下，约可去除 85%（平均值），出水胶体硅平均值为 0.23 毫克/升。

活性炭吸附柱除胶硅能力较一般过滤介质大得多，尽管医用水处理很少将失效活性炭进行活化再生，但若条件允许，也可以采用，其再生方式与一般活性炭再生法相同。

第二组，活性炭除胶体硅、铁、有机物试验。试验在 ϕ 26 毫米、炭层高 530 毫米、运行流速 10 米/时的条件下进行，结果见表 3-17。

表 3-17　某新活性炭除胶体硅、铁、有机物效果

项目	胶体硅	铁	有机物
平均每克炭吸附数	0.43 毫克	7 毫克	1.75 毫克
平均吸附率（%）	56.6	18.6	56.5

⑤覆盖过滤器除胶体硅

覆盖纤维素或离子交换树脂粉的过滤器，去除胶体硅的效果可达 80%～90%，见图 3-5。

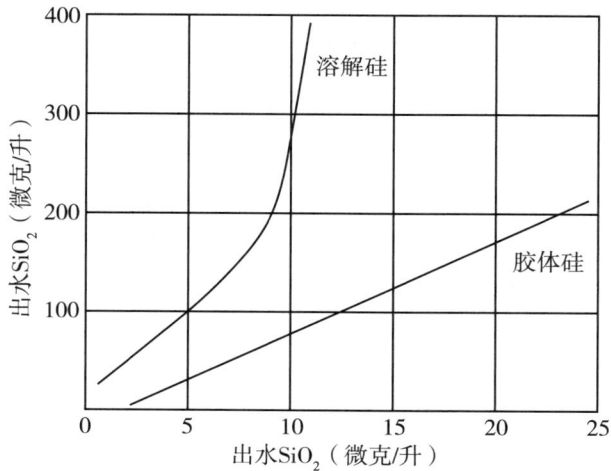

图 3-5　覆盖树脂粉过滤器的除硅效果

⑥去除胶体硅方法的选择

当以地表水为水源，胶体硅含量高时，可用镁剂除硅或凝聚澄清，将预软化、除硅与除去浊度相结合。

无论以地表水或地下水为水源的市政自来水，均可采用接触凝聚除胶体硅和有机物，或采用活性炭除胶体硅或有机物。当用微孔过滤（如复盖过滤）作为预处理手段除有机物时，可将除胶体硅与除有机物相结合。

（3）去除天然水中铁、锰的方法

这里只介绍自来水或井水中含铁、锰指标不符合工业除盐系统要求的低量铁、锰的去除方法。

当进入脱盐系统的水中含有少量铁或经管网输送的铁锈产生的铁，应在预处理中进一步除去。在医用水处理的预处理中，当含铁量超过要求指标时，可将除铁与除有机物相结合。一般采用活性炭除铁并除有机物，或氯化法除铁并除有机物。当水的 pH 值大于 5 时，氯能迅速地将二价铁氧化成三价铁：

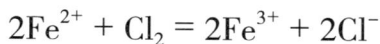

$$2Fe^{2+} + Cl_2 = 2Fe^{3+} + 2Cl^-$$

氧化 1 毫克 / 升二价铁理论上需投加 0.46 毫克 / 升的活性氯。可在预处理系统中加氯既除铁又除有机物。

对于医用水处理，只要是采用市政自来水为原水的，由于原水中均含有一定量的活性氯，一般不需要采用此方法。但对非自来水为水源的可能会采用。

（四）管路消毒（以血液透析用制水设备为准）

对消毒过程中管道内消毒液有效浓度的检测：在循环管道的终端（即回水末端口）采样，测定其电导率值，再用上文测定的值作比对。

残留物检测方法：每种消毒剂的仲裁测试方法执行 YY 0793.1—2010。

残留量安全标准：执行 YY 0793.1—2010 标准和卫生部《血液净化标准操作规程》（2010 年版）。

水处理间与配液间应达到《医院消毒卫生标准》（GB 15982）中规定的Ⅲ类环境。

（五）产品水输送管路消毒操作步骤

①水机带后处理的以产品水箱作为待消毒水箱，无后处理（RO 产品水直接供血透机使用）的预先准备一个容积（通常与纯水输送管路内总水量一致）适宜的耐消毒剂腐蚀的洁净带盖塑料桶。

②事先准备好 1 号或 2 号配方消毒剂。根据消毒液的配比浓度和消毒水量计算消毒所需的 1 号或 2 号配方消毒剂的数量，消毒液的配比浓度为 0.2%～1%（视不同的消毒剂和允许的消毒时间确定，配比浓度与允许的消毒时间成反比）。

③按血透机数量准备好食品袋，食品袋的大小应能装入输送管路与血透机软管连接点阀门的出水口并留有适当的空间，便于放出消毒

液浸泡取水口，食品袋套入阀门出水口后应能密封。

④在血透室内醒目位置设置"正在消毒，禁止使用"的警示牌，警示牌上的警示文字应清晰，文字的字体、字号、颜色应醒目，文字颜色与警示牌底色应有强烈的对比色差。

⑤通过主机制水至产品水箱或排放纯水至塑料桶内，使产品水箱或塑料桶内纯水至计算所需的水量。

⑥打开产品水箱顶盖人孔板或塑料桶顶盖，戴上防护橡胶手套，将事先准备好的配方消毒剂缓慢倒入，使产品水箱或塑料桶内消毒液达到计算确定的配比浓度。

⑦将水箱或塑料桶顶盖盖好封紧。

⑧除保留血透用水的输送管道和回水管道畅通（此时应确认回水管道的排放水已回至消毒水箱）外，按"消毒"要求启闭阀门。

⑨关闭所有纯水输送管道与血透机软管的连接端阀门。

⑩卸下血透机和纯水输送管道的连接端软管置于血透机排放水收集桶内。

⑪再次检查确认"正在消毒，禁止使用"设置无误后，在主机操作界面上点击"触摸屏手动"键进入手动控制状态，开启血透水输送泵。

⑫按消毒流程依次打开设备消毒时的输送阀门，启动血透水输送泵，直至每个和血透机连接的出水口有消毒液气味后，用事先准备好的食品袋套住连接点阀门出水口并封闭袋口，当消毒液充满食品袋后迅速逐个关闭阀门，应保证阀门出水口的大部分浸泡于消毒液中。

⑬血透水输送泵连续运行 15～30 分钟。

⑭血透水输送泵连续运行 15～30 分钟后停机，消毒液在管道内密封 2～4 小时（视产品水箱或塑料桶内消毒液的配比浓度确定）。

⑮再次启动血透水输送泵运行 15 分钟后停机。

⑯ 按水机制水运行要求启闭阀门。

⑰ 脱开回水管和产品水箱或塑料桶的连接，引回水至下水管排放。

⑱ 排空产品水箱或塑料桶和管道内的消毒液。

⑲ 将纯水输送管道与血透机软管连接端阀门上的食品袋取下，倒掉袋内消毒液。

⑳ 关闭产品水箱或塑料桶的排放口。

㉑ 开启水机系统制水至产品水箱或塑料桶高液位时停止制水。

㉒ 开启血透水输送泵冲洗管道（回水管道处于断开状态，回水单独排放）。

㉓ 观察产品水箱或塑料桶，当产品水箱或塑料桶内纯水处于低液位时停机。

㉔ 排空产品水箱或塑料桶中的水。

㉕ 确认产品水箱或塑料桶内的水排空后关闭排放口。

㉖ 再开启水机系统制水，重复步骤 ㉑～㉕ 至少 4 次，或至少用两桶纯水冲洗完毕。注意，在重复过程中须将连接血透机软管的每个阀门手工来回启闭数次，使滞留于阀内的消毒液冲洗干净。

㉗ 在用水点和回水管出口检测电导率，测试结果和纯水基本一致后停机。必要时取样送权威部门检测，其消毒剂残留浓度应符合 YY 0793.1—2010 的规定。

㉘ 血透室内的结束工作：关闭纯水输送管道与血透机软管连接端阀门；安装好纯水输送管道与血透机软管连接端；打开连接端阀门。

㉙ 确认系统已恢复到安全状态。

㉚ 按"常规运行"的要求启闭阀门。

㉛ 撤去血透室内设置的"正在消毒，禁止使用"的警示牌。

㉜ 产品水箱与脱开的回水管连接复位，并确认回水管和所有管阀均已复位至待运行状态。

㉝ 主机操作界面恢复至正常运行状态。

㉞ 血透用水输送管路消毒结束。

注意，1 号、2 号配方消毒剂由供应商提供，若用户采用自己提供的消毒剂，在不损害 RO 膜和设备过流材质的前提下，可按该消毒剂生产商说明书中规定的浓度配比使用。

（六）热消毒方式的要求（若有）

① 消毒开始前的警示设置、消毒结束后的安全确认及撤销警示，参照上文消毒剂消毒操作过程。

② 消毒时的阀门开关应处于相应消毒方式中的启闭位置，消毒结束后各阀门应置于常规运行位置。

③ 纯水管道与血透机软管的连接端阀门及连接端软管的启闭和连断、消毒结束后，血透室内的结束工作参照上文消毒剂消毒操作过程。

④ 消毒过程通过屏幕"简单设置"画面手动操作控制。

⑤ 按操作说明进入热消毒页面，通过屏幕手动控制进入热消毒程序。

⑥ 确定消毒时间后，提前开启电热水器进行预热，预热时间应不少于 2 个小时，被消毒区域循环管路回水温度应达到 82℃。

⑦ 回水温度 82℃ 保持循环至少 20 分钟。

⑧ 消毒结束关闭热水器后，对管路进行循环冲洗并观察回水温度，达到常温时结束。

如因紧急需要使用血透用水，关闭热水器后可采用排放热水的方式将管路中的热水排放出去，再进行管路冲洗，以减少纯水温度下降的时间。注意，必须经确认管路中的循环纯水已恢复常温后才能使用产品水。

四、超滤

（一）超滤膜的透过机理

超过滤简称超滤。超滤膜用于溶液中大分子、胶体、蛋白质、微粒等和溶剂的分离，它和反渗透法相比，其分离的物理因素比物化因素更为重要。超滤膜在小孔径范围内与反渗透膜相重叠，在大孔径范围内与微孔滤膜相重叠。

（二）超过滤装置的结构

超滤技术的诞生与反渗透同步，甚至早于反渗透。用于反渗透膜的底膜（支撑膜）即为超滤膜。超滤一般用来分离分子量大于 300 的物质，上限约为 50 万。这一范围的物质主要是胶体、大分子化合物和悬浮物。

就分离过程看，超滤和反渗透基本相同。反渗透既能去除离子物质又能去除许多有机物质。超滤不能去除低分子量的盐类，但能有效地去除大部分胶体，大分子化合物，热源和微生物。这些物质在医用水处理中浓度很小，渗透压几乎与被处理原水相当，所以超滤能在较低压力条件下工作，超滤膜的耐受压力根据膜材、膜形态以及制膜工艺的不同而不同，通常在 1 ~ 10 千克 / 平方厘米之间，一般采用 2 ~ 5 千克 / 平方厘米，比反渗透的工作压力小得多。

通用超滤膜具有不对称多孔结构，孔径为 30 ~ 500 埃，商品膜的截留分子量分 500、1000、5000、10000、50000 直至 500000 及以上多个规格品种。膜所排斥的物质范围除膜的特性外，还取决于物质的分子形状、大小、柔度和操作条件等。

超滤膜因材质不同可以分为聚碳酸酯、聚砜（PS）、聚醚砜

（PES）、酮胺、聚丙烯醇、聚乙烯醇、聚偏二氟乙烯（PVDF）、聚四氟乙烯（PTFE）、聚烯烃、聚酰胺、聚酰亚胺、聚甲基丙烯酸甲酯、改性聚苯醚等。

超滤组件按形式可以分为中空纤维式、卷式、板框式、管式等多种形式。超滤技术除用于食品、饮料、环保领域中的浓缩、分离、净化、提纯工艺外，在医院血液透析、医用纯水、制药等行也有广泛应用。

医院所用的超滤膜组件以中空纤维和卷式为多，通过微孔的"筛分"作用，能截留体积大于微孔的微粒，对细菌、病毒、细菌内毒素等理论上能被全面截留。水分子体积小于超滤膜微孔，因此会透过超滤膜成为净化水。通用中空纤维式超滤膜直径很小，内压式超滤膜直径约 1mm，外压式超滤膜直径约 0.4mm（医用人工肾的尺寸更小，且需要交替承受内外压力）。用这样细的纤维束组装成的超滤器，在设计允许的压力下凭靠纤维外径与内径之间的壁厚就可以支撑，不需外加支撑机构，因此中空纤维超滤器及设备结构相对简单，设备费用较低。

超滤膜的分离能力主要取决于超滤膜表皮层微孔孔径的大小和微孔数量的多少（孔隙率）。其形状和工作原理见图 3-6。

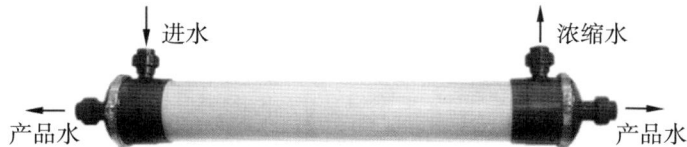

图 3-6　外压式超滤器工作原理

超滤是一种低压膜分离过程，对有机物和胶体物质有选择性分离作用。分离程度与膜孔和被分离物的分子大小等有关。医用水经超滤膜处理后水中的溶质浓度可按下式计算：

$$C_{ip} = C_{if}\left[2\left(1-\frac{d}{2r}\right)^2 - \left(1-\frac{d}{2r}\right)^4\right]$$

$$\times \left[1-2.104\left(\frac{d}{2r}\right)+2.09\left(\frac{d}{2r}\right)^3-0.95\left(\frac{d}{2r}\right)^5\right] \quad （3-21）$$

式中：C_{ip}——通过超过滤膜后水中溶质 i 的浓度；

$\qquad C_{if}$——进水中溶质 i 的浓度；

$\qquad d$——要求截留的溶质分子 i 的直径（厘米）；

$\qquad \gamma$——膜的小孔半径（厘米）。

超过滤膜对溶质 i 的去除率 R_i：

$$R_i = \left(\frac{C_{if}-C_{ip}}{C_{if}}\right)\times 100 = \left(1-\frac{C_{if}}{C_{ip}}\right)\times 100\,（\%） \quad （3-22）$$

如有一超过滤膜其视在小孔半径为 31 埃（即 3.1×10^{-7} 厘米）（假设膜的小孔孔径相同）。若进水中某溶质的分子量为 45000，分子直径为 58 埃，膜对该溶质的去除率可如下求得。

已知条件，得：

$$d/2r = \frac{5.8\times 10^{-7}}{2\times 3.1\times 10^{-7}} = 0.935$$

代入（3-21）式得：

$$C_{ip} = C_{if}\left[2\times 4.225\times 10^{-3} - 1.78\times 10^{-5}\right]\times\left[1-1.967+1.708-0.679\right]$$

$$= C_{if}（0.00843）\times（0.062）$$

$$= C_{if}\times 5.227\times 10^{-4}$$

由（3-16）式，膜的去除率为：

$$R_i = \left(1-\frac{C_{ip}}{C_{if}}\right)\times 100\%$$

由 C_{ip} 值代入上式得：

$$R_i = (1 - 5.227 \times 10^{-4}) \times 100\% = 99.95\%$$

（三）常用超滤膜的规格和性能参数

医用水处理行业常用的超滤膜品种见表 3-18 至表 3-24。

表 3-18　陶氏 DOW™ 中空纤维 UF 膜通性

规格型号 参数名称	膜面积 （m²）	工作压力 （bar）	出水浊度 （NTU）	出水污泥 （SDI）	产水流量 （立方米/时）
SFP-2660	33				1.3 ~ 3.0
SFD-2660	33				1.3 ~ 3.0
SFP-2860	51	6.25	≤ 0.1	≤ 2.5	2.0 ~ 4.6
SFD-2860	51				2.0 ~ 4.6
SFP-2880	77				3.1 ~ 6.9
SFD-2880	77				3.1 ~ 6.9

注：以上参数来源《DOW™ 超滤膜产品与技术手册（2019 版）》，其他参数见以下数据。

1. 特性：膜丝；材质：PVDF 加衬；工作方式：外压式；公称膜孔径：0.03μm。

2. 使用条件：过滤通量（25℃）40 ~ 90L/(m²·h)；最大进水压力 6.25bar；最大跨膜压差 2.1bar；最大反洗压力 2.5bar；工作温度 1 ~ 40℃；pH 2 ~ 11；NaClO 耐受浓度 2000PPm；最大悬浮固体耐受浓度 100mg/L；浊度（最高耐受度）300NTU。

表 3-19　海德能卷式 UF 膜通性

规格型号 参数名称	进水隔网 （cm）	膜面积 （m²）	工作压力 （bar）	压降 （bar）	进水流量 （立方米/时）
3838-30	0.076	7.4		10	6.8
3838-46	0.117	5.6		10	6.8
8038-30	0.076	33	10.3	0.9	18.2
8038-46	0.117	26		0.9	18.2
8038-65	0.165	20		0.9	18.2
8038-46	0.117	29		0.9	19.3

注：以上参数来源《HYDRANAUTICS 分离膜产品样本（2021 年）》，其他参数见以下数据。

1. 特性：膜；材质：聚醚砜；截留分子量：10000 道尔顿。

2. 使用条件：最大进水压力 150psi/1.03MPa；最大进水余氯浓度 200mg/L；pH > 10.5；最大进水温度 55℃/131°F；单支膜壳最大压力损失 60psi/0.41MPa。

表 3-20 高通中空纤维 UF 膜通性

规格型号 参数名称	膜面积 （m²）	工作压力 （bar）	出水浊度 （NTU）	产水污泥 （SDI）	产水流量 （立方米/时）
GT-HPUF2880	77				3.1 ~ 7.7
GT-HPUF2860	51	5.0	≤ 0.1	≤ 3	2.1 ~ 5.1
GT-HPUF1060	75				3.0 ~ 7.5
GT-HPUF8060	50				2.0 ~ 5.0

注：以上参数来源杭州高通膜技术有限公司产品样本，其他参数见以下数据。

1. 特性：膜丝；材质：PVDF 加衬；工作方式：外压式；公称膜孔径：0.03μm。

2. 使用条件：设计产水通量（25℃）40 ~ 100L/（m²·h）；最大进水压力 5bar；最大跨膜压差 2.1bar；最大反洗压力 2.5bar；工作温度 5 ~ 45℃；pH 2 ~ 12；耐氯 ≥ 5000PPm；最大悬浮固体浓度 100mg/L；大肠杆菌去除率 > 99%。

表 3-21 求是中空纤维 UF 膜通性

规格型号 参数名称	膜面积 （m²）	工作压力 （bar）	出水浊度 （NTU）	产水污泥 （SDI）	产水流量 （立方米/时）
UFZW-8060G	52	2.0	≤ 0.2	—	1.6 ~ 4.2
UFZW-8080G	77				2.3 ~ 6.2

注：以上参数来源杭州求是膜技术有限公司产品样本，其他参数见以下数据。

1. 特性：膜丝；材质：PVDF；工作方式：外压式。

2. 使用条件：产水量 30 ~ 80L/（m²·h）；使用温度 5 ~ 40℃；工作压力范围 0.2MPa。

表 3-22 洁诚中空纤维 UF 膜通性

规格型号 参数名称	膜面积 （m²）	工作压力 （bar）	出水浊度 （NTU）	产水污泥 （SDI）	产水流量 （立方米/时）
JC-H1060	75				7.5 ~ 15
JC-H2860	55	5.0	≤ 0.5	≤ 3	5.5 ~ 11
JC-H2880	77				7.7 ~ 15.4
JC-UF200	45				4.5 ~ 9.0

注：以上参数来源徐州洁诚环保科技有限公司产品样本，其他参数见以下数据。

1. 特性：膜丝；材质：PVDF；工作方式：外压式；公称膜孔径 ≤ 0.03μm。

2. 使用条件：设计产水通量（25℃）100 ~ 200L/（m²·h）；最大进水压力 5bar；最大跨膜压差 1 ~ 2bar；最大反洗压力 2.5bar；最大进水浊度 300NTU；工作温度 5 ~ 45℃；pH 2 ~ 13。

3. 产水性能：菌落总数 < 3CFU/mL；截留分子量 7 万 ~ 10 万；大肠杆菌去除率 > 99%；TOC 去除率 20% ~ 60%。

表 3-23　立升毛细管式 UF 膜通性

规格型号 参数名称	膜面积 （m²）	工作压力 （bar）	出水浊度 （NTU）	产水污泥 （SDI）	产水流量 （立方米/时）
LU3-51A	—		—	—	0.144
LU3-61A	—	0.8~3.5	—	—	0.36
LU3-63A	—		—	—	0.72

注：以上参数来源徐州洁诚环保科技有限公司产品样本，其他参数见以下数据。
1. 特性：膜丝；材质：PVC 合金；工作方式：内压式；膜丝孔径：0.01μm。
2. 使用条件：进水水源为市政自来水；最大进水压力 0.8~3.5bar；工作温度 5~45℃。
3. 产水性能：细菌去除率 99.99%。

表 3-24　易膜卷式 UF 膜通性

规格型号 参数名称	膜面积 （m²）	工作压力 （bar）	压降 （bar）	产水流量 （立方米/时）
EPS-4040	8.4	3.0~4.1	2	0.156~0.228
EPS-8040	34			0.636~1.02

注：以上参数来源浙江易膜新材料科技有限公司产品样本，其他参数见以下数据。
1. 特性：膜；材质：改性聚醚砜，卷式玻璃纤维外观。
2. 使用条件：最大入口压力 65psi/4.4bar；推荐入口压力 44~60psi（3.0~4.1bar）；推荐出口压力 15~40psi（1.0~2.7bar）；最大进水温度 50℃/122°F；pH 值 1.0~2.0。

（四）超滤在医院的应用

1. 血液透析

血液透析中常用的血液过滤器（简称"人工肾"）就是典型的中空超滤膜元件。早期的人工肾膜材质为酮胺离子膜，后又研发出了聚砜、聚醚砜、聚碳酸脂等性能更优的膜产品。人工肾用于成人的有效膜面积约 1.2 平方米，单根中空纤维外径在 200~300 微米，壁厚 20~30 微米，由 8000~10000 根中空纤维膜组成，需要交替承受内外压力。

2. 去除细菌内毒素

细菌内毒素系指细菌的死体或细菌代谢物。通常只要有细菌的地方，就会有细菌内毒素。细菌内毒素的主要成分是产生于革兰氏阴性菌（以革兰氏阴性杆菌最多）细胞外壁层的脂多糖类物质，其活性主要源于其结构中的类脂 A。

（1）细菌内毒素的性质

个体小。细菌内毒素的大小、形态、化学组成因菌种不同而不同，细菌内毒素要比细菌小得多，直径仅 1~50nm，类脂 A 更小，分子量只有几千，所以一般的过滤方法不易祛除，因其体小、质轻，有时甚至在蒸馏时也会随水蒸气的雾滴逸出到蒸馏水中。

热稳定性强。细菌内毒素的耐热性很好，有研究报道 100℃ 以下无大变化，在 120℃ 高温下加热 4 小时仅能破坏 98%，要完全灭活需在 180℃ 高温下，加热 2 小时以上，这样的祛除方法实施起来有相当难度。

化学稳定性强。一般化学药品不影响细菌内毒素的活性，只有强酸、强碱或强氧化剂可以破坏细菌内毒素。

（2）细菌内毒素的危害

当人体血液系统的输入液中混入微量的细菌内毒素时，在很短时间内将会使人产生昏迷和高烧，若不及时抢救，很可能危及生命。有研究报道，将细菌内毒素浓度为 5 纳克/毫升的试剂，按每单位体重（千克）50 纳克的剂量注入家兔体内，家兔体温会升高 0.6℃，人对细菌内毒素的反应比家兔更敏感；细菌内毒素在水中易集成缔合体，这种颗粒性污染，后果相当严重，会造成微血管栓塞，引起组织坏死或导致血管内芽肿甚至血凝，因此国家药典规定注射品中细菌内毒素小于 0.25EU/mL。

一般的过滤、加热和化学方法不易去除或灭活细菌内毒素。活性炭吸附法及离子交换树脂吸附法不仅不理想，而且还可能成为细菌滋生的温床。目前行之有效的方法，除了用为数不多的化学法去除外，物理法多用超滤或反渗透法。超滤膜孔径（5~100 纳米）的下限与细菌内毒素相近，所以用小孔径的超滤膜去除细菌内毒素很可靠，其设备造价和运行成本也比反渗透低得多，比化学法不仅经济，而且更加安全。

3.其他应用

如血浆选择性滤过处理、中药提纯浓缩、医用水的除菌处理等。

（五）使用超滤膜的注意事项

用于血液透析的"人工肾"和血浆置换的超滤器，属于三类医疗器械，应严格按照我国相关法律法规使用。

作为去除细菌及细菌内毒素的超滤器或装置，通常用于整个工艺的终端或使用点的终端，因此，除了滤器或装置本身的制作工艺较高，所有过流材质应符合卫生要求，耐压性较好，不破膜，不易滋生细菌外，过流管路要尽可能短，无滞留或泄漏，系统内各部件便于清洗、消毒，停机时系统内残液易于排空，连接管路尽量不选用不易清洗的螺纹连接，超滤后的净化水管线中，宜选用隔膜阀，所有触水材料的元素最高溶出量要符合终端水质要求。

超滤膜的过滤是机械截留，对水中菌类活性物质只"截"不"杀"，这样滤过液能保持洁净，连死的菌体都没有。但设备一旦停止使用，也会滋生细菌和细菌内毒素。因此，停用后系统必须进行灭菌处理。常用的灭菌液为低浓度的过氧乙酸、甲醛、次氯酸钠等水溶液。超滤器重新使用时，应根据过流液通道的长短，利用初期几分钟制出的产出水将残留的灭菌液冲洗掉。

五、微滤

（一）微滤膜的透过机理

微滤膜的透过机理是在压力的作用下，利用膜孔尺寸与流体中溶质尺寸的不同，将微粒及大分子溶质截留。微滤膜的孔径分绝对孔径和平均孔径，绝对孔径是指在无孔膜面上用激光打出规定尺寸的微孔；平均孔径是指由高分子材料制成的微滤膜自然存在的大小不一的微孔计算出的平均孔径。因绝对孔径的微滤膜售价昂贵，日常称谓的微滤膜孔径通常指平均孔径。微孔滤膜的典型孔径分布见图3-7。

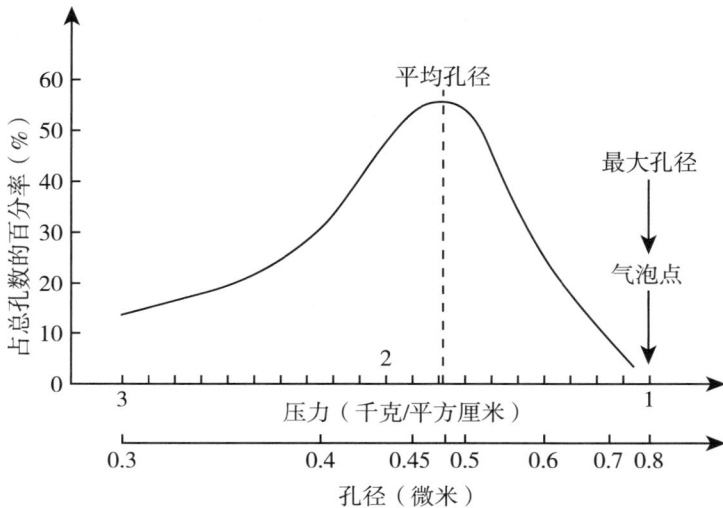

图 3-7　微孔滤膜的典型孔径分布曲线

微滤膜的压力差与流率关系见图3-8。

微滤分单通道过滤（垂直流过滤）和错流过滤（切线流过滤）。单通道过滤受膜面积较小的影响，主要用于固体含量较小或处理量不大的流体，膜大多数被制成一次性的。分析过滤和一次性注射过滤就是单通道过滤。错流过滤尽管可以延长滤膜的使用寿命，但需要浪费较多的原水。在医用膜法中央制水领域，一是由于被微滤膜处理的原水多为准产品水，采用错流过滤浪费较大；二是随着折叠滤芯的出现，单位体积内的膜面积有了成倍，甚至数十倍的增加，现在已越来越倾向于单流道过滤。单流道过滤的微滤器外形见图3-9，微滤器内的微滤芯外形见图3-10。

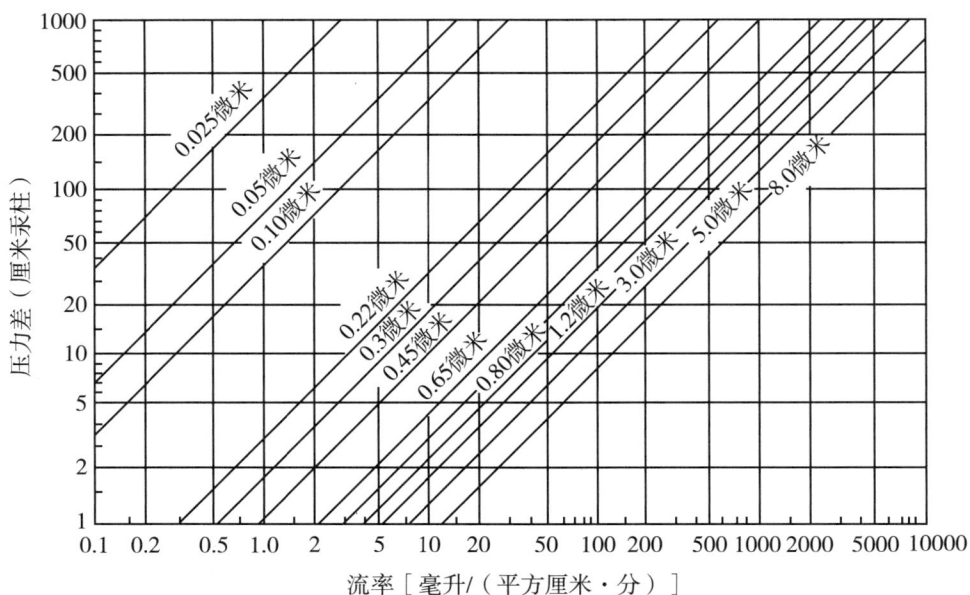

图 3-8　压力差与流率关系曲线

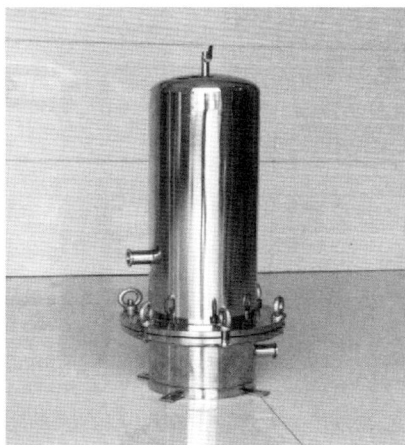

图 3-9　单通道微滤器外形图

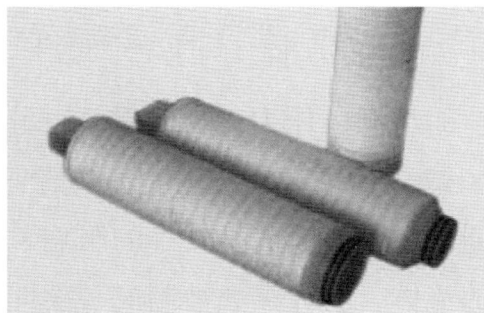

图 3-10　微滤芯外形图

微滤膜的主要截留方式可以分为机械截留和吸附截留。①机械截留：截留比其孔径大或其孔径相当的微粒等杂质的作用。②吸附截留：除了考虑筛分作用，还要考虑其他因素的影响，其中包括溶质的絮凝络合、膜的吸附和电性能影响等。

　　微孔过滤主要应用于分离细菌、大分子、胶体粒子、蛋白质以及其他微粒，其分离程度根据分子或微粒的物理化学性能和所使用的膜的物理化学性能的相互作用（如大小、形状、电性能）不同而不同。有时候膜材质、溶液、溶质、微粒之间的相互作用甚至比孔径大小显得更为重要。

　　使用微孔过滤膜去除细菌，工作原理很简单，就是膜的孔径小于细菌的尺寸，阻止它们通过。虽然这种过滤方式可以有效去除被过滤液体中的细菌，但它并不能杀死细菌，并没有对细菌的组织和结构造成破坏，过滤后的细菌在滤膜上仍然存活，除非采取进一步措施灭活它们，例如使用消毒剂或焚烧用过的过滤膜等，才算是灭菌，所以，严格意义说，用微孔膜过滤不是灭菌而是滤除细菌。

　　细菌有多种尺寸，但绝大多数的直径在 0.2 微米以上，只要将滤膜的孔径0.2微米以内，理论上可以去除99.9%的细菌，比如粒径为0.5至1.0 微米，长 2.0 至 6.0 微米的大肠杆菌、直径为 0.5 至 1.0 微米的金黄色葡萄球菌、直径为 0.5 至 1.0 微米，长 1.5 至 5.0 微米的铜绿假单胞菌、直径为 0.25 至 1.0 微米，长 3.0 至 10.0 微米的枯草芽孢杆菌等。

　　我们所了解的一些微孔过滤膜，除了以上能够过滤细菌的功能外，还可以去除某些病毒等较小的微生物。但是，要知道孔径为 0.2 微米的标准微孔膜通常不足以去除病毒，如果过滤的目的需要去除病毒，则需要选择更小孔径的特殊超滤或纳滤膜才可以实现。

　　典型病毒颗粒的大小可能因具体病毒的不同也有很大差异，病毒是极小的传染源，大小范围为 0.02 至 0.4 微米。如流感病毒的直径 0.08 至 0.120 微米、人类免疫缺陷病毒（HIV）的直径 0.1 至 0.15 微米、单纯疱疹病毒的直径 0.15 至 0.2 微米、腺病毒的直径 0.07 至 0.09 微米、乙型肝炎病毒的直径约 0.042 微米、脊髓灰质炎病毒的直径 0.022 至 0.03 微米、SARS–CoV–2（导致 COVID–19 的病毒）的直径 0.06 至 0.14

微米，这些大小范围也是近似值，可能会根据具体菌株和病毒生命周期的阶段而变化，但从这些数据中，我们可以看出普通的微孔过滤膜是不足以过滤病毒颗粒的。

（二）微滤膜产品及其性能参数

表 3-25　常用微滤膜产品及其性能参数

名称	孔径（μm）	规格型号直径	使用范围（mL）	除菌率（%）	最高操作压力（psi）	用途
针式过滤用膜	0.1 ~ 0.2	4 ~ 33mm	< 1 ~ 200	≥ 99.9	10 ~ 125	高要求的溶剂、样品、色谱对处理等
针式过滤用膜	0.2 ~ 0.5	4 ~ 33mm	< 1 ~ 200	≥ 99.5	10 ~ 125	超纯水、质谱分析溶剂的处理等
折叠滤膜	0.22	10 ~ 40 英寸	100 ~ 600	≥ 99.8	210	临床用水终端除菌
叠滤膜	0.45	10 ~ 40 英寸	200 ~ 1000	≥ 99.5	210	临床用水终端除菌

注：因受多种因素影响，表内的参数指标仅供参考。

（三）使用微滤膜的注意事项

虽然用微滤膜可以从溶液中去除尺寸大于膜孔经的细菌，但并不能杀死细菌，也没有对细菌的组织和结构造成破坏，被截留在滤膜一侧的细菌仍然存活，对单通道滤器，细菌就留在了膜面上，对多通道滤器，细菌随剩余溶液一起流出滤器。

尽管细菌的种类繁多，大小各不相同，但对膜法制水设备生产出的临床用水，因工艺中已采用了反渗透膜或纳滤膜或超滤膜处理，通过前级这些膜处理，理论上讲，产品水中已不存在任何细菌。之所以在产品水的使用终端仍然采用微滤膜把关，主要是为了防止产品水流道可能产生的细菌滋生或污染。一般讲，只要产品水保持流动就不易滋生细菌。用户在使用设备中重点考虑的是夏秋季气温较高时，因产品水温的提高，再加医院使用产品水的特殊性，某些科室在双休日停用产品水，这样，滋生细菌的风险就会增大。针对此种情况，设备投入使用后积累的运行经验至关重要。着重考虑以下几点：①设备安装时产品水的过流道是否遵循并符合 GMP 规范，确保无滞留、无盲点；②产品水的流道壁，尤其是连接件的管径大小是否尺寸一致，接口处是否光滑，产品水通过时是否能确保不会产生滞留旋涡；③过流材质是否符合卫生要求，接口是否存在螺纹连接；④流速是否保持在 2 米/秒及以上。

对有微生物指标要求的医用水管路须禁止使用卡压管接和螺纹丝接。

卡压管接：卡压式接头分单卡压式和双卡压式，单卡压式如图 3-11，双卡压式如图 3-12。

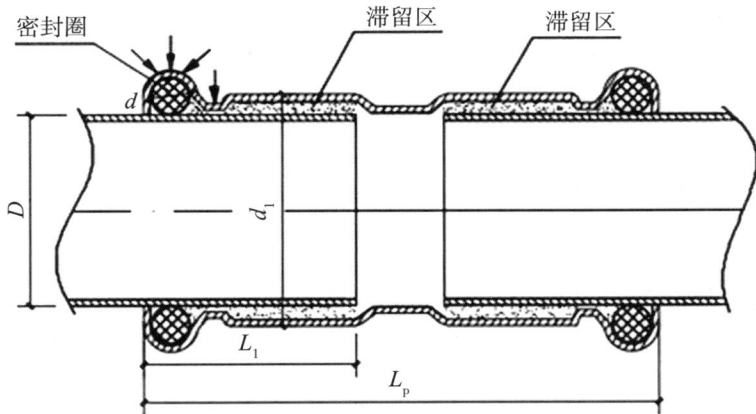

图 3-11　单卡压式直通

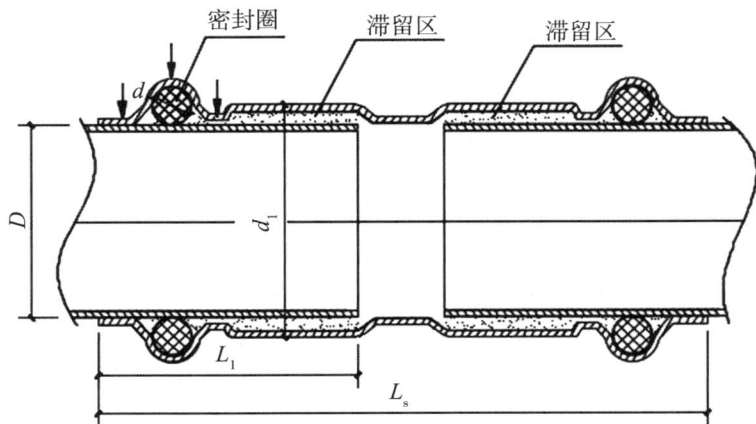

图 3-12　双卡压式直通

单卡压式安装是先将管材插入带有圆台形橡胶密封圈的接头承插口中，再以专用卡具钳住接头端口的凸缘环，由内向外辊压管端凸缘环，压缩凸台形橡胶密封圈而起密封作用。

双卡压式是充分利用金属管道的有效刚性和密封圈的弹性压缩比，以及承接口的长度，在管件承接口的U型槽两侧用卡具进行径向压接的连接方式。双卡压式是国内薄壁金属管道最常用的连接方式。具体两种卡压承口的安装受力，见图3-13。

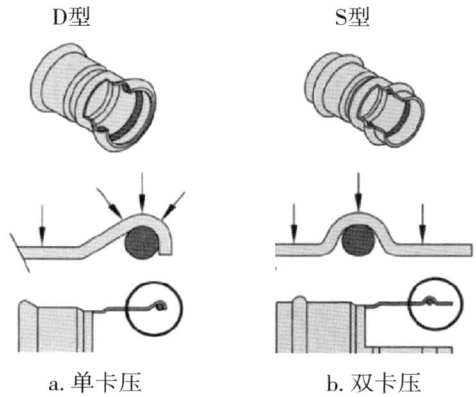

图3-13　单卡压和双卡压安装受力图

螺纹丝接：螺纹丝接是大家都熟悉的接头，两个物件靠阴阳螺纹连接在一起。医用水处理的丝接均为动配合件，尽管物件之间可以通过螺牙紧固，但过流水仍可以滞留在螺牙以及螺纹的齿根与齿底间的缝隙中，水的滞留见图3-14。

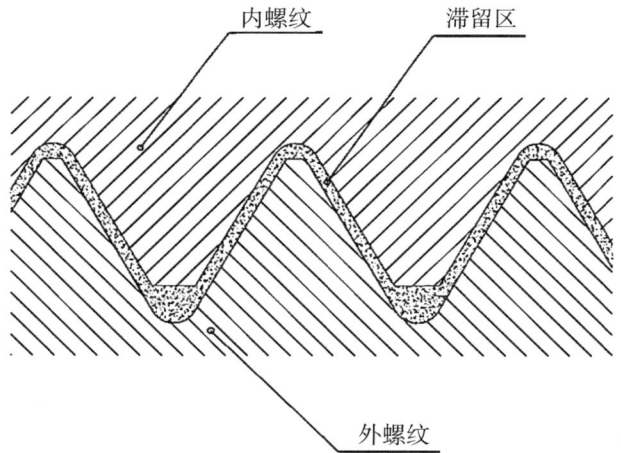

图3-14　螺纹连接中滞留水的形成区间

这些不流动的水，极易滋生细菌并快速繁殖，最终进入过流产品水中。由于缝隙是半盲区，平时已被滞留水充满，无论采用化学消毒还是其他消毒，杀菌剂或杀菌媒介均很难进入到螺纹间的缝隙，更何况医院用水有很强的时效性，允许用于消毒杀菌的时间很有限。

第四章

膜法制水工艺分步及其配置

一、概述

膜法制水指的是用膜分离技术制取医用水的方法。膜分离技术指利用膜的选择透过性分离或浓缩水中的离子或分子。

膜分离技术特点：①在分离浓缩过程中，不发生相变化和化学反应，耗能少，反渗透技术特点更突出，同时不需加入化学药品；②根据膜的选择透过性和孔径大小不同，可将不同粒径的物质分开，大分子和小分子分开，使物质分离纯化，选择有价值的物质资源；③膜分离工艺不损坏对热有敏感和对热不稳定的物质，可以使其在常温下得到分离，这对药制剂、酶制剂等分离浓缩非常适用；④膜分离工艺适应性强，处理规模可大可小，操作及维护方便，易于实现自动化控制。

膜分离装置的发展趋势：①继续研制各种性能优良的复合膜、超薄膜、低压膜、选择性透过膜和电荷膜等膜品种，对膜性能具有高通量、高去除要求外，还应有耐酸碱、抗氧化、耐污染、耐清洗等功能；②研制各种类型大容量的膜组件和单机；③多膜塔的研究，利用不同性能的膜，对相适应的组分进行分离，提高总体分离能力和原水利用能力。

膜分离法最常用的是反渗透（含纳滤）法、超滤法、微滤法，其次是电渗析法和扩散渗析。图4-1是原水中不同尺寸杂质的分离方法及适用范围，图4-2是原水中不同物种的分离方法及适用范围，图4-3是原水中不同含盐量的分离方法及适用范围。

用户需要的医用水设备，通常具有以下四要素：①产品水的各项指标符合临床用水要求；②操作维护简便，运行稳定、安全、可靠；③配件的互换性好，运行费用低廉；④节能减排、绿色环保。

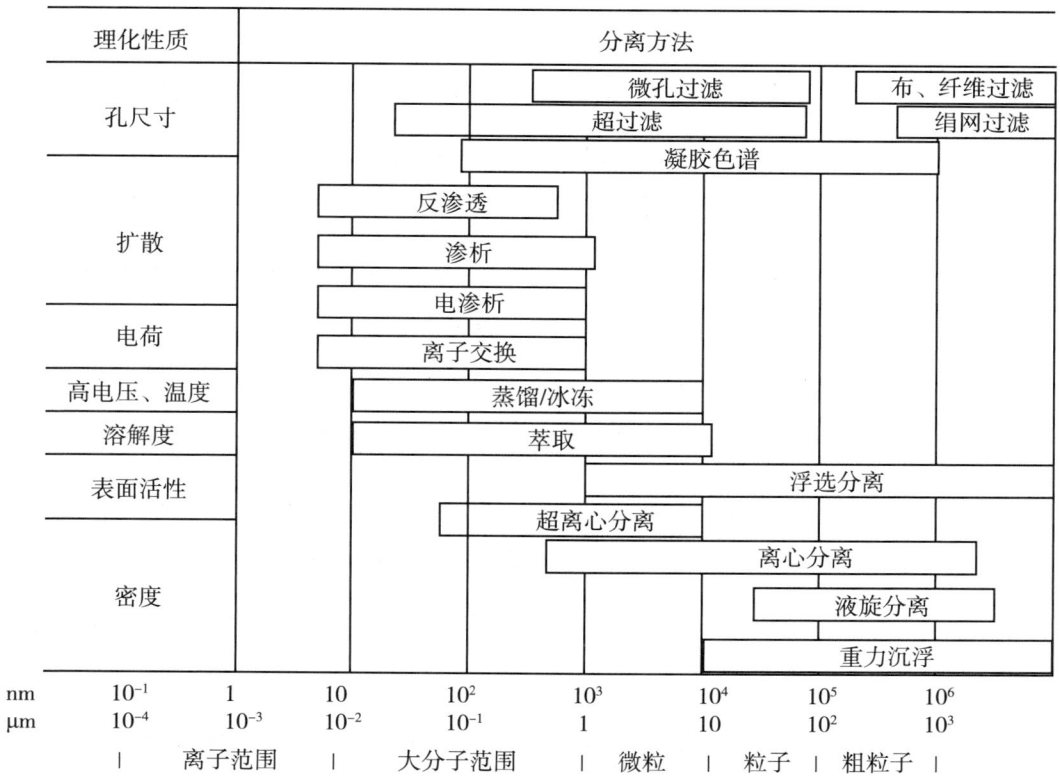

图 4-1　不同尺寸的杂质分离法及其适用范围

离子和分子			大分子		微粒	
微米	10^{-3}		10^{-2}		10^{-1}	1
纳米	1		10		10^2	10^3

离子
硝酸根、硫酸根
氰化物、硬度、砷
磷酸根、重金属

富里酸　　　　腐殖酸　　　　　　　　　　　　藻类
非挥发有机物/色度/消毒副产物/致癌前驱物
蛋白质　　　酶制品　　　　　　小假单胞菌　细菌　大肠杆菌
氨基酸　　　小红细胞　流感病毒　　　　似隐孢菌素
病毒　　　　　卵母细胞

合成有机化合物
杀虫剂、表面活性剂
挥发性有机物、染料
二噁英、生物耗氧量
化学耗氧量

脊髓灰质炎病毒　　　黏土　　　淤泥
胶体　　乳化油　　胶体硅

反渗透
纳滤
超滤
微滤
颗粒过滤

图 4-2　不同物种的分离方法及适用范围

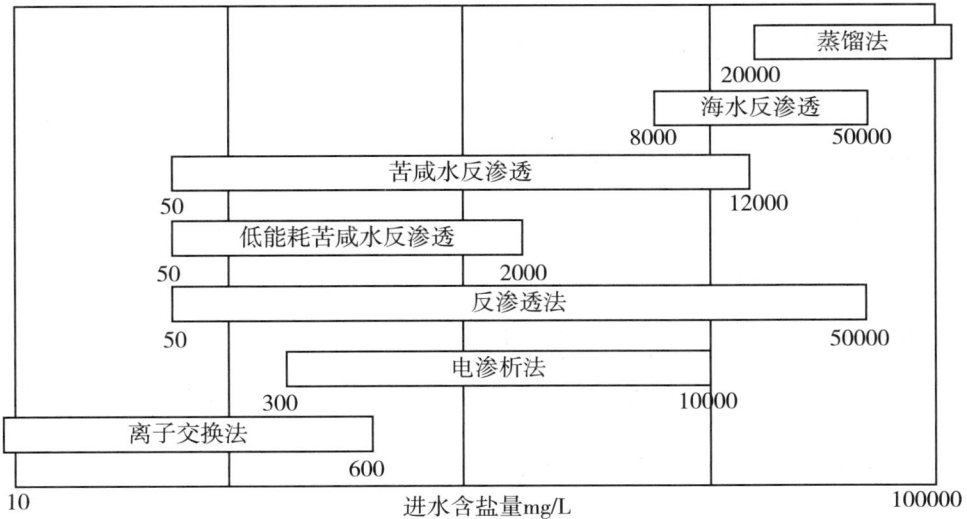

蒸馏法
20000
海水反渗透
8000　　50000
苦咸水反渗透
50　　12000
低能耗苦咸水反渗透
50　　2000
反渗透法
50　　50000
电渗析法
300　　10000
离子交换法
600
10　　　　　　进水含盐量mg/L　　　　　　100000

图 4-3　原水中不同含盐量的分离方法及适用范围

　　要实现上述四要素，设计是关键。为使产品水的各项指标符合临床用水要求，供应商应掌握的第一手资料，包括医用水的每项质量参数、原水出现最不利情况时的水质参数、产品水回收率、拟设定的设备运行寿命和主要配件的运行寿命。根据掌握的第一手资料设计工艺流程和参数，比对医用水要求的参数指标与原水对应的参数指标，逐项验证最适宜的达标工艺，通过理论验证和样机验证后确定型号规格，以此代表适应一方原水水质情况下使用的医用水设备。

目前，我国医院使用最多的是膜法制水设备。膜法制水设备通常有预处理、膜处理以及后处理三大块组成。下面讨论如何通过三大块的科学设计实现医院关注的四要素。

二、预处理

市政自来水厂的常规数据是依据 GB 5749 的检测要求得出的，其反映的参数指标与反渗透膜的进水要求不完全吻合。因此，设备供应商为了使设备的预处理能有效地处理并提供满足反渗透为代表的各种膜性能要求的进水，还必须对市政自来水厂已有的检测参数指标和反渗透膜所关心的参数指标比对，将水厂未曾检测的项目单独取水样检测，或按原水水质分析项目重新检测一次，再结合已积累的用户或当地自来水厂提供的至少三年内包括丰水期和枯水期在内的出厂水质检测数据，以设计设备的制水工艺流程，并按工艺要求进行预处理设计。

现有的医用膜法制水设备的预处理形式普遍由机械滤器、软水器、活性炭滤器和保安滤器组成，俗称四套件，且越来越成定律，视乎缺一不可，而对原水各项水质参数指标的重视越来越淡化，好像医用水膜法制取设备只要采用了四套件就已满足预处理要求。还有，在同时需要有软水器和活性炭滤器时，工艺设计是软水器在前还是活性炭滤器在前，也存在争议。

要有效解决以上疑问，首先要了解预处理的目的，再设计适宜的方法、工艺及其配置。市政自来水中的活性氯，是造成芳香聚酰胺复合膜性质恶化和强酸阳离子交换树脂氧化的主要原因。对于需要加软化工艺的水质，阳离子交换树脂被氧化后，外观表现为色淡、透明度增加，树脂体积增大并破碎，引起树脂体积交换容量减少，树脂层压力损失增大，出水纯度和 pH 值降低。另一方面，活性炭对偏酸性水的活性氯总吸附率比偏碱性水的总吸附率要高出 20%～35%。预处理的本质是将进入医院的市政自来水处理成符合膜处理设备的进水要求，采用何种方法和工艺实现目的，既与原水水质息息相关，又与所设计工艺的目的相关。

（一）机械滤器

机械滤器的主要目的是去除自来水中肉眼可见的颗粒物、胶质体，降低混浊度，使出水的污染指数 SDI 降至 5 以下。为实现这一目的，医用水制取设备的设计通常采用经典的滤料过滤法或滤袋过滤法两种。

1. 滤料过滤法

滤料过滤法是最经典的方法，其基本原理是机械过滤。原水在机械滤器中由上往下流过滤料层时，通过颗粒与颗粒间缝隙的尺寸大小阻挡杂质，使出水的污染指数 SDI 降至 5 以下。经典的工艺是将过滤层的滤料直径控制在 0.2～0.6 毫米，滤层高度不小于 600 毫米。为使滤料能长时间使用不易堵塞滤料间的缝隙，通常在滤料层之上再铺设一层粒径 1～2 毫米，或片状尺寸 2～4 毫米、高度不小于 200 毫米的轻质无烟煤。对于特殊水质（如氟含量较高）的原水，滤器中应考虑加一层锰砂，量的多少应根据原水中的氟含量计算后确定。

这样，当原水流经机械滤器时，大颗粒物杂质首先被无烟煤层阻挡。当杂质堆积到一定厚度（通常为 0.5～2 毫米），出水量降至设计限值时，将机械滤器作反冲洗排出积留在无烟煤表层面的杂质，使滤器的出水量重新恢复至接近于初始值。为使反冲洗的效果理想，需要在反冲洗水中混入压缩空气。滤料过滤法的最大优点是可以反冲洗，并且长时间使用后即使受到污染，也只是更换最上层的轻质无烟煤部分即可。滤料过滤法的缺点是需要在滤器内由下而上布置多层支撑型滤料，以保障过滤层能稳定在设计所在层面。滤料过滤法的机械滤器流程示意见图4-4。

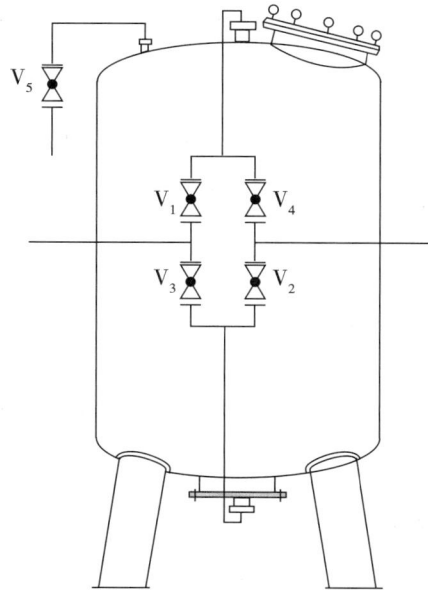

为使 0.2～0.6 毫米之间的滤料固定在设计层，支撑滤料的承托层设计至关重要。否则，滤料层的细颗粒易进入承托层并堵塞水流通道。

机械滤器的滤罐为定型产品，受运输条件所限，最大直径约为 3 米。

图 4-4　滤料过滤法机械滤器流程示意图

（1）滤池的基本构造

为形象说明，我们将机械滤器内部当作一个滤池。滤池由布水系统、滤料层、承托层、集水区等部分组成。滤器外部设有相应的管道和控制阀门。为了增强反冲洗效果，对于采用气水联动反冲洗的滤池，还需设置空气冲洗系统。

滤池在过滤时，由进水主管道进入滤池。为使进水均匀布于滤池，在滤池的进水端设散发式布水器，使进水均匀地向下通过滤料层和承托层，通过底部的集水区流出产品水。

（2）滤料的材质与规格

滤料的材质一般要求具有适当的尺寸、形状、级配和均匀度，具有一定的机械强度，使用中的磨损率低，具有良好的化学稳定性，不得溶出对人体健康有害的物质，价格便宜。

滤料材质主要有石英砂滤料、无烟煤石英砂双层滤料、均匀级配滤料、活性炭石英砂鹅卵石（或石英砂重质矿石）三层滤料、纤维球滤料、人工合成滤料（塑料小球）等。

天然滤料为各种不同粒径颗粒的混合体。滤料的规格包括滤料颗粒的大小和滤料的级配分布两个方面。滤料的规格参数如下。

①最小粒径 d_{min} 与最大粒径 d_{max}。粒径以所用筛孔的大小表示。滤料是通过对颗粒大小不等的原料进行筛分而获得的。选定最大筛与最小筛，大小筛之间截留的部分即为所得滤料，其尺寸在 d_{min} 与 d_{max} 之间。如 d=0.5 ~ 1.2mm，即 d_{min}=0.5mm，d_{max}=1.2mm。

为了表示滤料在 d_{min} 与 d_{max} 之间各种大小颗粒的分布特性，还可以用一组分布更密的筛子对滤料的级配进行分析，并用下述方法表示。

②滤料的有效粒径 d_{10}。d_{10} 是指滤料中小于该粒径的颗粒质量占滤料总质量的 10%。d_{10} 反映滤料中细颗粒的尺寸，这部分颗粒在过滤中所产生的水头损失占整个滤料层水头损失的绝大部分，只要滤料层的 d_{10} 相同，总水头损失也大致相同，因此 d_{10} 又被称为有效粒径。此定义是在过去 5 米 / 小时滤速时确定的，对于现在所用的更高的滤速，由于污物的穿透深度加大，d_{10} 部分的水头损失在总水头损失中比例有所降低。

③滤料的不均匀系数 K_{80}。其计算公式为：

$$k_{80} = \frac{d_{80}}{d_{10}} \qquad （4-1）$$

式中：d_{80}——滤料中小于该粒径的颗粒质量占滤料总质量的 80%；

　　　d_{10}——滤料中小于该粒径的颗粒的质量占滤料总质量的 10%；

　　　k_{80}——滤料的不均匀程度。

k_{80} 越大，表示粗细颗粒分布越大，对于过滤和反冲洗不利。粗细颗粒分布过大的滤料中，上部细颗粒层易堵塞，下部粗颗粒层的过滤效果未能发挥，而用水进行反冲洗时，为满足粗颗粒的膨胀要求，细颗粒可能被冲出池外；若为满足细颗粒的膨胀要求，粗颗粒可能得不到很好的清洗。k_{80}越接近1，滤料的大小越均匀，过滤反冲洗的效果越好，但滤料生产时从原料中筛分出来的滤料少，成本提高。

欧美国家则多用k_{60}表示滤料的均匀性，称为均匀系数，此点在直接采用国外数据时应予注意，即：

$$k_{60} = \frac{d_{60}}{d_{10}} \tag{4-2}$$

式中：d_{60}——滤料中小于该粒径的颗粒质量占滤料总质量的60%。

④当量粒径d_{ep}。在滤料层的水力学计算时，有时需要使用滤料的当量粒径。当量粒径的计算公式为：

$$d_{ep} = \frac{1}{\Sigma = \dfrac{p_i}{\dfrac{d_i' + d_i''}{2}}} \tag{4-3}$$

式中：d_{eq}——当量粒径；

d_i'、d_i''——相邻两个筛子的筛孔孔径；

p_i——截留筛孔为d_i'和d_i''之间的滤料质量占滤料总质量的比例。

⑤滤料层厚度与有效粒径之比（L/d_{10}）。深层过滤的过滤机理主要是接触凝聚，过滤效果与滤料层的构成有关：滤料颗粒越细，要求的滤料层厚度越小；反之，颗粒越粗，要求的厚度越大。滤料层厚度与粒径之间存在一定的比例关系。新版《室外给水设计规范》（GB 50013—2021）规定了滤料层厚度与有效粒径之比（L/d_{10}）：细砂及双层滤料过滤应大于1000；粗砂及三层滤料过滤应大于1250。国外资料中有的是采用滤料层厚度与当量粒径或平均粒径之比，为方便使用，在我国新版规范中统一按L/d_{10}表示。

（3）常用滤料及其参数

①石英砂滤料。石英砂滤料具有机械强度高、化学稳定性好、廉

价、取材便利等优点；不足之处是由于水力筛分作用，要求滤料层中的分布为小颗粒在上、大颗粒在下，其上小下大的孔隙分布不利于过滤，上部孔隙小易使滤层堵塞，下部孔隙大易使颗粒穿透。

②无烟煤石英砂双层滤料。无烟煤石英砂双层滤料在一定程度上克服了石英砂滤料孔隙分布的缺点。无烟煤的密度（1500～1900千克／立方米）小于石英砂（约为2650千克／立方米），尽管无烟煤的颗粒大于石英砂，但反冲洗后仍保持无烟煤在上、石英砂在下双层滤料结构。这样上层大颗粒的无烟煤能够多纳污，下层石英砂可以保证出水水质。双层滤料的滤速高于砂滤料，纳污量大，过滤周期长。

③粗颗粒均匀级配滤料。均匀级配滤料是指滤料层中上下颗粒分布均匀的滤料。粗颗粒均匀级配滤料层的纳污能力大，可增加过滤周期，提高滤速。

为了达到滤料层中颗粒分布均匀的要求，可以分别从滤料本身和反冲洗条件两个途径来实现。实现均匀级配滤料的最直接方法是采用粒径较为统一的滤料，即均粒滤料。例如采用 d_{max} 与 d_{min} 的差值为 0.2 毫米的砂滤料，因此尽管水反冲洗对滤料层有水力筛分作用，但是上下层的孔隙分布差别仍然不大。由于砂滤料是从天然砂中筛分获得，d_{max} 与 d_{min} 的差值越小，过筛后所得到的滤料就越少，因此天然均粒滤料的价格较贵。采用人工合成滤料可以获得粒径相同的滤料，如塑料小球，但价格远高于天然滤料，目前仅限于小规模的水处理。

在实际设计中，为了获得较高的滤速，均匀级配滤料都采用了较粗粒径的滤料，为了保证出水水质，滤料层也相应加厚。

④三层滤料。在无烟煤、石英砂双层滤料的下面再设置一层粒径更小但密度更大的重质矿石，以获得更为理想的滤料层孔隙分布，可采用比双层滤料更高的滤速。因三层滤料的构造过于复杂，滤料层易于混层，过滤性能不稳定，现已极少采用。

⑤其他滤料。其他滤料有纤维球滤料、聚苯乙烯泡沫珠滤料、锰砂滤料等，主要用于中小型设备的过滤处理。

（4）滤料与滤速的选用

滤池的滤料和滤速选用是滤池设计的最基本参数，滤池总面积取决于滤速的大小，滤速的大小在一定程度上影响着滤池的出水水质，应根据进水水质、滤后水的水质要求、滤池构造等因素，通过试验或参照相似条件下已有的滤池运行经验确定。一般宜按表4-1所列参数进行设计和运行。

表 4-1　滤池滤速及滤料组成

滤料种类	滤料组成			正常滤速（m/h）	强制滤速（m/h）
	粒径（mm）	不均匀系数（k_{80}）	厚度（mm）		
单层细砂	石英砂 $d_{10}=0.55$	< 2.0	700	7 ~ 9	9 ~ 12
双层滤料	无烟煤 $d_{10}=0.85$	< 2.0	300 ~ 400	9 ~ 12	12 ~ 16
	石英砂 $d_{10}=0.55$	< 2.0	400		
三层滤料	无烟煤 $d_{10}=0.85$	< 1.7	450	16 ~ 18	20 ~ 24
	石英砂 $d_{10}=0.55$	< 1.5	250		
	重质矿石 $d_{10}=0.25$	< 1.7	70		
粗砂滤料	石英砂 $d_{10}=0.9 ~ 1.2$	< 1.4	1200 ~ 1500	8 ~ 10	10 ~ 13

2. 滤袋过滤法

滤袋过滤法的原理同样是机械过滤。顾名思义，滤袋是由一定孔径的滤布组成，其材质通常是塑制无纺布。滤袋的孔径习惯上用目数表示。所谓目数，是指在1平方英寸的无纺布面积内具有的网孔数。如200目，就是1平方英寸的无纺布面积内有200个网孔的筛网。微米与目数对照表见表4-2。为保障滤袋的出水杂质颗粒物直径小于10微米，滤袋的目数应控制在1250目及以上。

表 4-2　微米与目数对照表

1 微米	12500 目	20 微米	625 目
1.3 微米	8000 目	33 微米	425 目
2 微米	6250 目	37 微米	400 目
2.6 微米	5000 目	44 微米	325 目
5 微米	2500 目	74 微米	200 目
6.5 微米	2000 目	149 微米	100 目
10 微米	1250 目	250 微米	60 目
15 微米	800 目	350 微米	45 目

　　滤袋过滤的优点是器的结构简单，体积小，更换耗材（即滤袋）方便。缺点是滤袋易堵塞，更换较频繁，而且被更换的滤袋不易分解，对环保不利，见图 4-5。

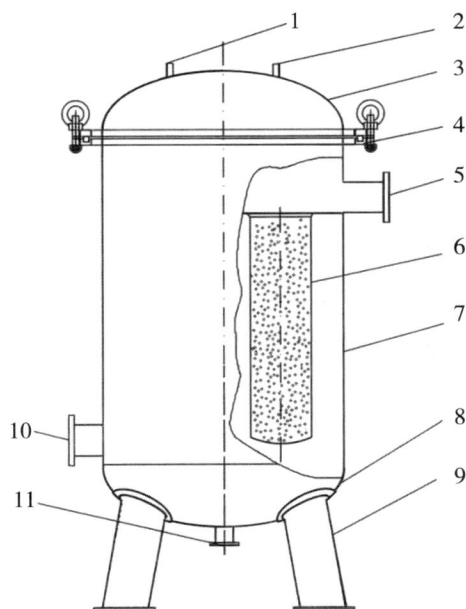

1、压力口；2、排气口；3、上封头；4、法兰；5、进水口；6、滤袋；
7、筒体；8、下封头；9、支撑脚；10、出水口；11、排污口

图 4-5　滤袋过滤法机械滤器流程示意图

（二）软水器

软水器的主要目的是去除原水中的硬度，即去除水中的钙、镁离子。是否需要布置软水器取决于原水的碳酸盐硬度。换言之，取决于原水经反渗透制水后的浓缩水是否会沉淀析出。为此，要引出关于碳酸钙水垢析出的判定。经典的判定方法有朗格利尔饱和指数法和溶度积（也称浓度积）法，尤以朗格利尔饱和指数法更为便利和常用。

1.碳酸钙水垢析出的判定

由于反渗透装置的膜对于二氧化碳的透过率几乎为100%，而对于原水中钙离子的透过率几乎接近于零，因此当原水被浓缩时，在膜的浓水侧将导致 pH 值增大和 Ca^{2+} 浓度的增加，而 pH 值增加又导致水中 HCO_3^- 离子转换为 CO_3^{2-}，有可能形成碳酸钙水垢析出。

进水经浓缩后是否会生成碳酸钙（$CaCO_3$）沉淀，采用朗格利尔饱和指数判断，当饱和指数 $I_t > 0$ 时，$I_t = pH - pH_2$，碳酸钙便会析出。现以某市政自来水水质为例计算如下。

已知进水 pH 为 7.0，拟设计反渗透装置回收率为 75%，进水温度为 25℃；进水中重碳酸根含量 HCO_3^-（f）为 86.75 毫克／升，进水中钙离子含量 Ca^{2+}（f）为 57.82 毫克／升；镁离子含量 Mg^{2+}（f）为 28.60 毫克／升；进水中总含盐量 TDS（f）为 204 毫克／升。

①根据拟设计的回收率（Y）推算出浓缩倍率（CF）：

$$CF = \frac{100}{100 - Y} = \frac{100}{100 - 75} = 4 \qquad （4-4）$$

②根据浓缩倍率计算出浓水中有关离子浓度，以最易析出的 $CaCO_3$ 为准。浓水中钙离子浓度：

$$Ca^{2+}（m）= CF \times Ca^{2+}（f）= 4 \times 57.82 = 231.28 \text{ 毫克／升}$$

浓水中总含盐量：

$$TDS(m) = CF \times TDS(f) = 4 \times 204 = 816\ 毫克/升$$

③根据进水的 pH 值，通过图 4-6 查出重碳酸根 HCO_3^- 的透过率 $SP_{HCO_3^-}$。

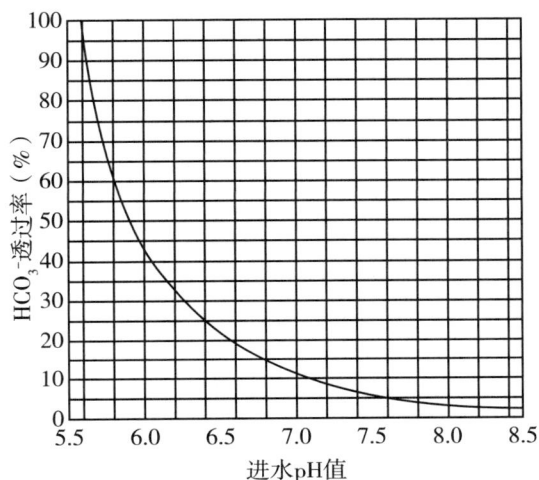

图 4-6 重碳酸根的透过率和 pH 的关系

因为进水的 pH = 7.0，所以查得 HCO_3^- 的透过率为 10% 左右。

④根据重碳酸根 HCO_3^- 的透过率（$SP_{HCO_3^-}$）和回收率计算浓水中重碳酸根含量 HCO_3^-（m）。

$$\begin{aligned}
HCO_3^-(m) &= HCO_3^-(f) \times \frac{1 - (SP_{HCO_3^-} - XY)}{1 - Y} \\
&= 86.75 \times \frac{1 - (0.1 \times 0.75)}{1 - 0.75} = 320.98\ 毫克/升
\end{aligned} \tag{4-5}$$

⑤根据上述 Ca^{2+}（m）、HCO_3^-（m）、TDS（m）值，查朗格利尔饱和指数图，见图 4-7 进而求出 pH_s（$CaCO_3$ 饱和的 pH 值）：

$$p'Ca = 2.25,\ p'[A] = 2.31,\ (pK_2 - pK_s) = 2.21$$

$$pH_s = p'Ca + p'[A] + (pK_2 - pK_s) = 2.25 + 2.31 + 2.21 = 6.75$$

含盐量（毫克/升）

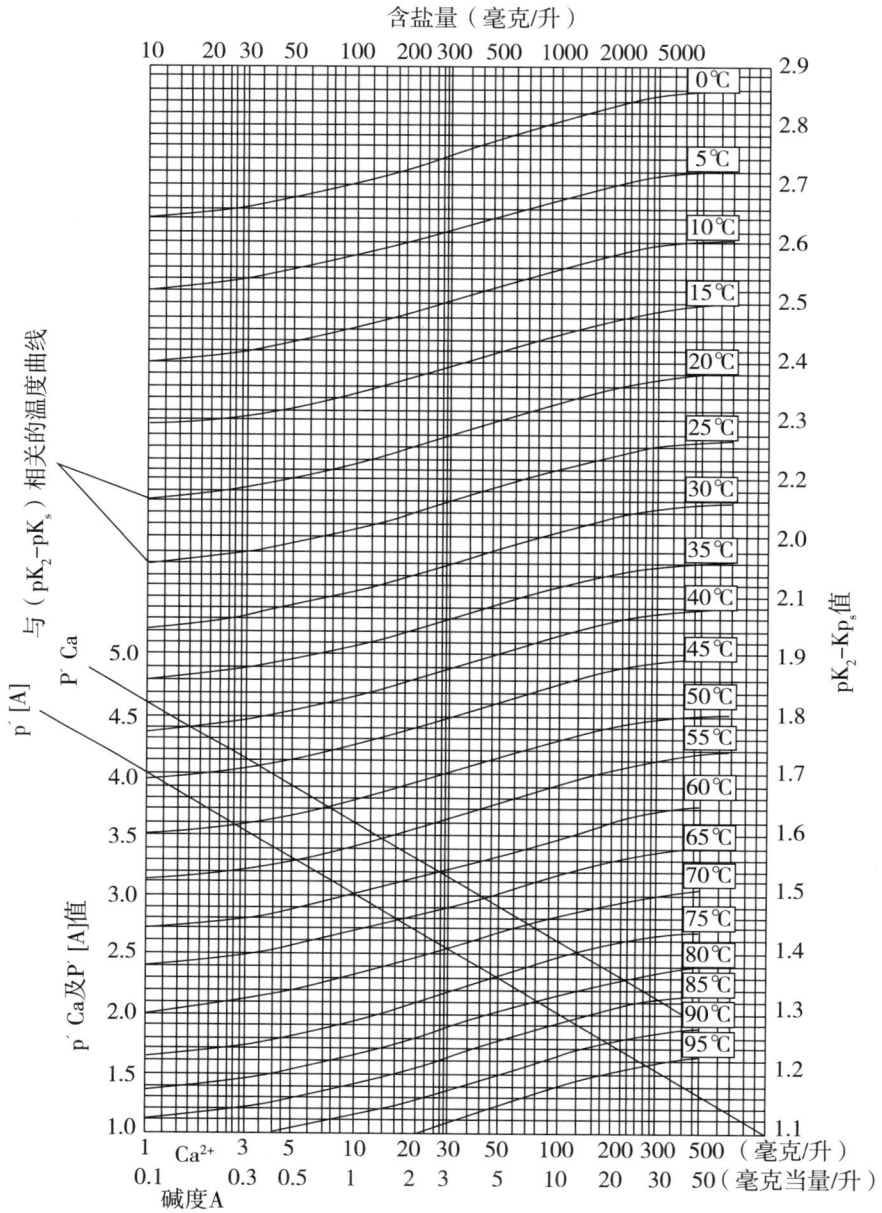

图 4-7　朗格利尔饱和指数曲线图

⑥根据水的 pH 和 pH_2，推算出饱和指数并进行判断：

$$I_L = pH - pH_s = 7.0 - 6.75 = 0.25$$

因为 $I_L > 0$，所以可以判断此水有碳酸钙析出的可能性。

上述计算表明，在膜面有碳酸钙结垢的可能性，防止膜面上析出碳酸钙水垢的方法可以是降低回收率或采用除钙镁软化或加酸调整 pH 值。因医用水设备的环境所限，原则上不允许采用加酸调整 pH 值的方法，通常采用降低产品水回收率或除钙镁软化，以满足浓水的朗格利尔饱和指数达到负值，见图 4-8。

pK$_2$-pK$_s$值

含盐量 （毫克/升）	在下列水温时的 pK$_2$-pK$_s$值				
	0℃	10℃	20℃	50℃	80℃
0	2.60	2.34	2.10	1.55	1.13
40	2.68	2.42	2.18	1.63	1.22
200	2.76	2.50	2.27	1.72	1.32
400	2.82	2.56	2.33	1.79	1.39
600	2.86	2.60	2.37	1.84	1.44
800	2.89	2.64	2.40	1.87	1.48

图 4-8 pH$_s$ 计算图

2. 通过调整产品水回收率防止碳酸钙析出

已知 I_L 为 0，pH 为 7。

① 因为 $I_L = pH - pH_s = 0$，所以 $pH = pH_s = 7$，设定回收率 $Y = 68\%$，推算出浓缩倍率 CF：

$$CF = \frac{100}{100 - Y} = \frac{100}{100 - 68} = 3.125倍$$

② 验证：根据浓缩倍率计算出浓水中有关离子浓度：

$$3.125 \times 57.82 = 180.69 毫克/升$$

浓水中总含盐量 TDS（m）= CF × TDS（f）= × 204 = 637.5 毫克/升

③ 根据进水的 pH 值由图 4-6 查出重碳酸根 HCO_3^- 的透过率 $SP_{HCO_3^-}$。

④根据重碳酸根HCO_3^-的透过率（$SP_{HCO_3^-}$）和回收率计算浓水中重碳酸根含量$HCO_3^-(m)$：

$$HCO_3^-(m) = HCO_3^-(f) \times \frac{1-(SP_{HCO_3^-} \times Y)}{1-Y}$$

$$= 86.75 \times \frac{1-(0.1 \times 0.68)}{1-0.68} = 252.66 毫克/升 \qquad (4-6)$$

⑤根据上述 $Ca^{2+}(m)$、$HCO_3^-(m)$、$TDS(m)$ 值查朗格利尔饱和指数图，进而求出 $CaCO_3$ 饱和的 pH 值 pH_s：

$p'Ca = 2.35$，$p'[A] = 2.45$，$(pK_2 - pK_s) = 2.2$

$pH_s = p'Ca + p'[A] + (pK_2 - pK_s) = 2.41 + 2.45 + 2.2 = 7$

$I_L = pH - pH_s = 7 - 7 = 0$

验证结果 $pH_s = 7$，与公式吻合。则：$I_L = 0$ 时，回收率是 68%。因此，只要将回收率控制在 68% 以下，浓缩水中的碳酸钙就不会析出结垢。

3. 通过软水器的阳树脂吸附防止碳酸钙结垢

医用水处理常用 Na^+ 离子置换和除去使水中结垢的阳离子如 Ca^{2+}、Mg^{2+}、Ba^{2+} 和 Sr^{2+} 等。交换饱和后的离子交换树脂用 NaCl 再生，这一过程称为原水软化处理。在这种处理过程中，进水的 pH 不会改变。但原水中的溶解气体 CO_2 能透过膜进入产品水一侧，引起电导率的增加，操作者仍可以在软化后的水中加入一定量 NaOH（直到 pH 为 8.2）以便将水中残留 CO_2 转化成为重碳酸根。重碳酸根能被膜脱除，使反渗透产水电导率降低。这一过程的主要缺点是需要相当高的 NaCl 消耗，存在环境问题，也不经济。

组成水质硬度成分的钙、镁离子，与离子交换剂中的钠离子（或氢离子）进行交换，水中钙、镁离子被钠（或氢）离子取代，从而获得水质软化的效果，其基本反应式如下：

$$2RNa + Ca \begin{cases} (HCO_3)_2 \\ Cl_2 \\ SO_4 \end{cases} \rightarrow R_2Ca + 2Na \begin{cases} HCO_3 \\ Cl \end{cases} \qquad (4-7)$$
$$Na_2SO_4$$

$$2RNa + Mg \begin{cases} (HCO_3)_2 \\ Cl_2 \\ SO_4 \end{cases} \rightarrow R_2Mg + 2Na \begin{cases} HCO_3 \\ Cl \end{cases} \qquad (4-8)$$
$$Na_2SO_4$$

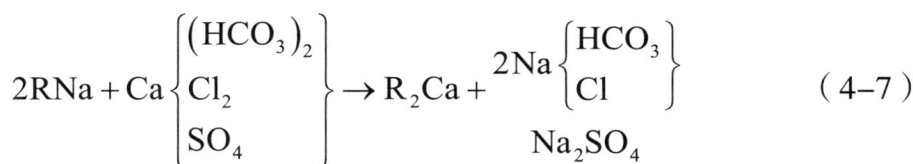

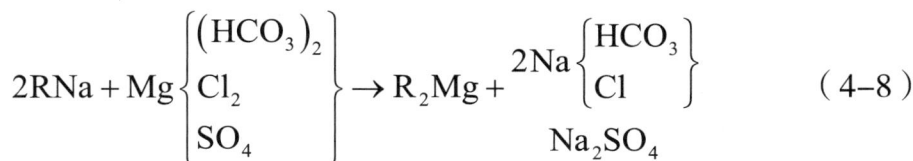

增加离子交换剂（001×7 阳树脂）相关参数，采用阳离子软化原水，用 NaCl 再生，计算再生周期和再生剂用量。

已知：进水 pH 为 7.0，反渗透装置回收率考虑为 75%，进水温度为 25℃；进水中重碳酸根含量 HCO_3^-（f）为 86.75 毫克/升，进水中钙离子含量 Ca^{2+}（f）为 57.82 毫克/升，镁离子含量 Mg^{2+}（f）为 28.60 毫克/升，总含盐量 TDS（f）为 204 毫克/升。设备产水量 25 吨/小时，软水器进水量按 34 吨/小时计；采用典型的某品牌苯乙烯强酸阳树脂（001×7），单个软水器内填装树脂量 800 升，工作交换容量 1000 毫摩尔/升树脂，两个共计 1600 升，每天工作 8 小时。

（1）周期制水量

在单独以 Ca^{2+}（f）为 57.82 毫克/升时，原水经反渗透处理至 3.125 倍时，I_L 为 0，但软水器在水质软化时还需考虑再生剂对 Mg^{2+} 的置换，假设 Ca^{2+} 和 Mg^{2+} 的活性相等，简化以 Ca^{2+} 计，计算得原水经反渗透浓缩 1.58 倍，其 Ca^{2+}（f）为 136.54 毫克/升时，I_L 为 0。考虑到事实的原水中还有诸多能被树脂置换的物质，如二氧化硅、铁质有机物等，取安全系数 0.7，则 Ca^{2+}（f）为 95.55 毫克/升。当回收率为 75% 时，反渗透末端膜的浓缩水中 Ca^{2+}（f）为 345.68 毫克/升。

浓水中 Ca^{2+}（f）：345.68 毫克/升 = 8.64 毫摩尔/升

进水中 Ca^{2+}（f）：57.82 毫克/升 = 1.45 毫摩尔/升

进水中 Mg^{2+}（f）：28.60 毫克 / 升 ＝ 1.18 毫摩尔 / 升

进水中总浓度：2.63 毫摩尔 / 升

软化理论：

$$2RNa+Ca^{2+} \longrightarrow R_2Ca+2Na^- \qquad （4-9）$$

$$2RNa+Mg^{2+} \longrightarrow R_2Mg+2Na^- \qquad （4-10）$$

根据经验公式：

制水量（吨）＝ 树脂体积（立方米）× 工作交换量毫摩尔 / 升 ×10⁻³ ÷

［浓缩水浓度 − 进水浓度（毫摩尔 / 升）］×10⁻³

$$= 1.6 \times 1000 \times 10^{-3} \div （8.64-2.63） \times 10^{-3}$$

$$= 266.2 （吨）$$

再生周期：266.2 ÷ 34 ÷ 8 ＝ 0.98 天，取再生周期 1 天。

采用精制 NaCl 为再生剂，则再生耗盐量：

理论：

$$R_2Ca+2NaCl \rightarrow 2RNa+CaCl_2 \qquad （4-11）$$

$$R_2Mg+2NaCl \rightarrow 2RNa+MgCl_2 \qquad （4-12）$$

经验：

再生耗盐量 ＝ 树脂总摩尔量 × 比盐耗 × 氯化钠分子量 ÷

氯化钠纯度 ×1000

$$=1.6 \times 1000 \times 1.5 \times 58.5/95\% \times 1000$$

$$=147.8 （Kg）$$

（2）再生耗水量

医院膜法集中制水设备的预处理通常采用自动头再生处理，反冲洗水量普遍和制水流量相同，达不到 1.5 倍的制水流量，也不采用水气联动。这种方式既影响了反冲洗效果，也增加了反冲洗时间，对填装 800 升树脂的软水器，至少需要直径 1 米，树脂层高 1 米及以上，经验的反冲洗时间至少需要 30 分钟。则，两路软水器再生总耗水量如下：

反冲洗耗水：34 吨 / 小时 ×0.5 小时 = 17 吨

慢吸盐过程耗水：4 吨 / 小时 ×1 小时 = 4 吨

冲洗过程耗水：34 吨 / 小时 ×0.5 小时 = 17 吨

单次再生总耗水量：38 吨

年再生总耗水量：38 × 365 = 13870 吨

再生总耗水电量：

预处理单路增压泵功率 4 千瓦，慢吸泵 0.3 千瓦，则：

二路软水器单次再生总耗水电量 = 2×（0.5+0.5）×4+0.3 = 8.3 千瓦时

年总耗电量 = 8.3×365 = 3029 千瓦时

（3）氢离子交换

交换原理：

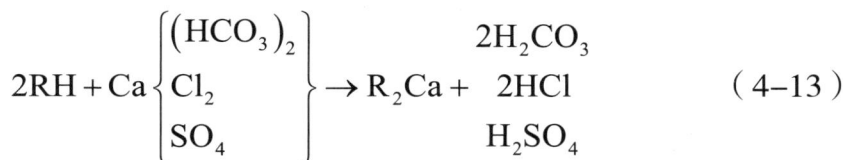

$$2RH + Ca \begin{Bmatrix} (HCO_3)_2 \\ Cl_2 \\ SO_4 \end{Bmatrix} \rightarrow R_2Ca + \begin{matrix} 2H_2CO_3 \\ 2HCl \\ H_2SO_4 \end{matrix} \qquad （4-13）$$

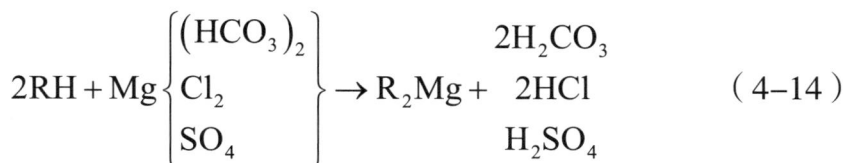

$$2RH + Mg \begin{Bmatrix} (HCO_3)_2 \\ Cl_2 \\ SO_4 \end{Bmatrix} \rightarrow R_2Mg + \begin{matrix} 2H_2CO_3 \\ 2HCl \\ H_2SO_4 \end{matrix} \qquad （4-14）$$

再生原理：

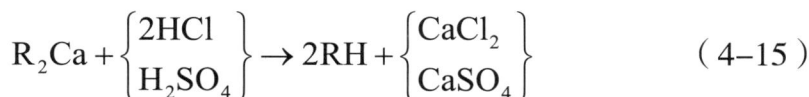

$$R_2Ca + \begin{Bmatrix} 2HCl \\ H_2SO_4 \end{Bmatrix} \rightarrow 2RH + \begin{Bmatrix} CaCl_2 \\ CaSO_4 \end{Bmatrix} \qquad （4-15）$$

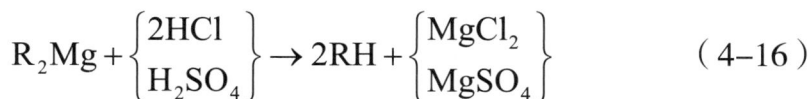

$$R_2Mg + \begin{Bmatrix} 2HCl \\ H_2SO_4 \end{Bmatrix} \rightarrow 2RH + \begin{Bmatrix} MgCl_2 \\ MgSO_4 \end{Bmatrix} \qquad （4-16）$$

离子交换软化水处理，可以使出水中残余硬度降得很低（小于 0.05 毫克当量 / 升），是目前广泛应用的水质软化工艺。尽管氢离子交换可在水质软化的同时获得水质脱碱或部分水质除盐的效果，但是经氢离子交换后水中生成各种无机酸类，出水应进行中和处理；再是医用水处理受条件限制，预处理通常采用阳离子软化原水，并用 NaCl 再生。

采用 NaCl 再生的软水器是医用水处理最常用的防止碳酸盐，尤其是碳酸钙在膜表面结垢的方法。但由于此种方法存在处理水源单一、再生时间较长、效率较低、成本较高等缺陷，根据原水性质和设备运行的经济性考虑，在环境条件允许时，对较大型医用水处理设备还可以采用以下方式防止膜表面结垢。

4. 通过调节 pH 值防止碳酸钙结垢

若必须通过加酸使进水中的碳酸盐硬度转为溶解度较大的非碳酸盐硬度，加酸量应满足浓水的朗格利尔饱和指数达到负值。通常投加硫酸，是因为硫酸盐的膜透过率小于氯化物，这样对提高出水水质是有利的；但水中硫酸盐含量偏高时，可能导致硫酸钙结垢，为避免膜面上硫酸钙析出形成水垢沉淀，可投加盐酸。

（1）加酸后碳酸钙水垢析出判定

为防止碳酸钙结垢，加酸调整 pH 值，加酸量计算方法见后。

已知进水 pH 为 7.0；进水中 HCO_3^-（f）为 130.4 毫克/升；反渗透装置的回收率考虑为 75%，进水温度为 25℃；浓水 Ca^{2+}（m）为 253.6 毫克/升，由图 4-7 查表得 p'Ca 为 2.24；浓水 TDS（m）为 1000 毫克/升（以 $CaCO_3$ 计）由图 4-7 和图 4-8 查得 $pK_2 - PK_s = 2.24$；加酸调节 pH = 5.5（pH 调节的设定值）。

①根据水的 pH 值，二氧化碳浓度和重碳酸根浓度之间的关系求进水中二氧化碳的浓度。根据：

$$pH = 6.35 + \lg \frac{HCO_3^-}{CO_2} \tag{4-17}$$

则：

$$[CO_2] = \frac{\left[HCO_3^- \right]}{10^{pH-6.35}} = \frac{130.4/61}{10^{7-6.35}}$$

$$= 0.479\,毫克当量/升$$

$$= 21.1\,毫克/升$$

②根据水中重碳酸根碱度、二氧化碳和 pH 值的关系，查图 4–9，求出 R 比值，然后再计算出调整 pH 值后的进水中的重碳酸根。

当 pH＝5.5 时，查图 4–9 得 $R=0.0033$，根据 $R = \dfrac{\left[HCO_3^- \right]}{游离\,CO_2}$ 的比式，则：

$$HCO_3^-（f）=20.2\,毫克/升$$

$$R = \frac{甲基橙碱度（毫克/升，以\,CaCO_3\,计）}{游离二氧化碳（以毫克/升计）} \qquad （4\text{–}18）$$

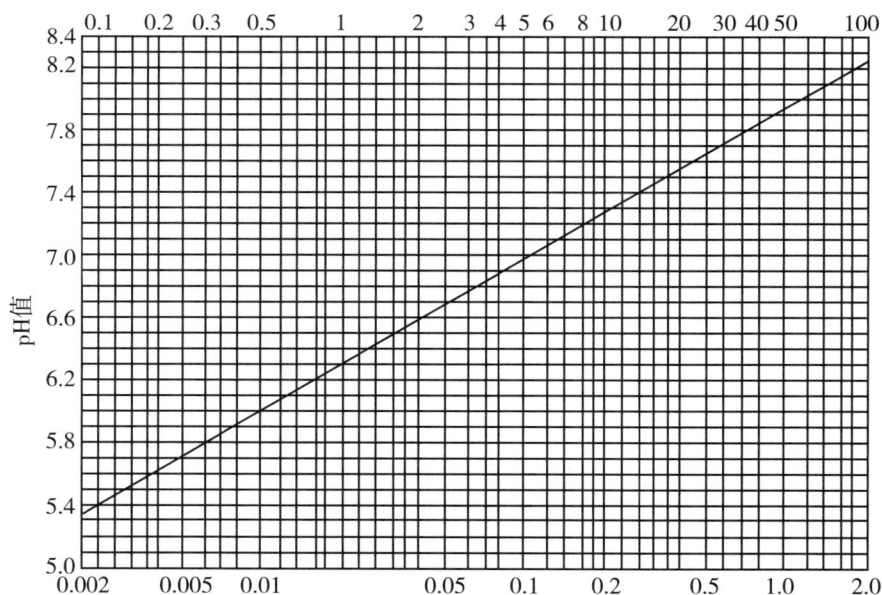

图 4–9　全碱度 CO_2 和 pH 值的关系

③根据调整 pH 值后进水中重碳酸根浓度 HCO_3^-（f）和反渗透装置的浓缩倍率计算浓水中重碳酸根浓度 HCO_3^-（m）。

$$HCO_3^-（m）= HCO_3^-（f）\times CF = 20.2 \times 4$$

$$= 80.8\,毫克/升 = 1.32\,毫克当量/升$$

④根据HCO_3^-（m）值，查图 4-7，得 $p'[A] = 2.90$。

⑤根据浓水HCO_3^-以及给水 CO_2 等于浓水 CO_2 的特点，求得浓水的 pH 值：

$$pH（m）= 6.35 + lg\frac{1.32}{\left[21.1 + \frac{44}{61}(130.4) - 20.2\right]/44} = 6.11$$

⑥根据浓水的 pH（m）值和 pH_S 值推算出饱和指数，并进行判断：

$$I_L = pH（m）- pH_S = 6.11 - (2.9 + 2.24 + 2.24) = -1.27$$

因为 $I_L < 0$，所以可以判断经 pH 调整后进水不会发生碳酸钙结垢。

按照同上的计算方法，当自来水中氯根为 1000 毫克/升时：

$I_L = -1.88$，同样可判断经 pH 值调整后进水不会发生碳酸钙结垢。

上述计算表明，加酸把进水 pH 值调整到小于或等于 5.5，就足以防止在膜面上产生碳酸钙水垢。

（2）关于硫酸钙水垢在膜面上析出的防止和有关计算

如果反渗透装置浓水中硫酸钙的浓度超过该温度下硫酸钙的溶解度时，在膜面上就会产生硫酸钙的结垢。由于膜面的硫酸钙水垢很不容易被除去，因此通常以硫酸钙作为限制反渗透装置回收率的指标。

一般情况下，水中硫酸钙的溶解度随着离子强度增加而增加，因此可根据进水水质计算出作为反渗透装置进水的离子强度，并以此求得在这种进水条件下硫酸钙允许的溶解度；进一步计算出不产生硫酸钙结垢所允许的浓缩倍率和反渗透装置的水回收率。此外反渗透装置的进水作为计算基准是比较有裕度的和安全的。进一步计算出不产生硫酸钙结垢所允许的浓缩倍率和反渗透装置的水回收率。此外以反渗透装置的进水作为计算基准是比较有裕度的和安全的。具体计算步骤如下。

①根据进水水质计算离子强度 IS。

$$IS = \frac{1}{2}\sum(m_i Z_i^3)$$

式中：m_i——i 种离子浓度（克离子 / 升）；

Z_i——i 种离子价数。

按设计基准水质计算的离子强度值，见表 4-3，则：

$$IS = \frac{1}{2} \times 0.13005 = 0.065$$

表 4-3　离子强度值

离子名称	离子的分子量	离子浓度（毫克 / 升）	m_i	Z_i^3	$m_i Z_i^3$
1	2	3	4	5	6
Ca^{2+}	40.0	63.4	0.001585	4	0.00634
Mg^{2+}	24.3	117.4	0.004831	4	0.019324
Na^{+}	23.0	989.8	0.043035	1	0.043035
HCO_3^-	61.0	130.4	0.002138	1	0.002138
SO_4^{2-}	96.0	271.7	0.0028302	4	0.011321
Cl^-	35.5	1700	0.047887	1	0.047887
$\sum(m_i Z_i^3) = 0.13005$					

②根据离子强度值，见图 4-10，求得相应条件下允许的硫酸钙溶解度积（K_{sp}）。

当 $IS = 0.065$（设计基准水质时），查图得 $K_{sp} = 2.3 \times 10^{-4}$（克离子 / 升）^{2}。

③根据进水中 Ca^{2+} 和 SO_4^{2-} 浓度算出进水中硫酸钙的溶解度：

$$P_{CaSO_4} = [Ca^{2+}][SO_4^{2-}]（克离子 / 升）^2$$

式中：$[Ca^{2+}]$——进水中钙离子的浓度（克离子 / 升）；

$[SO_4^{2-}]$——进水中硫酸根离子的浓度（克离子 / 升）。

按设计基准水质（见表 4-3 的 m_i 项）计算：

$$P_{CaSO_4} = 0.001585 \times 0.0028302 = 4.49 \times 10^{-5}（克离子 / 升）^2$$

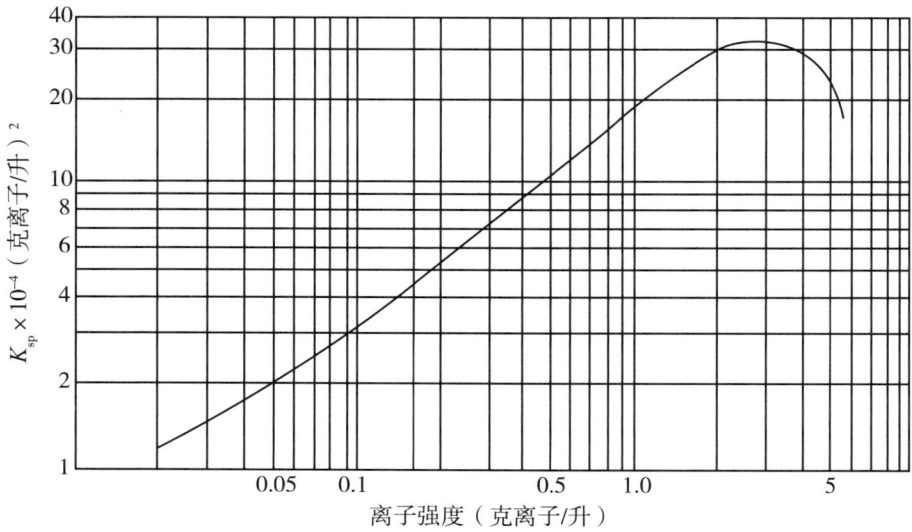

图 4-10　离子强度和硫酸钙溶解度积关系

④根据溶解度积的计算结果求出允许的浓缩倍率：

$$CF = \sqrt{0.8K_{SP} / P_{CaSO_4}}$$

按基准水质条件：

$$K_{sp} = 2.3 \times 10^{-4}$$

$$P_{CaSO_4} = 4.49 \times 10^{-6}$$

$$CF = \sqrt{\frac{0.8 \times 2.3 \times 10^{-4}}{4.49 \times 10^{-6}}} = 6.40$$

⑤根据允许的浓缩倍率求得允许的最大回收率：

$$Y_{最大} = 100 - \frac{100}{CF}$$

按设计基准水质计算：

$$Y_{最大} = 100 - \frac{100}{6.40} = 84.4\% > 75\%（设计考虑的回收率）$$

按照同上的计算方法，当进水氯根为 3500 毫克/升时：

$$Y_{最大} = 100 - \frac{100}{4.9} = 79.6\% > 56\% （设计考虑的回收率）$$

通过上述计算可见，在设计考虑选用的回收率条件下，在膜面上不发生硫酸钙结垢，因此本项目设计中进水不考虑软水器或加注六偏磷酸钠。

在某些特别地区，由于水的缺乏，有时必须考虑适当地提高回收率，而提高回收率后又有可能在膜面上发生硫酸钙或碳酸钙结垢，在这种情况下可在设计中考虑软水器或在进水中加注六偏磷酸钠溶液。六偏磷酸钠可使硫酸钙的溶解度积（K_{sp}）提高到 10×10^{-4}（通常纯水中的硫酸钙的溶解度积 K_{sp} 小于 1.9×10^{-4}）。在设计中用提高的溶解度积来复算允许的回收率。六偏磷酸钠的加入量通常为 5～20 毫克／升。

依据装置中最后一支膜面的浓缩水是否会沉淀析出判定限值，当进水中钙离子含量超出设计限值时，应预先考虑去掉钙硬度，即预软化后再进反渗透装置。

5. 二氧化硅结垢的判断和有关计算

二氧化硅在天然水中呈溶解的和胶体的状态，形成不同形式的硅酸。不同形式硅酸的比例与水的氢离子浓度即 pH 值有关。当 pH 值小于 7 时，水中实际上只有不离解的硅酸；当 pH 值大于 7 时，水中可能同时含有 $H_2SiO_3^{2-}$ 和 $HSiO_3^-$；当 pH 值大于 11 时，水中同时含有 $HSiO_3^-$ 和 SiO_3^{2-}；当 pH 小于 9 时，二氧化硅在水中的溶解度约为 125 毫克／升。除去反渗透膜面上二氧化硅水垢比较困难，经过预处理后水中的二氧化硅一般不会太高。但是，对于卡斯特地质区域以及富含硅酸盐地区的原水，如果设计前无原水水质报告，或预处理不到位，膜在运行过程中往往会在膜表面积上一层白色粉末状的物质，产水量也会明显下降。二氧化硅在水中的溶解度随着温度的上升而增加，见图 4-11。

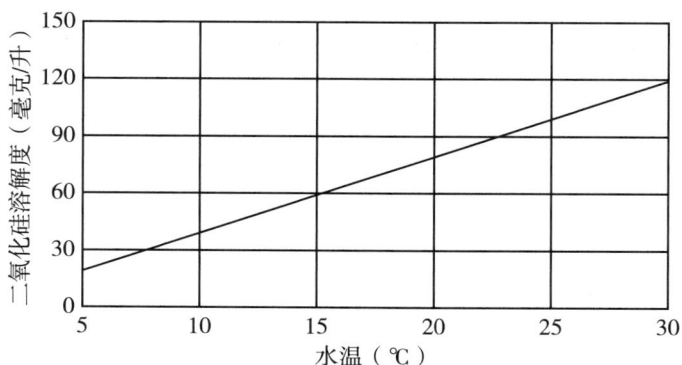

图 4-11　水温和二氧化硅溶解度的关系

为了运行安全，设计上通常控制反渗透装置浓水中二氧化硅浓度小于 100 毫克/升，当进水中二氧化硅浓度小于或等于 20 毫克/升时，不会在膜面上产生二氧化硅结垢。具体计算如下。

已知给水中二氧化硅为 9.2 毫克/升，以二氧化硅的溶解度 25℃ 时等于 100 毫克/升作为二氧化硅在浓水中浓度的控制值。求允许的回收率和运行时进水的最低水温。

①根据水中二氧化硅浓度和二氧化硅的控制值，求得允许的浓缩倍率为：

$$CF = \frac{100}{9.2} = 10.9 \ 倍$$

②根据允许的浓缩倍率求出允许的回收率：

$$Y = 100 - \frac{100}{CF} = 100 - \frac{100}{10.9}$$
$$= 90\% > 75\%$$

（设计基准水质）$> 56\%$（设计水质）

允许水回收率大于设计选定的回收率值。所以在膜面上不会有二氧化硅水垢析出。

③根据设计选用回收率求得运行时进水的最低水温：

当回收率为 75% 时，浓水中 $SiO_2 = 4 \times 9.2 = 36.8$ 毫克/升。

当回收率为 56% 时，浓水中 $SiO_2 = 2.27 \times 9.2 = 20.9$ 毫克/升。

查图 4-11 得运行时进水允许的最低温度为 7℃。

6. 计算次氯酸钠加药量

已知每系列反渗透装置的给水水量为 40 立方米 / 时，次氯酸钠加入量控制反渗透装置入口的余氯为 0.5 毫克 / 升，则注入点的有效氯注入量考虑为 1 毫克 / 升。求次氯酸钠加药量。

每天次氯酸钠的消耗量为：

$$40 \text{ 立方米 / 时 } \times 2 \text{ 系列 } \times 24 \text{ 小时 } \times 1 \text{ 毫克 / 升 } \times \frac{100}{10} \times \frac{1}{1000}$$

$$=19.2 \text{ 千克 / 天}$$

其中 $\frac{100}{10}$ 是次氯酸钠中有效氯含量为 10% 的换算数值，$\frac{1}{1000}$ 为单位换算常数。

7. 加酸调整 pH 值的加酸量的计算

水的 pH 值和全碳酸的比例关系见表 4-4。

表 4-4　各种形态碳酸分子浓度的百分比（克分子 %）

碳酸的形式	pH 值							
	4	5	6	7	8	9	10	11
$CO_2+H_2CO_3$	99.7	97.0	76.7	24.99	3.22	0.32	0.02	—
HCO_3^-	0.3	3.0	23.3	74.98	96.70	95.84	71.73	20.00
CO_3^{2-}				0.03	0.08	3.84	28.55	80.00

根据上述 Ca^{2+}（m）、HCO_3^-（m）、TDS（m）值查朗格利尔饱和指数图 4-7，进而求出 pH_s（$CaCO_3$ 饱和的 pH 值）：

$$P'Ca = 2.24, \quad p'[A] = 2.14, \quad (pK_2 - pK_s) = 2.28$$

$$pH_s = p'Ca + p'[A] + (pK_2 - pK_s) = 6.66$$

根据水的 pH 和 pH_s，推算出饱和指数并进行判断：

$$I_L = pH - pH_s = 7.0 - 6.66 = 0.34$$

因为 $I_L > 0$，所以可以判断此水有碳酸钙析出的可能性。

上述计算表明，在膜面有碳酸钙结垢的可能性，防止膜面上析出碳酸钙水垢的方法是调整 pH 值。通过水质软化或加酸使进水中的碳酸盐硬度降低或转为溶解度较大的非碳酸盐硬度。水质软化在前面软水器中已交流。鉴于医用水设备的使用场合，尽管很少采用加酸来转化溶解度较大的非碳酸盐硬度，为增加读者的参考，以下仍作一简单交流。

加酸量应满足浓水的朗格利尔饱和指数达到负值。通常投加硫酸，是因硫酸盐的膜透过率小于氯化物，这样对提高出水水质是有利的；但水中硫酸盐含量偏高，又可能导致硫酸钙结垢，为避免膜面上硫酸钙水垢的析出，可投加盐酸。

已知反渗透装置的进水水量为 40 立方米 / 时，本设计按 pH 值调整到 5.5 考虑，设计进水水质 pH 为 7.0，设计水质中 HCO_3^- 含量为 130.4 毫克 / 升，即 106.9 毫克 / 升（以 $CaCO_3$ 表示）。所需的加酸量计算。

①根据水的 pH 值，查表 4-4 求得水中全碳酸的比例，在 pH 为 7.0 时：H_2CO_3 为 25%；HCO_3^- 为 75%。

在 pH 为 5.5 时：H_2CO_3 为 87%；HCO_3^- 为 13%。

②根据设计进水水质中重碳酸根的含量，求得全碳酸离子的浓度：

$$106.9/0.75 = 142.5 \text{ 毫克 / 升（以 } CaCO_3 \text{ 计）}$$

③根据进水中全碳酸离子含量，求得在 pH 为 5.5 时水中重碳酸根含量：

$$142.5 \times 0.13 = 18.5 \text{ 毫克 / 升（以 } CaCO_3 \text{ 计）}$$

④根据 pH 为 7.0 时和 pH 为 5.5 时水中的重碳酸根含量，求得 pH 从 7.0 调整到 5.5（通过加注盐酸）时重碳酸根减少的数量：

$$142.5 - 18.5 = 124.0 \text{ 毫克 / 升（以 } CaCO_3 \text{ 计）}$$

$$= 151.3 \text{ 毫克 / 升（以 } HCO_3^- \text{ 计）}$$

⑤根据下列反应式求得加酸量：

$$HCO_3^- + HCl \rightarrow H_2CO_3 + Cl^-$$

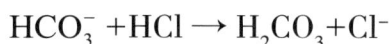

$$加酸量 = \frac{151.3 \times 36.5}{61} = 905\ 毫克/升（100\%\ 的\ HCl）$$

换算成 30% 的盐酸加酸量为：

$$90.5 \div 0.3 = 301.8\ 毫克/升$$

⑥根据加酸量求得每天的盐酸（浓度 30%）消耗量：

$$40\ 立方米/时 \times 2\ 系列 \times 24\ 小时 \times 301.8\ 毫克/升 = 579.5\ 千克/天$$

换算成 30% 的盐酸，密度以 1.155 克/立方厘米计，其体积为：

$$579.5 \div 1.155 = 501.7\ 升$$

（三）活性炭过滤器

活性炭过滤器的主要功能是用吸附法去除市政自来水中的游离氯、有机物、胶体粒子、微生物、嗅味等。由于吸附法本质上是物理法，因此，活性炭过滤器的吸附能力由活性炭的质量和数量决定。

吸附法是利用多孔性固体物质，使水中一种或多种有害物质被吸附在固体表面而去除的方法。医用水处理中常用的是颗粒状活性炭。按材质分颗粒状椰壳活性炭、果壳活性炭等，按工艺分酸洗活性炭和非酸洗活性炭等。按等级分医用活性炭和工业用活性炭等。颗粒状活性炭的特点是处理效果好，占地面积小、工作可靠、管理方便、活性炭可以再生。可单独做成重力或压力式炭滤器，也可与石英砂组成吸附滤池。

1.活性炭的特性

水质处理吸附法中广泛应用的活性炭有颗粒状和粉状两种。表 4-5 列出了颗粒状活性炭去除有机物的效果。

表 4-5　粒状活性炭层除去有机物效果

项目	原水	凝聚沉淀水处理	粒状活性炭处理水
生化需氧量（毫克/升）	200~400	<1	<1
化学需氧量（毫克/升）	400~600	30~60	3~16
洗涤剂（毫克/升）	2~4	1.1~2.9	0.002~0.05
色度（度）	-	~30	5

（1）物理性质

活性炭的物理特性主要指孔隙结构及其分布，在活化过程中晶格间生成的孔隙形成各种形状和大小的微细孔，因而构成巨大的吸附表面积，所以吸附能力很强。良好活性炭的比表面积一般在1000平方米/克以上，细孔一般总容积可达0.6~1.18毫升/克，孔径由10~105埃，细孔分为大孔、过渡孔和微孔，孔的特性列于表4-6。

表 4-6　活性炭细孔特性

孔隙种类	平均孔径（埃）	孔容（毫克/升）	表面积占比表面积（%）	吸附能力
大孔	1000~100000	0.2~0.5	1	小
过滤孔	100~1000	0.02~0.1	5以下	强
微孔	10~100	0.15~0.9	95以上	有

活性炭的吸附量不仅与比表面积有关，更主要的是与细孔的孔径分布有关，对液相吸附，大孔主要为吸附质的扩散提供通道，使之扩散到过渡孔与微孔中去，所以吸附质的扩散速度往往受大孔影响。由于水中有机物不但有小分子而且有各种大分子，大分子的吸附主要靠过渡孔，过渡孔又是小分子有机物达到微孔的通道。微孔的表面积占比表面95%以上，吸附量主要受微孔支配。因此要根据吸附质的直径与炭的细孔分布情况选择恰当的活性炭。

（2）化学性质

活性炭的吸附能力以物理吸附为主，但也进行一些选择性吸附，这是由于在生产制备过程中还形成部分表面氧化物基团，使炭具有一定极性。例如当制作温度在 $300 \sim 500 \, ℃$ 时，酸性氧化物占优势，这种酸性氧化物在水中离子化时，活性炭就带负电荷。制作温度在 $800 \sim 900 \, ℃$ 时，碱性氧化物占优势，这种碱性氧化物在水中离子化时，活性炭就带正电荷。而制作温度在 $500 \sim 800 \, ℃$ 时，活性炭具有两性性质。测定其电位得知，一般活性炭带负电荷，它在溶液中呈现弱酸性，在 pH 值较低的酸性条件下，吸附较好；反之在 pH 值较高的碱性条件下，吸附则较差。所以，对于以市政自来水为原水的医用水，活性炭滤器放在阳床或软水器后面可提高其吸附能力。

（3）吸附容量和吸附速度

活性炭的吸附效果用吸附容量和吸附速度两个指标来衡量。前者指单位重量活性炭所吸附溶质的数量；后者指单位时间内单位重量活性炭吸附溶质的数量。吸附容量决定了再生周期的长短，从而影响活性炭的再生费用及其再生剂消耗量；吸附速度决定着被处理水和活性炭接触的时间，时间长短又影响到吸附设备容积的大小。

①吸附容量

通常以实验数据为依据，用弗兰德利希（Freundlich）吸附等温线经验公式表示：

$$q = \frac{X}{M} = K_f C^{\frac{1}{n}} \qquad (4\text{-}19)$$

式中：q——活性炭的吸附容量，指与溶液浓度 C 相平衡时，单位重量炭所吸附的溶质数量（毫克/克）；

　　　X——被吸附溶质的重量（毫克）；

　　　M——吸附剂重量（克）；

　　　C——溶质的平衡浓度（毫克/升）；

　　　K_f、n——常数（$K_f > 0$，$\frac{1}{n} > 0$）。

对式（4-16）两边取对数，则：

$$\lg q = \frac{1}{n} \lg C + \lg K_f \qquad （4-20）$$

此式为一直线方程，以 $\lg q$ 为纵坐标，以 $\lg C$ 为横坐标作图 4-12。直线在纵坐标上的截距为 $\lg K_f$，因此 K_f 值时浓度 $C=1$（$\lg C-0$）时的吸附量。它可以大致表示吸附能力的大小，直线的斜率为 $\frac{1}{n}$，它表示吸附量浓度增长的强度。

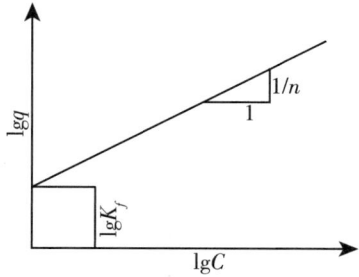

图 4-12　求弗兰德利希公式的常数

在实践中，如果通过实验得到一系列吸附量与溶质浓度的对应数据，其规律基本符合弗兰德利希吸附等温式，则可取对数值绘制出直线，由其截距及斜率求出 K 及 n 值，从而确定弗兰德利希吸附等温式的具体形式，在同类情况下推广应用。必须说明：公式的应用范围限于中等浓度的情况，对于低浓度及高浓度情况可能产生较大误差；公式是纯经验性质的，其中的常数 K_f 及 n 没有明确的物理意义。

②吸附速度

吸附过程中由溶质通过吸附剂颗粒表面水膜而达到吸附剂外面的迁移（"膜扩散"）、孔道扩散和溶质在吸附剂内表面上的吸附三个阶段组成，这些过程成串联关系，因此其中速度最慢的过程就限制了吸附速度。吸附速度取决于溶质的浓度，吸附剂颗粒的尺寸，以及吸附剂与水接触的方式。如连续式状态下的活性炭滤层，在正常滤速时"膜扩散"最可能是吸附速度的限制因素。

（4）部分国产活性炭的性能

部分国产活性炭的主要性能见表 4-7。

表 4-7　部分国产活性炭的主要性能

活性炭名称	原材料	粒径（毫米）	比表面积（平方米/克）	等温线常数		生产厂
				K_f	$1/n$	
8# 炭 5# 炭 活化无烟煤	煤焦油 煤焦油 阳泉无烟煤	1.5～2.0 ＜3.01～3.5	927 896 520	27.81 2.91 9.2	0.26 0.41 0.34	山西太原某化工厂
15# 颗粒炭	木炭、煤焦油	$\phi 3\sim$ 4L8～ 15		碘值＞22% 耐磨强度＞95%		上海某活性炭厂
C–11 型煤炭	杏核	24～40 目	1100	耐磨强度＞70% 醋酸吸附量＞500 毫克/升		北京某活性炭厂
C–21 型煤炭	椰子核	24～40 目	1100			
X 型吸附炭	杏核桃核	6～14 目		苯吸附量 约 400 毫克/升		
通化炭	核桃皮	1～3		堆积比重 0.4 孔隙率 66%		吉林某活性炭厂
辅酶 A 活性炭		20～40 目，最大孔径分布＜20 埃	300～400	苯吸收容积 0.2～0.3 毫升/克 干燥失重＜30%		上海某活性炭厂
14# 颗粒炭	木炭粉、煤粉、煤焦油	$\phi 3\sim$ 4L4～ 10		堆积比重 0.48 孔隙率 60%		上海某活性炭厂
果壳酸洗活性炭	杏核椰子核	10～24 目				承德华净活性炭公司

2. 活性炭的使用条件

（1）炭的预处理

粒状活性炭在填装进炭滤器前应在清水中浸泡、冲洗去除污物，装入炭滤器后用 5%HCl 及 4%NaOH 水溶液交替动态处理 1～3 次，流速 18～21 米/时，用量约为活性炭体积的 2～3 倍，每次处理后均需淋洗到中性为止。

（2）适用进水条件

进活性炭滤器的水应尽量除去大颗粒的悬浮物和胶体物质，以防阻塞炭的细孔和炭层孔隙，提高活性炭的吸附效果。一般要求进水的悬浮物小于 3 ~ 5 毫克 / 升。若条件允许，可以采用符合反渗透膜进水要求的预处理水。

（3）活性炭滤器在预处理系统中的位置

活性炭在预处理系统中既可以除去水中有机物，又可以消除水中余氯，这两种作用的效率是有差别的，一般吸附余氯的作用优于吸附有机物，而且吸附余氯的效率几乎可达 100%。在膜法医用水处理中，由于炭滤器的主要功能是吸附原水中的游离氯（或余氯），而活性炭在偏酸性条件下的吸附能力要优于偏碱性，经软水器处理后的水通常会降低 pH 值，故在膜法医用水处理中，将炭滤器放在软水器后更适宜。

（4）活性炭滤器吸附终点的控制

根据反渗透膜对进水的要求，应控制出水游离氯含量小于 0.1 毫克 / 升；但若以有机物泄漏量作为控制点，则应控制出水中耗氧量与总阴离子含量的比值小于 0.004。

3. 炭滤器的设计与计算

炭滤器设计应包括活性炭品种的选择，炭滤器进水的预处理，吸附与其他方法（如氧化）的配合，吸附设备形式和各种工艺参数的选定。对不同活性炭品种的选择主要根据吸附容量、吸附速度、耐磨强度三项技术指标和经济比较而定。

（1）活性炭滤器

有压力式、重力式等多种形式。一般压力式炭滤器的结构形式与机械过滤器类似。它既可做成单纯的炭滤器，也可与石英砂组合成吸附过滤柱，二者均可除去有机物，又可过滤去除悬浮固体。医用水处理要求水在活性炭滤器内的空罐接触时间不少于 5 分钟。为了保持活性炭吸附柱流速畅通，通常在底部装 0.2 ~ 0.3 米厚的承托层和石英砂滤料层。在石英砂的上部装填不少于 1.0 米厚的活性炭，作为过滤的炭吸附层，其滤速控制在 6～12 米/小时；当单纯作为吸附层时承托层上无石英砂滤料层，活性炭层高 1～2 米，其滤速为 3～10 米/小时，反冲洗强度一般用 4～12 升/（秒·平方米）。

（2）活性炭的实验资料（^{11}C 为例）

吸附等温线见图 4-13，吸附速率曲线见图 4-14。其吸附等温式为：

$$q = 3.53C^{0.79}（相关系数 0.91）$$

式中：q——^{11}C 活性炭的吸附容量（毫克氧/克）；

C——反应平衡时水中有机物浓度（毫克氧/升）。

^{11}C 炭去除水中有机物的去除率见图 4-15。

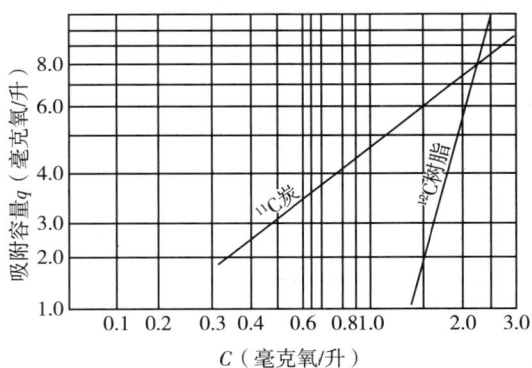

图 4-13　^{12}C 树脂和 ^{11}C 炭吸附等温线

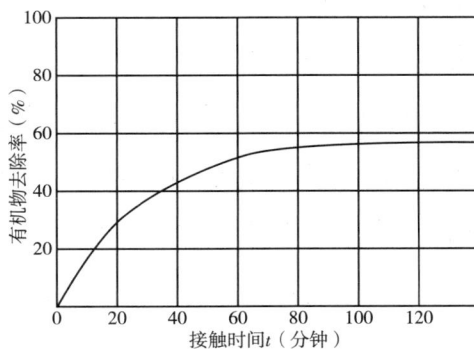

图 4-14　^{11}C 炭吸附速率曲线

注：进水温度为 10℃；进水有机物浓度为 3.18 毫克氧/升。

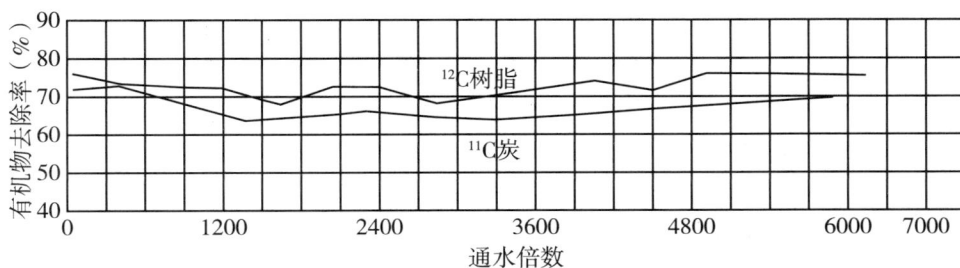

图 4-15　^{12}C 树脂和 ^{11}C 炭有机物去除率曲线

注：1. 试验条件：进水有机物浓度 C_0 为 2.82 毫克氧/升；流速为 11 米/时；层高为 6.50 米。

2. 通水倍数：指每一周期的出水量（立方米）与柱内活性炭（树脂）体积（立方米）之比。

^{11}C 炭的设计参数见表 4-8。

表 4-8　^{11}C 活性炭的设计参数

流速（米/时）	运行时间（时）	进水耗氧量（毫克氧/升）	穿透浓度（毫克氧/升）	通水倍数	体积吸附容量（毫克氧/毫克炭）	重量吸附容量（毫克氧/毫克炭）
11	360	2.82	1.18	6714	13.09	17.93

（3）炭滤器的工作过程

炭滤器的工作过程可用图 4-16 的穿透曲线表示，曲线纵坐标为出水有机物的浓度和进水有机物浓度的比值 C/C_0，横坐标为运行时间 T 或过水量 V，在运行时，炭滤器中有一个明显的吸附区，吸附区沿着水流方向不断向下推移。位于有效吸附区上面的活性炭则已被溶质所饱和，当吸附区的前沿到达吸附柱底部时，即出现穿透，炭滤器到达穿透点后出水有机物浓度开始迅速上升，并达到大允许浓度。穿透点可按 $0.05C_0$（C_0 为进水有机物浓度）考虑，当出水有机物浓度到达 $0.95C_0$ 时，则认为炭滤器的吸附能力已全部耗完。

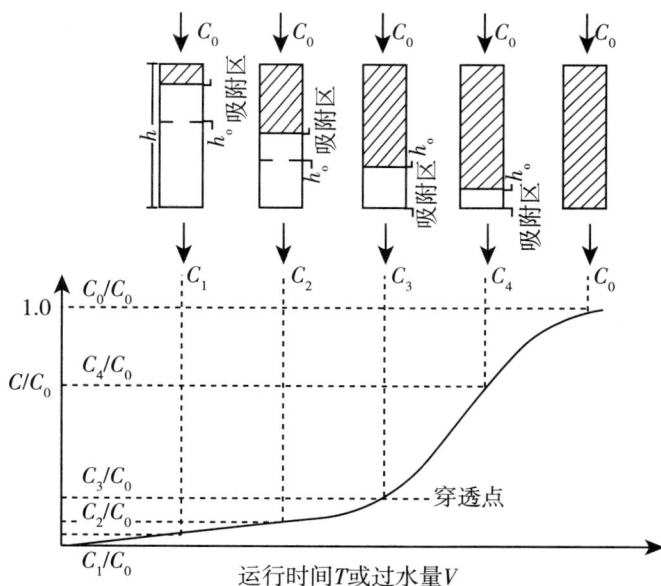

图 4-16　吸附柱的泄漏和穿透曲线

（4）炭滤器设计

①博哈特（Bohart）和亚当斯（Adams）方程式

活性炭滤器运行时，将进水有机物浓度为 C_0（毫克氧 / 升）的水注入柱内，要求出水有机物浓度不超过由水质要求所确定的 C_E 值（毫克氧 / 升）。运行开始时，活性炭是新鲜的，出水浓度实际低于 C_E 值，随运行时间延续出水有机物浓度逐渐增加，当接近饱和即到穿透点时，出水有机物浓度达到 C_E 值（即图 4-16 中穿透点 C_3），设达到穿透点时所需要的时间为 T，即有效工作时间（小时），此时活性炭需进行再生。足以防止出水有机物浓度超过 C_E 值所需的炭虑层高度称为临界高度（即吸附区高度），见图 4-16 中 h_0。显然活性炭层高度 h 应远大于 h_0 吸附容量（q）为另一个重要设计参数，它即是活性炭达到饱和时所能吸附的有机物的最大数量（千克氧 / 立方米）。

评述连续式活性炭滤器的性能用博哈特和亚当斯方程式：

$$\ln\left(\frac{C_0}{C_E}-1\right)=\ln\left(e^{\frac{Kqh}{v}}-1\right)-KC_0T \qquad (4-21)$$

式中：C_0——进水有机物浓度（毫克氧 / 升）；

　　　C_E——允许出水的有机物浓度（毫克氧 / 升）；

　　　V——空柱线速度（米 / 时）；

　　　T——工作时间（时）；

　　　K——吸附速率常数［立方米 /（千克·时）］；

　　　q——吸附容量（千克氧 / 立方米）；

　　　h——活性炭层高度（米）。

式（4-21）中，由于指数项 $e^{\frac{Kqh}{v}}$ 通常比 1 大得多，故式（4-20）右边部分括号内的 1 可忽略不计，则式（4-20）可写为：

$$\ln\left(\frac{C_0}{C_E}-1\right)=\frac{Kqh}{v}-KC_0T$$

故：

$$T = \frac{q}{C_0 v} h - \frac{\ln(C_0 / C_E - 1)}{KC_0} \qquad （4-22）$$

设 $T = 0$，解出 h 即可求得 h_0 为：

$$h_0 = \frac{v}{Kq} \ln\left(\frac{C_0}{C_E} - 1\right) \qquad （4-23）$$

②用模型试验活性炭滤柱确立 q、K、b 等参数的步骤

将已知有机物浓度 C_0 的水，通过一系列活性炭滤柱（见图 4-17），以出水达到预定的有机物浓度（C_E）的时间为 T，1 号柱出水首先达 C_E 值（该时间为 T_1），继而 2 号滤柱出水达 C_E 值（时间为 T_2）……依此类推，试验进行到最后一个滤柱达穿透点即停止，记录时间 T_1、T_2、T_3……或相应的通水倍数。在所要求的流速范围内，至少要用三种不同的流速，每一组试验均以不变的流速进行。

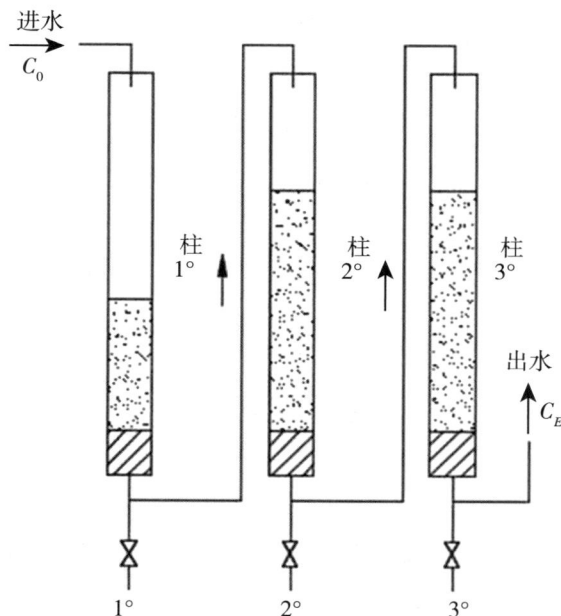

图 4-17　活性炭柱试验模型

式（4-22）表明含有参数 v 的 h-T 图形应为一直线，其斜率为 S，截距为 I。

$$S = \frac{q}{C_0 v}$$

故：

$$q = C_0 v S \qquad (4-24)$$

$$I = -\frac{1}{C_0 K} \ln\left(\frac{C_0}{C_E} - 1\right)$$

故：

$$K = -\frac{1}{C_0 I} \ln\left(\frac{C_0}{C_E} - 1\right) \qquad (4-25)$$

应用公式（4-23）求得 h_0。进一步找出流速与 K、q 和 h_0 之间的关系。选择流速并确定滤池尺寸。计算每年炭需要量和吸附效率。

例如表 4-9 的数据系用内径 2.54 厘米的活性炭炭滤器连续流模型试验而得。在进水有机物浓度 10 毫克氧 / 升，预定穿透时有机物浓度 C_E 为 0.5 毫克氧 / 升的条件下完成了三组试验。用此资料计算预定穿透特性的博哈特和亚当斯方程式的各参数。

根据表 4-9 数据绘制 T-h 关系图 4-18。

表 4-9　活性炭柱连续流模型试验数据

流率 ［立方米 /（分·平方米）］	活性炭层高度 （米）	通过量	
		容积（立方米）	时间（小时）
0.102	0.76 1.52 2.29	1.37 4.60 8.13	440 1480 2620
0.204	0.76 1.52 3.05	0.53 2.76 8.29	87 440 1340

流率 ［立方米/（分·平方米）］	活性炭层高度 （米）	通过量	
		容积（立方米）	时间（小时）
0.408	1.52 3.05 4.56	1.26 5.22 10.45	102 420 835

由图 4-18 中求得每条直线的斜率与截距（列于表 4-9），即为相应的 S、I 值。

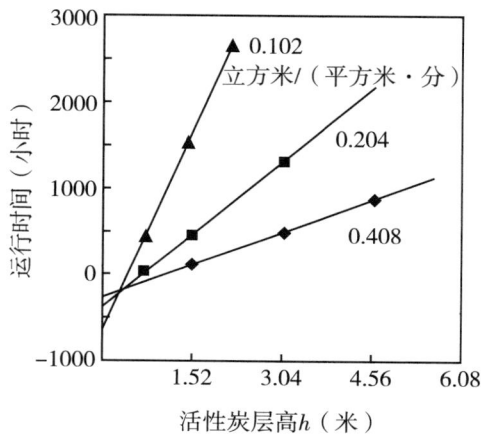

图 4-18　确定博哈特和亚当斯方程式参数图

将 C_0、C_E、v 值与相应的 S、I 值代入式（4-23）、式（4-24）、式（4-25），求出与水力负荷相对应的 h_0、q、K 值。

例如水力负荷为 0.102 立方米/（分·平方米）时：

$$v = 6 \text{ 米/时}$$

$$C_0 = 10 \text{ 毫克氧/升} = 10 \text{ 千克氧/立方米} \times 10^{-3}$$

$$q = SC_0 D = 1444 \times 10 \times 10^{-3} \times 6 = 86.6 \text{ 千克氧/平方米}$$

$$\ln\left(\frac{C_0}{C_E} - 1\right) = \ln\left(\frac{10}{0.5} - 1\right) = 2.94$$

$$K = -\frac{1}{C_0 I} \ln\left(\frac{C_0}{C_E} - 1\right) = -\frac{2.94}{10 \times 10^{-3} \times (-630)} = 0.467$$

$$h_0 = \frac{v}{Kq} \ln\left(\frac{C_0}{C_E} - 1\right) = -\frac{6 \times 2.94}{0.467 \times 86.6} = 0.436 \, \text{米}$$

将上述计算结果列入表4–10，并以水力负荷为横坐标，绘出 K、q、h_0 三条曲线，见图4–19。

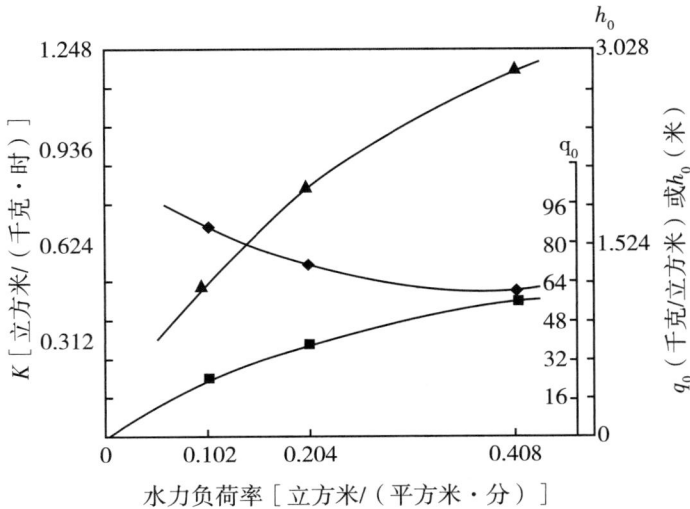

图 4–19 K、q、h_0 与水力负荷关系

表 4–10 K、q、h_0 计算结果

水力负荷率 ［立方米 / （分·平方米）］	斜率	（千克 / 立方米）	截距	K ［立方米 / （千克·时）］	h_0 （米）
0.102	1444	86.6	−630	0.467	0.436
0.102	558	67.3	−370	0.793	0.677
0.408	240	57.3	−250	1.173	1.067

若进水有机物含量为10毫克氧/升，处理水量为9.6立方米/时，要求处理后水中有机物含量为0.5毫克氧/升，选用直径为1米，活性炭层高度为1.8米的活性炭柱，应用前述试验结果计算工作时间：

流率：$\dfrac{9.6}{0.785\times 60}=0.203$ 立方米／（平方米·分），相当于 $v=12.2$ 米／时。

当流率为 0.203 立方米／（平方米·分）时，查图 4-19 得：

$q=67.3$ 千克氧／立方米，$K=0.793$ 立方米／（千克·时），$h_0=0.677$ 米：

$$T=\frac{qh}{C_0v}-\frac{1}{C_0K}\ln\left(\frac{C_0}{C_E}-1\right)$$

$$=\frac{67.3\times 1.8}{10\times 10^{-3}\times 12.2}-\frac{2.94}{10\times 10^{-3}\times 0.793}=622\text{时}$$

每年更换次数：

$$365\times 24/622=14\ \text{次／年}$$

炭的每年消耗容积：

$$1.8\times 0.785\times 14=20\ \text{立方米}$$

活性炭层利用率：

$$\left(\frac{h-h_0}{h}\right)\times 100\%=\frac{1.8-0.67}{1.8}\times 100\%=63\%$$

4. 水中活性余氯的去除

市政自来水中残留的活性余氯，是造成强酸阳离子交换树脂氧化和聚酰胺膜性质恶化的主要原因。阳离子交换树脂氧化后，外观表现为色淡、透明度增加，树脂体积增大并破碎，引起树脂体积交换容量减少，树脂层压力损失增大以及出水纯度和 pH 值降低。阳离子交换树脂的溶出物还可以污染强碱阴树脂。

（1）添加亚硫酸钠等还原剂以除去氧化剂

对于 1 毫克／升的活性余氯，加入 2 毫克／升的亚硫酸钠即可完全除去。添加亚硫酸钠对保护阳树脂的效果见表 4-11。

表 4-11 亚硫酸钠脱氧的效果

装置序号	运行时间（月）	亚硫酸钠添加情况	强酸阳离子交换树脂的体积交换容量（毫克当量/毫升）
1	6	未添加	0.9
2	12	添加	1.86
3	12	添加	1.90

（2）活性炭吸附的优势

尽管还有通过添加还原剂（如亚硫酸钠）的方法等去除水中游离氯，但用活性炭吸附比加还原剂经济。因为用活性炭除游离氯与用活性炭除有机物不同，可以采用较高的流速（约 50 米/时），处理水量大约是活性炭量的 10 万倍，活性炭大体可用一年到一年半，在经济上是合算的。实践中，经常将活性炭除氯和除有机物结合使用，活性炭对于游离氯的吸附先于有机物，而且吸氯率经常接近 100%。某品牌的活性炭吸附活性氯试验结果见表 4-12。

表 4-12 某活性炭吸附活性余氯效果

通水小时数	1	4	6	9	15	21	28
入口活性余氯含量（mg/L）	3	3	2	3	3	5	6
出口活性余氯含量（mg/L）	0	0	0	0.05	0.05	0.05	0.4
吸附率（%）	100	100	100	99	99	99	93

注：

1. 活性炭粒径为 1～3 毫米，孔隙率 66%，堆积比重 0.40。

2. 吸附柱直径 26 毫米，炭柱厚 530 毫米，运行流速 10 米/小时。每克活性炭平均吸附活性氯 6.5 毫克，平均去除率 99%。

（四）保安滤器

1. 保安滤器的构造

保安过滤器也称精密过滤器，由容器和滤芯组成。实样见图

4-20 和图 4-21。其工作原理是利用一定孔径的棉捻线、化纤滤芯或 PP 熔喷滤芯（孔隙率：棉捻线滤芯＞化纤滤芯＞熔喷滤芯）的孔隙进行机械过滤，水中残存的微量悬浮颗粒、胶体、微生物等被截留或吸附在滤芯表面和孔隙中。保安滤器是预处理中保护膜系统进水条件的最后屏障，根据膜系统特性，医用水处理选择过滤精度为 5 微米的滤芯较适宜。

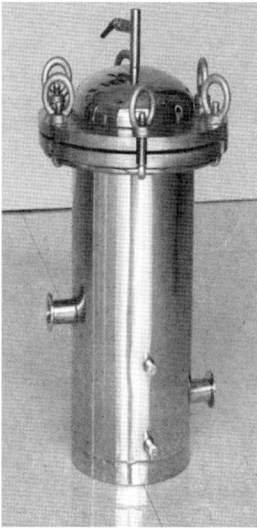

图 4-20　保安滤器实样

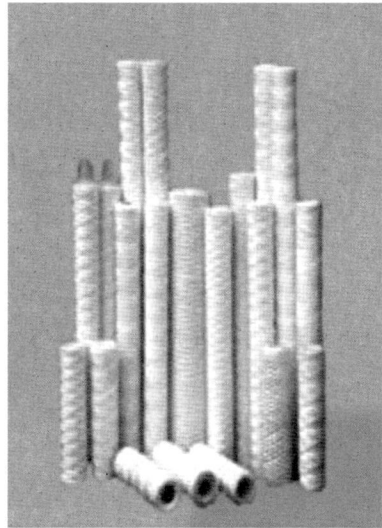

图 4-21　棉捻线滤芯实样

预处理经前级的机械滤器过滤后，通常可以去除肉眼可见物、絮凝胶质物及直径 50 微米以上的杂质，优质的机械滤器甚至可以去除直径 30 微米的杂质。软水器和碳滤器无去除 30 微米以下颗粒物的功能。当机械滤器、软水器和碳滤器在反冲洗后，因滤器内部滤料之间摩擦产生的微粒也会流出，反渗透膜的通性又要求进水允许的污染指数上限值为 5，实践证明无论是 RO 膜、NF 膜、SF 膜还是 MF 膜处理前加装 5 微米级的保安滤器是十分必要的。

2. 保安滤芯

医用水处理常用的保安滤芯材质、规格型号和性能参数见表 4-13。

表 4-13 医用水处理常用保安滤芯性能参数

名称/材质	规格型号	结构形式	工作压力（kg/cm²）	设计产水量（L/h）	过滤精度
捻线棉滤芯	10×5 微米	中心骨架	3.0	500	5 微米
	20×5 微米	中心骨架	3.0	1000	5 微米
	30×5 微米	中心骨架	3.0	1500	5 微米
	40×5 微米	中心骨架	3.0	2000	5 微米
熔喷 PP 滤芯	10×5 微米	无中心骨架	3.0	500	5 微米
	20×5 微米	无中心骨架	3.0	1000	5 微米
	30×5 微米	无中心骨架	3.0	1500	5 微米
	40×5 微米	无中心骨架	3.0	2000	5 微米

注：表内规格型号栏下的 10 至 40 指滤芯长度为 10 英寸至 40 英寸。

此外，用于保安过滤器的还有如滤袋式过滤芯、陶瓷过滤芯、叠片式过滤芯等。

保安滤芯与滤器的安装密封形式有单圈式、双圈式；与滤器的安装配合形式有平压式、插入式、耳环旋转式等；保安滤芯的固定形式有单支滤芯弹簧压紧和多支滤芯平板压紧等。以下为一种 12 立方米 / 小时保安滤器的设计方案。

设计进水流量为 12 立方米 / 小时。选用 30 英寸单支的过滤通量为 2 立方米 / 小时，所需滤芯数量为 7 支；材质：PP；成形方式：熔喷；连接方式：单密封圈插入式；固定方式：单支中心螺杆定位、上加压紧板和止回弹簧螺栓固定。其中上定位圈为封闭式，下定位圈为卡口中空式，以防止过滤水短路。根据滤芯长度设计安装滤芯端长度为 800 毫米；底部的滤芯安装板下留高 70 毫米的集水深度；在集水器下预留 20 毫米的支撑部分；保安过滤器的封头采用标准封头，滤器规格设计为 ϕ250 毫米 × 总高度 1000 毫米，壳体材质为 304 不锈钢，壁厚 2.0 毫米（强度校核已通过），表面抛光，法兰连接，密封要求满足 0.75 兆帕标准试压通过；过滤器顶端安装两分排气阀；过滤器进出口管外径配 ϕ45 毫米快接。

随着制水时间的增长，滤芯因截留物的污染，其运行阻力逐渐上升，当运行至进出口水压差达 0.5 巴或出水流量不能满足 RO 膜的进水需求时，需更换滤芯。

3. 污染指数（SDI）测定仪

保安滤器的出水是否满足设计（污染指数 SDI ≤ 5）要求，通常采用污染指数测定仪检测。污染指数（silt density index，SDI）值，也称淤泥密度指数（fouling index，FI）值，是衡量膜法水处理中进水水质指标的重要参数之一。它表征了水中颗粒、胶体和其他能阻塞各种膜，尤其是 RO 膜的物质的含量。

SDI 值的测量是在给水以 30psi（2.1 千克／平方厘米）的恒定压力下通过直径 ϕ47 毫米、孔径 0.45 微米的测试滤膜后，立即测定开始通过滤膜的 500 毫升水所需要的时间 T_0，再使给水连续通过滤膜 15 分钟（T）后，再次测得通过滤膜的 500 毫升水所需要的时间 T_{15}，在取得以上三个时间数据之后，由此可以计算出该水源的 SDI 值：

$$SDI = （1 - T_0 / T_{15}）\times 100 / T$$

在实际应用中，当 T_{15} 为 T_0 的四倍时，SDI 为 5。在 SDI 为 6.7 时，水会堵塞测试膜，而无法取得时间数据 T，在这种情况下需要对反渗透预处理系统进行调整，使其 SDI 指标降至 5.0 以下（通常要求是小于 3）。污染指数测定仪随仪器不同，测定步骤会有不同，具体以所用 SDI 污染指数仪的使用说明书为准。以图 4-22 手动 SDI 污染指数仪为例，其操作使用方法如下。

①关闭测定仪进水球阀 2。

②将连接螺丝 1 与所测定进水口连接（此时在测定仪内不装滤膜）。

③开启进水球阀 2，用调压器调压力至 0.21 兆帕后，关闭进水球阀 2。

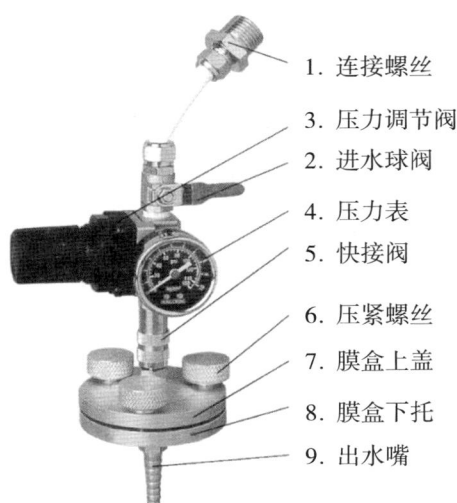

1. 连接螺丝
3. 压力调节阀
2. 进水球阀
4. 压力表
5. 快接阀
6. 压紧螺丝
7. 膜盒上盖
8. 膜盒下托
9. 出水嘴

图 4-22　手动 SDI 污染指数仪

④取下膜盒。将快接阀 5 的外圈套向上推，膜盒会自动脱落。注意，在拆卸时要防止膜盒脱落后掉地而损坏。

⑤打开膜盒，取出膜盒内 O 型圈，用镊子轻轻地将 0.45 微米的滤膜放入膜盒内的滤膜支撑板上，再将 O 型圈放入原位，盖上膜盒的上盖 7，拧紧螺丝 6 至测量时不会渗水。

⑥将膜盒插入快接阀 5。

⑦开启进水球阀 2 逐出滤膜盒上夹带的气泡，关闭进水球阀 2，拧紧压紧螺丝 6。

⑧开启进水球阀，同时测定出第一次过滤 500 毫升水样所需的时间 T_1。让水样继续流动。

⑨水样继续流动，15 分钟后再次用容器收集水样 500 毫升并记录收集水样所花的时间，记作 T_{15}。注意，在整个测试期间，压力必须保持在 0.21 ± 0.05 兆帕。水温须保持在 ±1 摄氏度变化范围之内。

⑩关闭取样进水球阀，松开微孔膜过滤容器的蝶形螺栓，将滤膜取出保存，作为深化研判的样品。

（五）预处理的运行控制

预处理的目的是保障反渗透进水的水质、水量和水压符合 RO 膜的通性要求。水压和预处理系统中各滤器的填料、滤芯设计和运行中的堵塞程度有关，已在单项滤器配置中分别介绍，再加对于行业技术工作者来说相对较为简单，在此不再展开讨论。以下着重探讨水质、水量保障的运行控制。

RO 膜通性的普遍要求是最高进水污染指数 FI 小于 5，最大进水浊度 NTU 小于 1.0。对 RO 膜的进水硬度，膜通性没提出具体的数值要求，原因是硬度需要根据原水中非碳酸盐含量和设计的产品水回收率决定。在已知的原水参数条件下，根据设计的产品水回收率计算流经末端 RO 膜面的浓缩水的朗格利尔指数，若朗格利尔指数小于 0，则 RO 膜面不会形成碳酸盐（典型物为碳酸钙）沉淀结晶，无须对原水进行软化处理，反则，就需要设计软化处理。当下，医用水制取设备的预处理普遍采用机械滤器、软水器、炭滤器和保安滤器四件套，并在机械滤器和炭滤器上加装自动头进行自动反冲洗，在软水器上加装自动头进行自动正洗、反洗、再生和冲洗。

自动头是美国滨特尔集团（Pentair）旗下的富来克公司（FLECK）为当地远离喧器的农庄主和别墅庄园主们利用房前屋后的自挖井供应生活用水而开发设计的产品。以后，供应商又拓展到了以自取水为水源、FI、NTU 和非碳酸盐硬度均较高，确实需要进行反冲洗和再生处理的化工等行业。我国医用水制取设备使用的预处理自动头的典型产品正是富来克品牌，且多为国内某合资公司的产品。自动头的内在结构和工作原理基本相同，现以富来克品牌的软水器（5600ST）为例，将其外形、结构和技术参数简单介绍如下，以供读者参考。

软水器自动头的外形见图 4-23。

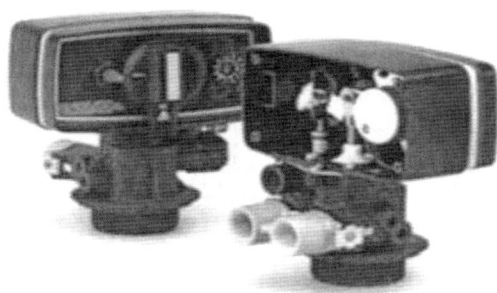

图 4-23 富来克软水器自动头

软水器的内部构造，见图 4-24、图 4-25、图 4-26。

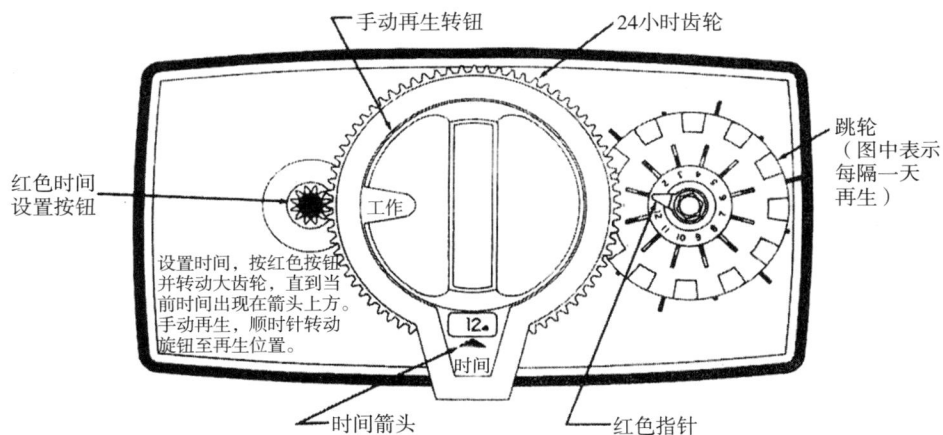

图 4-24 再生频率、日期、时间预置

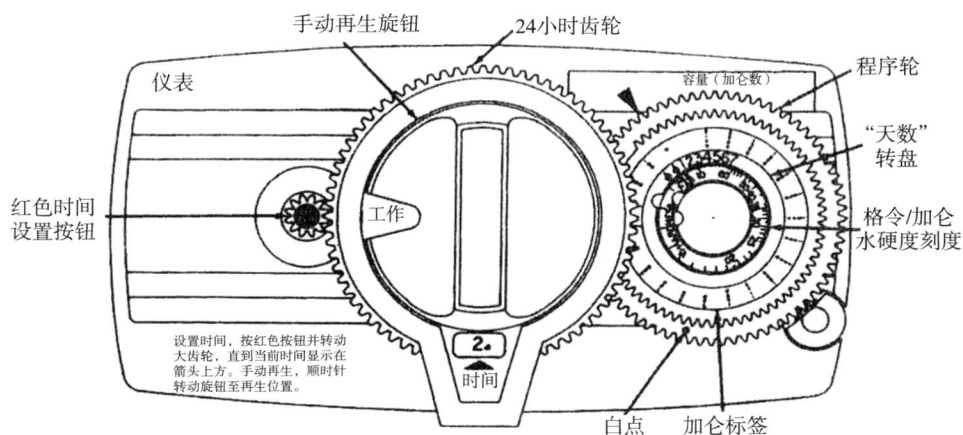

图 4-25 正洗、反洗、再生用盐、再生流量预置

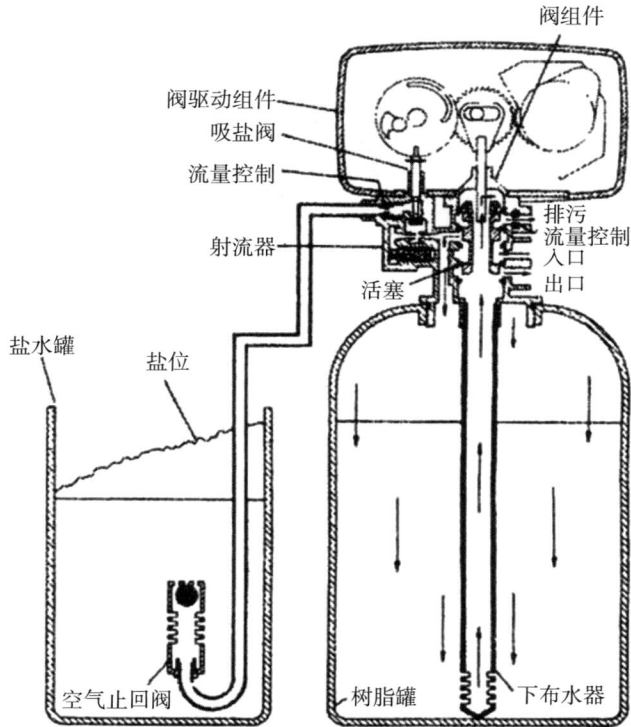

图4-26 工作、预清洗、反洗、吸盐预置

技术参数方面，进口压力0.2~0.6兆帕，工作温度2~50℃，进水硬度符合国家标准，出水硬度不大于0.03毫摩尔/升，使用电源220伏/50赫兹交流电，布置形式为单罐或双罐串联（二级软化时采用），再生方式为顺流再生，自动程序控制。使用001×7强酸性阳离子交换树脂。

机械滤器和碳滤器的自动头基本构造和软水器的雷同，只是少了吸盐的功能。安装相同，调试稍有区别。在此不再一一介绍。

我国医院最早使用自动头的水处理设备是某进口品牌的反渗透血液透析用制水设备。该品牌早期进入我国的是供单台血透机用水的反渗透血液透析用制水设备，它将预处理、反渗透和后处理分别集成在三个如同手提箱式的箱体内，每套设备只能供一台血透机使用，预处理也无自动头。上世纪八十年代后进入我国的反渗透制水设备已改为可供多台血透机用水。当初因我国医院使用的原水受地区差形成的自然条件所限，分别有市政自来水、地下水、江河水和医院自采井水等，大多数医院将市政自来水和其他水源的一种或多种混合使用，原水质量的稳定性难以保障。因当初无国产血液透析用制水设备，进口水机供应商为了快速在向我国全境推广，放弃了根据原水技术参数设计预处理的本质性技术规范，简单地采用统一的预处理模式（四件套），并将机械滤器、炭滤器和软水器统一装上自动头。

预处理的根本目的是保护反渗透膜不受游离氯的侵害和钙镁离子形成碳酸盐结晶沉淀产生的膜堵。对于以市政自来水为原水的预处理，对照 GB 5749 和 RO 膜的通性，游离氯无疑超标，若直接进反渗透会破坏 RO 膜的脱盐层。预处理的软水器起到降低原水钙镁含量的作用，但是，因 RO 膜本身可以去除这些物质。是否超出 RO 膜所能承受的范围，需要根据原水的水质确定。有的市政自来水本身来自水库水，其电导率不大于 100μs/cm，有的甚至只有 60μs/cm，污染指数 FI 不大于 5，这类原水的预处理可以很简单，即使预处理只设炭滤器和保安滤器也完全可以满足 RO 膜的进水要求。

然而，当下的医用水处理实践中，无论是采购人还是设备供应商越来越不重视原水水质指标，几乎千篇一律地采用四件套作预处理。同时也千篇一律地采用自动头作周期性反冲洗、再生和冲洗，频率在一天至一周不等。

医院中央膜法制水，以制备 25 吨 / 小时的设备，产品水回收率 75% 计为例，仅预处理中软水器的反冲洗、再生和冲洗，即使按频率每周一次计，年耗水 2 万多吨，耗电近 5000 千瓦时，产生废水 2 万多吨，年再生总费用就高达 14 万余元，再加耗盐成本 43 万多元，共计 57 万余元。花了如此高成本的软化处理，却又不知道原水是否确实需要软化处理。只要稍加思考就会发现，由于自动头的再生频率需要根据已知原水技术参数的详细计算后得出，在不了解原水技术参数的情况下擅自采用软水器及其自动头作周期性地再生处理既不科学，也不经济。从富来克产品的技术参数指标中也可以看出，对至关重要的进水硬度规定为"符合国家标准"，其实是一种违避性表述。

三、膜处理

（一）膜处理的目的

膜处理既是医用膜法制水设备的关键项，更是实现用户关注的四要素的核心项。在用户关注的四要素中，产品水的各项指标符合临床医用水要求是基本项。操作维护简便，运行稳定、安全、可靠，运行费用低廉，节能减排、绿色环保是加分项。从前文不难看出，不同的膜处理方法和设计工艺的效果有较大的差别。下面仍以某医院招标要求的产品水量和水质要求的表 2-8 为前提，将按图 2-19 招标要求的制水工艺流程和表 2-9 招标规定的设备配置清单为准实现的膜处理设备，与按图 2-22 医院专用中央膜法制水工艺流程和表 2-10 的设备配置清单实现的膜处理设备作比较，以判断用户四要素的实现。

（二）水量水质要求分析

招标文件表 2-8 给出了产品水量和水质及其他关联要求。根据我国现行的医院临床用水标准和规范，血液透析用制水设备属二类医疗器械，设备须独立设置，水质应符合 YY 0572 标准。现行的 YY 0572—2015 标准要求细菌总数应不超过 100CFU/mL，干预水平是最大允许水平的 50%，即 50CFU/mL；内毒素含量不应超过 0.25EU/mL，必须建立干预水平，通常是最大允许水平的 50%，即 0.125EU/mL。干预水平指污染物浓度，当达到该浓度时应采取干预措施阻断其升高至不可接受的水平。化学污染物指标要求见表4-14和表4-15。

表 4-14　透析用水中有毒化学物和透析溶液电解质的最大允许量

污染物	最高允许浓度（mg / L）
血液透析中已证明毒性的污染物	
铝	0.01
总氯	0.1
铜	0.1
氟化物	0.2
铅	0.005
硝酸盐（氮）	2
硫酸盐	100
锌	0.1
透析溶液中的电解质	
钙	2（0.05 mmol/L）
镁	4（0.15 mmol/L）
钾	8（0.2 mmol/L）
钠	70（3.0 mmol/L）
除非有其他注明	

表 4-15　透析用水中微量元素的最大允许量

污染物	最高允许浓度（mg/L）
锑	0.006
砷	0.005
钡	0.1
铍	0.0004
镉	0.001
铬	0.014
汞	0.0002
硒	0.09
银	0.005
铊	0.002

国内与国外主要国家血透水质要求的对比，见表 4-16。

表 4-16　国内外常用血透水质标准对标表

指标	YY 0572—2015（mg/L）	美国 AAMI/ASAIO 协会（mg/L）	AAMI 允许肾透析水中最大杂质含量（mg/L）	ISO 13959—2014（mg/L）欧盟执行标准
铝	0.01	< 0.01	0.01	0.01
总氯	0.1	< 0.2（氯）	0.5（氯）	0.1
铜	0.1	< 0.1	0.1	0.1
氟化物	0.2	< 0.2	0.2	0.2
铅	0.005	< 0.005	0.005	0.005
硝酸（氮）	2	< 2	2	2
硫酸盐	100	< 100	100	100
锌	0.1	< 0.1	0.1	0.1
钙	2（0.05mmol/L）	< 2	2	2
镁	4（0.15mmol/L）	< 4	4	4
钾	8（0.2mmol/L）	< 8	8	8
钠	70（3.0mmol/L）	< 70	70	70
锑	0.006	—	—	0.006
砷	0.005	< 0.005	0.005	0.005
钡	0.1	< 0.1	0.1	0.1
铍	0.0004	—	—	0.0004
镉	0.001	< 0.001	0.001	0.001
铬	0.014	< 0.014	0.014	0.014
汞	0.0002	< 0.002	0.0002	0.0002
硒	0.09	< 0.09	0.09	0.09
银	0.005	< 0.005	0.005	0.005
铊	0.002	—	—	0.002
细菌总数	100CFU/mL	100CFU/mL	200CFU/mL	100CFU/mL
内毒素	0.25EU/mL	—	—	0.25EU/mL
氯胺	—	< 0.1	0.1	—

随着血液透析（HD）技术的进步，患者的生存期限明显延长。如何提高 HD 患者的透析质量，降低长期透析的并发症成为研究方向。HD 患者每次透析液中化学污染物和微生物超标，则可通过透析膜进入血液，造成各种急慢性并发症，见表 4-17。因此透析用水的质量，对改善和延缓患者的生命有着深远的意义。

表 4-17　透析用水中化学污染物浓度过高引起常见不良反应表

水污染物	不良反应
铝、氯胺、硝酸盐、铅、铜、锌	贫血
铝、氟化物	骨病
钙、镁、钠	高血压
硫酸盐	酸中毒
钙、镁	硬水综合征
铝、铅、钙、镁	神经系统异常

生化需氧量又称生化耗氧量（biochemical oxygen demand，BOD），表示水中有机物等需氧污染物质含量的一个综合指标，它说明水中有机物出于微生物的生化作用进行氧化分解，使之无机化或气体化时所消耗水中溶解氧的总数量，其单位以毫克/升表示。其值越高，说明水中有机污染物质越多，污染也就越严重。加以悬浮或溶解状态存在于生活污水和制糖、食品、造纸、纤维等工业废水中的碳氢化合物、蛋白质、油脂、木质素等均为有机污染物，可经好氧菌的生物化学作用而分解，由于在分解过程中消耗氧气，故亦称需氧污染物质。若这类污染物质排入水体过多，将造成水中溶解氧缺乏，同时，有机物又通过水中厌氧菌的分解引起腐败现象，产生甲烷、硫化氢、硫醇和氨等恶臭气体，使水体变质发臭。

污水中各种有机物得到完全氧化分解的时间，总共约需一百天，为了缩短检测时间，一般生化需氧量以被检验的水样在 20℃下，五天内的耗氧量为代表，称其为五日生化需氧量，简称 BOD_5，对生活污水来说，它约等于完全氧化分解耗氧量的 70%。

一般清净河流的 BOD_5 不超过 2 毫克 / 升，若高于 10 毫克 / 升，就会散发出恶臭味。工业、农业、水产用水等要求生化需氧量应小于 5 毫克 / 升，而生活饮用水应小于 1 毫克 / 升。

我国规定，在工厂排出口，废水的 BOD 的最高容许浓度为 60 毫克 / 升，地面水的 BOD 不得超过 4 毫克 / 升。

前文某医院招标要求原水电导率不大于 $200\mu s/cm$，中央水处理设备的整体脱盐率大于 97.5%，一方面说明中央水处理系统的一级反渗透膜只能采用当下脱盐率最高的 RO 膜才能实现，另一方面其产品水的电导率已经不大于 $5\mu s/cm$。对照血液透析用水质要求表 4-13 和表 4-14，一级反渗透产品水就已足够满足要求，就微生物指标，细菌总数不超过 100CFU/ml，是 GB 5749 市政自来水都能达到的指标；细菌内毒素毕竟是有机体，对于能将所有离子去除 97.5% 的 RO 膜，本质上应 100% 去除。在一级反渗透就已完全可以达到水质要求的情况下，又将一级 RO 产品水再进行二级和三级反渗透处理，这相当于在第一次已经采用了最细小孔径的筛子将原水中的杂质筛过一遍后，再用同样孔径甚至大于原孔径的筛子再重复筛二遍、三遍。要知道，每增加一级反渗透，其单位产品水的综合运行成本至少会增加 30%，花了如此大的代价做了大量的无用功，显然既不科学，又不经济。然而，这又是行业内经常发生的事，希望能引起医学界的重视。

医院检验和实验室用水的行业标准目前只有临床实验室试剂用纯化水的要求 WS/T 574—2018，除此以外还有多项专业实验室用水的国家标准，见表 4-17 至表 4-20。表 4-17 的用途指向为试剂用水，适用于临床实验室一般实验试剂配制、校准品和质控品复溶等所用纯化水，表 4-18 适用于特殊实验用纯化水。在 WS/T 574—2018 施行前，医用水处理通常根据《仪器分析用高纯水的规格和试验方法》（GB/T 33087）和《分析实验室用水规格和试验方法》（GB/T 6682）设计水质指标。WS/T 574—2018 临床实验室试剂用纯化水要求见表4-18，临床实验室特殊试剂用纯化水要求见表4-19；GB/T 33087 水质标准见表4-20；GB/T 6682 水质指标见表4-21。

表4-18 临床实验室试剂用纯化水要求（WS/T 574—2018）

名称	指标	备注
电阻率（25℃）（MΩ·cm）	≥ 10	二选一
电导率（25℃）（μs/cm）	≤ 0.1	
TOC（ng/g）（ppb）	< 500	
微生物总数（CFU/mL）	< 10	
微粒数（以直径0.22μm以上计）	不可检出	

表4-19 临床实验室特殊试剂用纯化水要求（WS/T 574—2018）

名称	指标
电阻率（25℃）（MΩ·cm）	≥ 18
TOC（ng/g）（ppb）	< 10
微生物总数（CFU/mL）	< 10
微粒数（以直径0.22μm以上计）	不可检出

注：对于绝大多数特殊试剂用纯化水，如无相关标准和特定要求，可以参照如上要求。

表4-20 仪器分析用高纯水的规格（GB/T 33087）

名称	规格
电阻率（25℃），ρ（MΩ·cm）	≥ 18
总有机碳（TOC），ρ（μg/L）	≤ 50
钠离子，ρ（μg/L）	≤ 1
氯离子，ρ（μg/L）	≤ 1
硅，ρ（μg/L）	≤ 10
细菌总数（CFU/mL）	合格

注：细菌总数需要时测定。

表 4-21　分析实验室用水规格（GB/T 6682—2008）

名称	一级	二级	三级
pH 值范围（25℃）			5.0 ~ 7.5
电导率（25℃）（ms / m）	≤ 0.01	≤ 0.10	≤ 0.50
可氧化物质含量（以 O 计）（mg / L）		≤ 0.08	≤ 0.4
吸光度（254nm，1cm 光程）	≤ 0.001	≤ 0.01	
蒸发残渣（105℃ ± 2℃）含量（mg / L）		≤ 1.0	≤ 2.0
可溶性硅（以 SiO_2 计）含量（mg / L）	≤ 0.01	≤ 0.02	

注：1. 由于在一级水、二级水的纯度下，难于测定其真实的 pH 值，因此对一级水、二级水的 pH 值范围不做规定。
　　2. 由于在一级水的纯度下，难于测定可氧化物质和蒸发残渣，对其限量不做规定。可用其他条件和制备方法来保证一级水的质量。

对需经 0.22μm 微孔滤膜过滤的精密仪器，其分析用高纯水的质量指标，通常需要依据 GB/T 33087《仪器分析用高纯水的规格和试验方法》规定的要求进行设计。招标文件要求响应 GB/T 6682—2008（即修改采用 ISO 3696：1987，MOD）标准。

尽管 GB/T 6682—2008 设有三种水质指标，但和膜系统关联度不大，只要在一级反渗透膜处理后增设离子交换等辅助配置即可实现。

口腔用水的水质暂无国标和行标，但个别地区已制定了口腔用水路清洗消毒方面的地方标准，医用水处理行业通常参照软化水或现有的地方标准设计水质。某地方标准《牙椅水路系统清洗消毒技术规范》（DB33/T 2307—2021），对牙椅水路系统管理的基本要求为：①牙椅源水应符合 GB 5749 的要求；②口腔诊疗用水菌落总数，营养琼脂培养基培养不应超过 100CFU/mL，R2A 琼脂培养基培养不应超过 500CFU/mL；③口腔诊疗用水不应用于外科手术；④使用独立储水罐供水，连续使用时间不应超过 24 小时。

清洗用水主要是供医院的消毒供应中心（CSSD）对可复用诊疗器械、器具和物品的清洗，现行的清洗用水要求执行 WS 310。其中

WS 310.1 医院消毒供应中心第 1 部分管理规范规定，清洗用水应有自来水、热水、软水、经纯化的水供应，自来水水质应符合 GB 5749 的规定，终末漂洗用水的电导率应不大于 15μs/cm（25℃）。

其中的 WS 310.2 医院消毒供应中心第 2 部分清洗消毒及灭菌技术操作规范的附录 B（规范性附录）器械、器具和物品的清洗操作方法，规定了手工和机械清洗的规范要求。冲洗：将器械、器具和物品置于流动水下冲洗，初步去除污染物；洗涤：冲洗后，应用酶清洁剂或其他清洁剂浸泡后刷洗、擦洗；漂洗：洗涤后，再用流动水冲洗或擦洗；终端漂洗：应用软水、纯水或蒸馏水进行冲洗。在注意事项中强调了冲洗、洗涤、漂洗时应使用软水，终端漂洗、消毒时应使用纯化水，预洗阶段水温应小于 45℃。

结合 CSSD 的具体操作流程和规范，清洗用水中使用量最大的是自来水和软化水，电导率不大于 15μs/cm 的纯化水的实际使用量不足整个清洗用水量的 10%；对于软化水，因未查到我国的权威定义，WS310 也未作出界定，此引用世界卫生组织的标准。世界卫生组织规定以"1L 水中的钙离子和镁离子的质量之和"为标准，对水硬度的分类，见表 4-22。

表 4-22　世界卫生组织对软硬水的鉴定标准

名称	软水		硬水	
分类	软水	中软水	硬水	中硬水
硬度	0 ~ 60mg/L	60 ~ 120mg/L	120 ~ 180mg/L	180mg/L 及以上

学术文献报道，水的硬度主要由其中的钙和镁离子的总浓度决定。我国使用一种以度为单位的测量方法，其中每升水中含有相当于 10 毫克氧化钙为 1 度，这一度数的多少反映了水的硬度；一般而言，硬度低于 8 度的水被定义为软水，而高于 8 度的水则被称为硬水。

根据以上参考资料，结合我国市政自来水的水质标准，尽管 GB 5749 规定了总硬度的最高限值为 450 毫克/升，但该规定以 $CaCO_3$ 计，事实上绝大多数自来水本已是软化水，尤其是 WHO 标准项下的软化水。

暂且不论前文某医院招标的用水标准是否为用户的真实需求，单凭临床使用的实际需要，其一级清洗用水和软化水主要是供应 CSSD 的冲洗和洗涤所用。按招标用户所在地的市政自来水中钙、镁离子总含量不超过 60 毫克/升，采用市政自来水即可满足要求。事实上，招标文件对一级清洗水的质量指标也作了回避，只是模糊地给出了用于 WS 310 要求的终端漂洗用水指标，具体见表 4-23。

表 4-23　清洗机用水标准（WS 310—2016）

项目	标准值（mg/L）
蒸发残留	≤ 10.0mg/L
氧化硅（SiO_2）	≤ 1mg/L
铁	≤ 0.2mg/L
镉	≤ 0.005mg/L
铅	≤ 0.05mg/L
除铁、镉、铅以外的其他重金属	≤ 0.1mg/L
氯离子（Cl^-）	≤ 2mg/L
磷酸盐（P_2O_5）	≤ 0.5mg/L
电导率（25℃时）	≤ 15μs/cm
pH	5.0～7.5
外观	无色、洁净、无沉淀
硬度（碱性金属离子的总量）	≤ 0.02mmoL/L

无论是 WS 310.1 还是 WS 310.2 均无一级、二级清洗用水之分。招标要求所谓的二级清洗用水，其实是供 CSSD 要求的终端漂洗和压力蒸汽灭菌器供给水所用。不同等级的医院对两种用水的需求量不

同，但通常情况下用于漂洗的水量要远大于压力蒸汽灭菌器供给水量。

WS 310要求前者的电导率$\rho \leqslant 15\mu s/cm$，后者的电导率$\rho \leqslant 5\mu s/cm$，对于电导率$\rho \leqslant 200\mu s/cm$的原水，采用一级反渗透均可以实现以上水质指标要求，更何况招标要求的水质指标统一采用电导率$\rho \leqslant 15\mu s/cm$。

WS 310.1中10.1规定的清洗用水中还包括自来水，即符合GB 5749标准的市政自来水。根据CSSD的操作流程可以知道，自来水主要用于复用医疗器械的初级去污冲洗（初洗和洗涤）。招标要求中单独列出了未标明出处的冲洗用水标准，具体见表4-24。

表4-24　冲洗用水标准

序号	项目	标准值（mg/L）
1	浊度（turbidity）	$\leqslant 0.5°$
2	色度（colour）	$\leqslant 15°$
3	嗅味（oder-threahod）	$\leqslant 3units$
4	铁（Iron）	$\leqslant 0.3$
5	锰（Manganse）	$\leqslant 0.05$
6	铜（Copper）	$\leqslant 1.0$
7	锌（Zinc）	$\leqslant 1.0$
8	阴离子成分洗涤剂（foamig agents）	$\leqslant 0.3$
9	氟化物（fluoride）	$\leqslant 1.0$
10	砷（Aresenic）	$\leqslant 0.04$
11	硒（Selenium）	$\leqslant 0.01$
12	汞（Mercury）	$\leqslant 0.002$
13	铬（Chromium）	$\leqslant 0.005$
14	镉（Cadmium）	$\leqslant 0.01$
15	铅（Lead）	$\leqslant 0.05$
16	细菌（bacteria count）	$\leqslant 50cfu/mL$
17	总固体含量（total dissolved solids，TDS）	$\leqslant 500$

为方便后续分析，笔者仍以招标要求为准，只是将表2-9给出的水量水质要求重新归纳整理见表4-25。

表4-25 招标要求的产品水量和水质

序号	用水名称	用水量（L/h）	水质标准
一	血透用水	2000	血透用水
二	检验用水	3290	检验用水
三	口腔用水	1225	口腔用水
四	二级清洗用水	5180	二级清洗用水
五	一级清洗用水	9535（不计入反渗透）	一级清洗用水
六	软化用水	10415（不计入反渗透）	软化用水
七	冲洗用水	5355	冲洗用水
八	合计	37000	
九	实际按70%计算（招标要求）	25900	
十	最终供使用的去离子产水量	11935	

（三）膜的匹配及其装置

1. 招标要求的膜处理匹配及其装置

综合第二章的图2-16、设计要求的制水工艺流程图2-17、招标要求的制水工艺流程图2-19和表2-10配置清单，该案例要求配置四大套设备，按设计要求的70%计，分别是26立方米/小时中央水处理设备、1.3立方米/小时实验室用水设备（预留）、1.4立方米/小时血透用水设备、175升/小时检验用水设备各一套。其中的中央水处理设备生产的产品水经后处理后供应招标名称中的二级清洗用水（WS 310规定的漂洗用水）、血液透析设备的原水、175升/小时检验用水（含35升/小时高压灭菌设备的原水）等。

（1）26立方米/小时中央水处理设备的膜匹配

根据设计要求，一级反渗透的膜匹配采用二组相同的并联一级十一段（即 11 支 RO 膜串联）工艺，每组的原水先通过并联的一级三段膜，产生的 RO 浓缩水再供给由六支串联的 RO 膜，最后一支 RO 膜产生的浓缩水，部分用于清洗用水，部分用于供给由两支串联的 RO 膜的原水。每组采用 12 支 RO 膜，共计 24 支。单组一级反渗透的膜匹配工艺如图 4-27 所示。

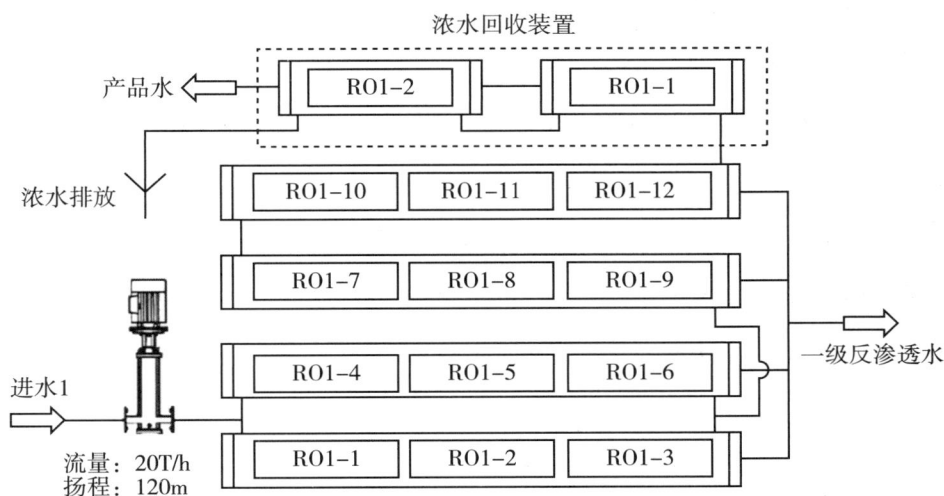

图 4-27　设计要求中央水处理一级反渗透的膜匹配工艺

依据招标文件的配置清单和设计要求，一级反渗透产水量为 26 吨 / 小时，反渗透膜的规格采用 8 英寸 RO 膜。中央制水系统设备按两套制水量 13T/H 设计，每套一级反渗透主机的高压泵的额定流量 20 吨 / 小时，额定扬程 120 米。以此要求分析，单套中央制水系统设备供应反渗透膜系统的额定原水量为 20 吨 / 小时，以平均每支 RO 膜产水量 1.08 吨 / 小时，依据 RO 膜的通性，原水通过每支 RO 膜的压力损耗需要 1 巴（约 1 千克 / 平方厘米），即约 10 米；根据前面陈述的膜组合工艺要求，当原水通过并联的一级三段膜后，每套中央制水系统设备的剩余原水流量 13.52 吨 / 小时、剩余扬程 90 米，再通过由六支串联的 RO 膜后，剩余反渗透浓缩水流量 7.04 吨 / 小时、扬程 30

米，用此流量和扬程供给串联的第十段和十一段RO膜，每支RO膜生产出1.0吨/小时产品水，最终的设计产品水量为24.0吨/小时。作为医用设备，至少要考虑运行两年内仍能满足设计要求的产品水量，因此，以上的设计水量仅仅是一种按招标要求的最低假设。实际不仅不可能，甚至连由六支串联的RO膜也不太可能平均每支能产出1吨产品水。一是膜的串联段越多，越靠后段的膜面上，原水中离子浓度越高，渗透压越高，产水要求的反渗透压越高，而此设计既要求选用反渗透泵的扬程规定为120米，又要通过此扬程提供一级十一段的反渗透动力，只要按膜的通性设计产品水回收率，到第九段的供水扬程就只剩40米，第十一段的进水扬程仅剩20米。根据配置清单中规定的膜要求（稳定脱盐率大于97.5%，复合PA），单套膜排列的每支膜的相关参数分布见表4-26。

表4-26　中央制水系统一级11段排列中各段膜的参数分配

膜排列段位	原水流量（立方米/时）	原水扬程（m）	平均产生量（立方米/时）	平均产品水回收率（%）	原水浓缩倍率	原水钙镁浓度（mg/L）	膜制水扬程损耗累积（m）
并联1	20	120	2	10	1.11	60	10
并联2	18	110	4	20	1.25	75	20
并联3	16	100	6	30	1.43	85.8	30
4	14	90	7	35	1.54	92.4	40
5	13	80	8	40	1.67	100.2	40
6	12	70	9	45	1.82	109.2	50
7	11	60	10	50	2.00	120	60
8	10	50	11	55	2.22	133.2	70
9	9	40	12	60	2.5	150	80
10	8	30	12.5	62.5	2.67	160.2	90
11	7	20	13	65	2.86	171.6	100

根据表4-26的参数分配，结合著名品牌的反渗透膜膜元件的通

性表 3-6 或表 3-8，整套设备的膜系统不仅要达到稳定脱盐率大于 97.5%，产品水量还要保持 13 吨 / 小时，同样不可能实现。另外，由表 4-25 的数据也可以清晰判定，按招标要求的额定流量 20 吨 / 小时、扬程 120 米的反渗透增压泵，并联第三段膜的平均浓缩水总量为 14 吨 / 小时，用 90 米的扬程将 14 吨 / 小时的浓缩水送入第四段的单支 8 英寸 RO 膜，因工艺上未做到流量均等递减，压头损耗过大，使得本就扬程过低的后续段，其脱盐率和产品水量明显降低。最终难以实现脱盐率大于 97.5%，产品水量 13 吨 / 小时的招标要求。

（2）二级膜处理

依据图 4-28 招标要求的制水工艺流程，一级反渗透的产品水经二级反渗透处理后，部分产品水用于内镜清洗用水和供应室所谓的二级清洗用水，另外一部分产品水再经 EDI 进一步脱盐处理后，部分送入供应检验用水的储水箱，经再次后处理后供检验用水，部分送入供应实验室用水储水箱，经包括混床树脂处理在内的再次处理后供应实验室用水。

招标要求 WS 507—2016 软式内镜清洗用水技术规范和 WS 310—2016 清洗机用水标准，均要求电导率（25℃时）不大于 15μs/cm。对于招标文件已明确原水以电导率检测不大于 200μs/cm 的水源条件下，又规定反渗透装置的稳定脱盐率大于 97.5%。换言之，经一级反渗透处理后的产品水，其稳定电导率已是不大于 5μs/cm，足以满足 WS 507—2016 软式内镜清洗用水技术规范和 WS 310—2016 清洗机用水标准电导率不大于 15μs/cm，此种情况下再要求采用二级反渗透，既不科学，也不经济。另外，图 2-16 清晰地表明内镜二级清洗用水和清洗机二级清洗用水为同一水质，但要求这两种水要分别采用两个储水箱和两套后处理系统处理，显然属人为增加和重复设备配置，即使两种水的使用点不在同处，也只要在同一纯水箱后设置两路纯水输送管路即可。招标要求的内镜二级清洗用水和供应室二级清洗用水工艺流程如图 4-28 所示。该图的反渗透进、出水工艺存在较严重地错误，只是为保持和原图一致而保留。

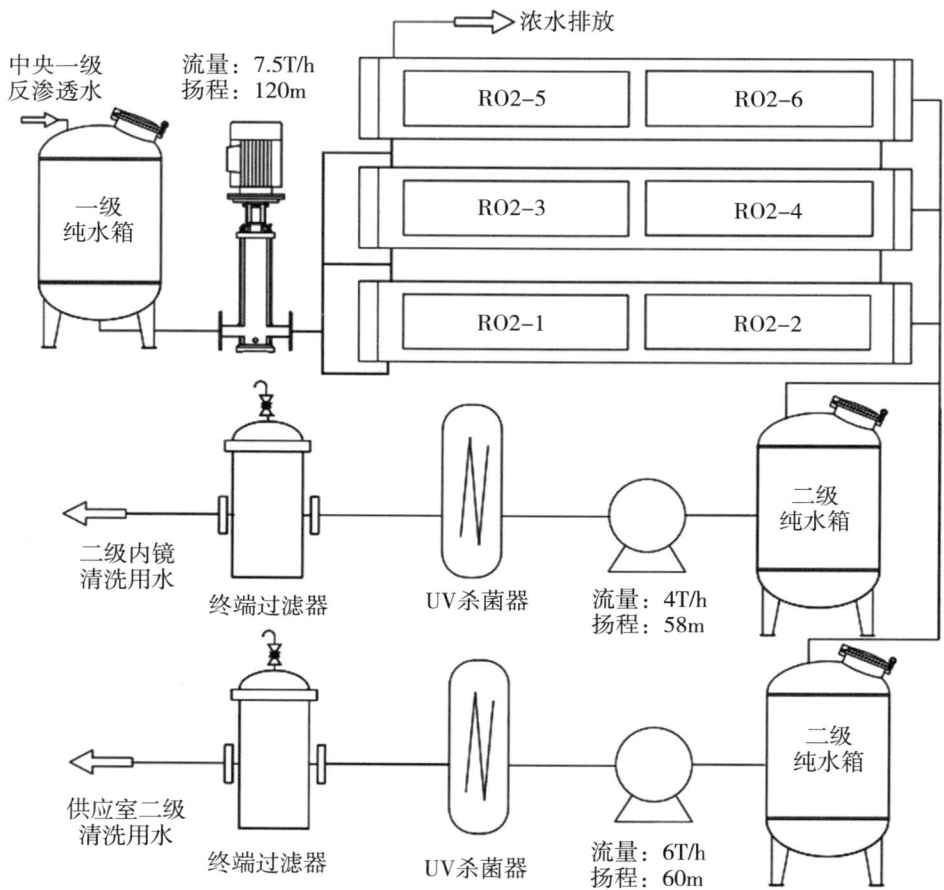

图 4-28　招标要求的清洗用水工艺流程

对照招标要求的实验室用水标准 GB/T 6682—2008，关键指标电导率（25℃）的要求为一级水不大于 0.01ms/m（0.1μs/cm），二级水不大于 0.1ms/m（1μs/cm），图 2-16 的工艺流程要求以一级反渗透产品水为原水，经二级反渗透处理后的产品水，再通过 EDI 去离子装置处理，其产品水的一部分送入规格为 1WT-07 的检验用预备纯水箱，再经包括纯水输送泵、UV 杀菌器、终端除菌滤器在内的后处理后供检验用水点使用；另一部先被送入 1WT-09 的预备纯水箱，再经包括纯水输送泵、混床离子交换器、UV 杀菌器、终端除菌滤器在内的后处理系统处理后供检验用水点使用。具体的检验用水工艺流程图如图 4-29 所示。该图的 RO 进、出水工艺的错误同图 4-28。

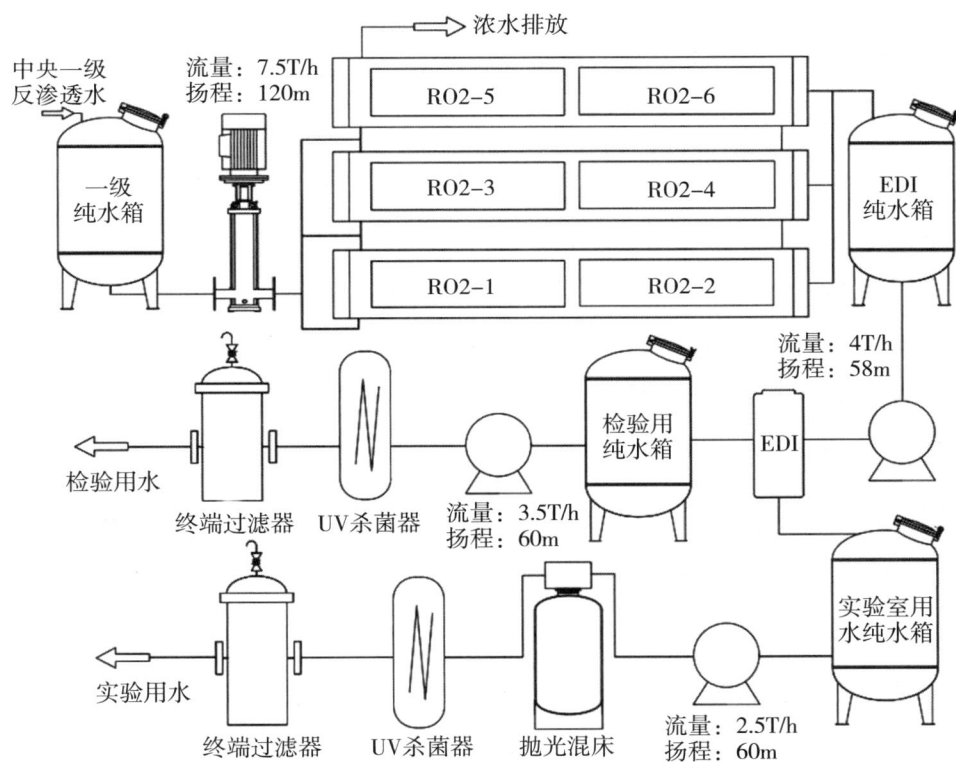

图 4-29　招标要求的检验用水工艺流程图

（3）招标要求的检验用水工艺存在的缺陷

①工艺缺乏标准化

为实现设计要求的 GB/T 6682—2008 实验室检验用水标准，采用一级反渗透而不是二级反渗透的产品水为原水，再通过深度离子去除器（混床离子交换器或 EDI 去离子装置）处理，无论从设备投资还是运行成本考虑，都更经济。按要求一级反渗透已有稳定电导率不大于 5μs/cm 的产品水，再用二级反渗透处理，其产品水的电导率至多也只能稳定在 3μs/cm 左右，只要末端采用深度离子去除器，无论是采用混床离子交换器还是 EDI 去离子装置，均可以实现 GB/T 6682—2008 规定的一级产品水的质量要求，并且其特性决定了其终端产品水的电导率一定不大于 0.1μs/cm，即电阻率不小于 10.0MΩ·cm。为使非水处理专业的读者也能更多地了解混床树脂和 EDI 装置，此处将分别介绍混床树脂和 EDI 的工作原理。

第一，混床树脂。

根据不同的处置方式，深度除盐装置可以分为单床、复床和混床。单床是指将阳阴树脂分别放置于不同器内的装置，复床是指将阳阴树脂按比例放入同一器内，但相互不混合的装置，通常比重略大的阳树脂在下层，阴树脂在上层，中间出水；混床树脂是混合阴阳离子交换树脂的简称，是指阴阳离子交换树脂按一定比例混合后装填于同一交换器内的离子交换装置，简称混合床或混床。利用混床深度脱盐具有出水水质优良且稳定，即使间断运行对产品水质影响也很小，交换终点明显等优点，是经典、有效、成熟、经济的工艺。尽管在其他领域的深度除盐使用更多的是更便于再生的单床和复床离子交换装置，但无论是单床、复床还是混床，由于深度除盐装置的再生通常需要酸和碱作再生剂，不利于医院环境，故用于医院的深度除盐装置通常选用一次性使用的电子级混床树脂，环境允许时，饱和的树脂也可以现场再生复活。

离子交换的概念在本章预处理的软水器水质软化中有详细介绍。尽管介绍的是阳离子交换树脂，未涉及混床，但其去除离子的交换原理相同。在均匀混合的树脂层中，阳树脂与阴树脂紧密地交错排列，每一对阳树脂与阴树脂颗粒类似于一组复床，故可以把混合床视作无数组复床串联运行的离子交换设备。混床树脂除盐的基本离子方程式如下：

$$\mathrm{RH^+ + ROH^- + \frac{1}{2}Ca^{2+}} \left.\begin{matrix} \mathrm{Na^+} \\ \mathrm{\frac{1}{2}Ca^{2+}} \\ \mathrm{\frac{1}{2}Mg^{2+}} \end{matrix}\right\} \left.\begin{matrix} \mathrm{\frac{1}{2}SO_4^{2-}} \\ \mathrm{Cl^-} \\ \mathrm{HCO_3^-} \\ \mathrm{HSiO_3^-} \end{matrix}\right. \rightarrow \mathrm{R} \left.\begin{matrix} \mathrm{Na^+} \\ \mathrm{\frac{1}{2}Ca^{2+}} \\ \mathrm{\frac{1}{2}Mg^{2+}} \end{matrix}\right. + \mathrm{R} \left.\begin{matrix} \mathrm{\frac{1}{2}SO_4^{2-}} \\ \mathrm{Cl^-} \\ \mathrm{HCO_3^-} \\ \mathrm{HSiO_3^-} \end{matrix}\right. + \mathrm{H_2O}$$

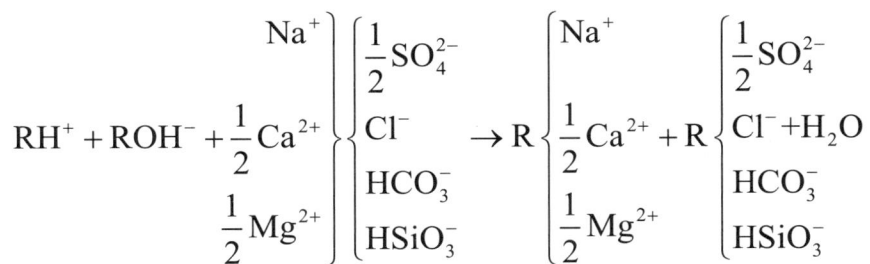

通过基本反应方程式可以知道，离子交换过程是一种置换过程。被处理水中的阳、阴离子，通过阳离子交换树脂中 H^+ 和阴离子交换树脂中的 OH^- 的置换被阳、阴离子交换树脂捕获。由于阳、阴离子交换树脂中的 H^+ 和 OH^- 的活性远大于被处理水中的阳阴离子，不仅使得置换反应在常温下就能完成，而且由于通过混合离子交换后，进入水中的 H^+ 离子和 OH^- 离子立即生成电离度很低的水分子（H_2O），很少会形成阳离子和阴离子交换时的反离子，可以使置换反应进行得十分彻底。换言之，只要混床树脂的用量和工艺适宜，通过混床树脂的置换反应，可以迅速将被处理水中的阳、阴离子全部置换清除，理论上能使被处理水无限接近于纯水。

第二，EDI 装置。

EDI 是英文 electrodeionization 的缩写，即电除盐法，也称作电去离子技术，或填充床电渗析。因早期的 EDI 是由国外引进，再加翻译的中文名叫法不统一，现在大家习惯都叫 EDI。

在第二章医用水的制取方法和设备中已介绍过电渗析（ED）设备。ED 是上世纪六七十年代用于脱盐的设备，因能耗大、电极易锈蚀钝化、膜的更换较困难、清洗较频繁等缺陷，自八十年代随着反渗透（RO）技术的兴起，逐渐被 RO 设备替代。EDI 除了在 ED 的离子交换膜之间增填了一层稀薄的离子交换树脂外，其他结构与 ED 完全相同。EDI 位于模组两端的阳极和阴极之间同样存在直流电场，电势能促使淡水室里的离子沿着树脂表面迁移并通过膜进入浓水室。由于阳极吸引负电离子，这些离子通过阴离子膜进入相邻的浓水流被阳离子选择膜阻隔，留在浓水侧中；阴极吸引水流中的阳离子，这些离子穿过阳离子选择膜，进入相邻的浓水流中，被阴离子膜阻隔，留在浓水侧中，如图4-30所示。

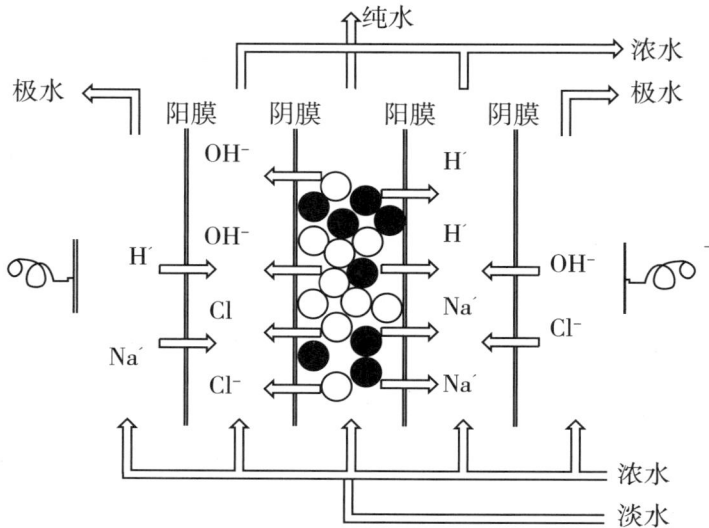

图4-30　EDI工作原理示意图

EDI的优点是可以利用电极的电化学反应分解水产生的 H^+ 和 OH^- 自动再生填充在离子交换膜之间的混床树脂，理论上使混床树脂持续保持脱盐或延长有效脱盐时间。但以下不足也必须引起关注。

其一，因水中氢键的存在，依靠电解产生 H^+ 和 OH^- 既很有限，也早已被证明是不经济的。

其二，ED具有的不足EDI同样存在。每台EDI模块都有固定且较严格的额定流量和压力，流量、压力过小，会使流经EDI中膜面和混合树脂层的流速过低而产生死角，使产品水质下降，各隔室的配水不均，容易发生局部极化；另外，流速过低还会使磨合水流界面处的滞留层变得过厚而不利于防止极化。流速也不能过大，过大会驱使淡水在设备内的停留时间减少，去离子效果变差，导致产品水质下降。

因混床树脂填充在整个离子交换膜层之间，固定螺栓又只能布置在阴阳离子交换膜的边框四周，填充在离子交换膜层中间的树脂距离锁紧螺栓较远，只靠离子交换膜片的自重固定，在水流的冲击下很容易形成堆积，这不仅会降低脱盐率，甚至失去有效脱盐，而且还会堵塞产水流道，继而影响膜堆中电极的电化学反应，最终导致产品水质水量双重下降。

EDI 装置是上世纪七十年代末美国科研人员为解决高等院校实验室用水量很小但水质要求高的问题而研发。我国是在八十年代末引进。因 EDI 结构的局限，一方面离子交换膜内填充树脂层的均衡承压问题至今未得到完全解决，另一方面，为了使 EDI 装置能应用到更广的领域，某些开发商又将单台 EDI 的尺寸做得更大。由于 EDI 装置的外形被板框和锁紧螺栓包裹，这些技术性、结构性和经济性的缺陷不易被非专业人员认识。以目前应用较多的美国通用电气公司（GE）的 EDI 装置为例，三十年前后的外形对比见图 4-31。

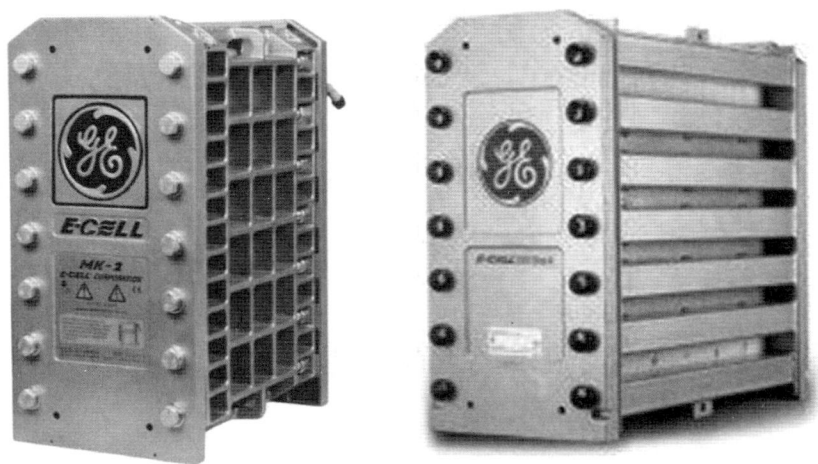

图 4-31 EDI 三十年前（左）后（右）外形对比

对照现有的医院临床用水标准，在反渗透的基础上还需要进一步深度去离子的临床用水只有检验实验用水。为有直观比较，现仍以前文某医院招标要求的以一级反渗透产品水质为例，即电导率不大于

$5\mu s/cm$，实际统一按 $5\mu s/cm$ 计，分别采用 EDI 装置和混床装置生产 500 升 / 小时电阻率不小于 $10.0M\Omega cm$ 的临床检验实验用水的运行费用比较，详见表 4-27。

表 4-27　EDI 装置和混床装置的运行费用比较

EDI（500L/H）	运行费用（元 / 年）	混床（500L/H）	运行费用（元 / 年）
运行寿命 2 年	10000	4000 元 ×3	12000
耗电：1 千瓦时	2190	耗电	0
专用增压泵：0.55 千瓦时	1205	无专用增压泵（无）	0
极水 + 浓水 =10% 计产品水回收率 90%	2957	排放水产品水回收率 100%	0
酸碱清洗 2 次 / 年	600	无	0
纯水冲洗 2 次 / 年	35	无	0
年运行费用合计	14030		12000

注：EDI 模块加耗材：2 万元 / 套；每天制水 6h；电费按 1 元 / 千瓦时；原水（RO 产品水）27 元 / 吨；酸碱清洗后的纯水冲洗每次 500L，35 元 / 吨；混床：内装阴阳离子混合交换树脂（一次性使用）100L，40 元 /L，更换频率最高 3 次 / 年。

②重复配置

EDI 去离子装置和混床离子交换器均为深度去离子器，为满足 GB/T 6682—2008 标准的实验室用水，即使按去离子要求最高的一级用水标准，两种装置的任何一种均可以达到，另外，无论是采用 EDI 去离子装置还是混床离子交换器，只要选择其一，其产品水只能是 GB/T 6682—2008 标准的一级用水，正常情况下要想产出二级用水都不可能。原因是无论 EDI 还是混床器，其内部均含有混床树脂。只要混床树脂还有效，其对水中所有的溶解盐离子是非选择性全吸附。因此，实验室用水和检验用水完全可以用一套装置实现。

③高纯水处理工艺不合理

将经 EDI 处理后的产品水再送入储水箱的工艺不可取。EDI 是离子深度处理装置，经 EDI 处理的产品水，其电阻率通常大于

10.0MΩcm，已属于高纯水范畴。医用纯水储罐无空气隔绝系统，且与大气相通，只是采用 0.45 微米的空气过滤器阻挡大气中的菌落和尘埃。系统设备在使用过程中，随着纯水箱的纯水被抽吸使用，空气会向罐内补充，空气中的氧气和小于 0.45 微米的尘埃很容易随空气通过微滤膜进入纯水箱，而高纯水一旦接触空气，电阻值会很快下降。相当于前面的 EDI 处理前功尽弃。

④随意增设储水罐

中央水处理设计要求储水罐共 20 个，具体配置见表 4-28。

表 4-28　中央水处理系统储水罐设计

序号	名称	规格型号和材质	数量
1	市政自来水原水箱	3TRT-01/02SUS304	2
2	供应室软化用纯水箱	2T1WT-08SUS304	1
3	软化用纯水箱	2T1WT-08SUS304	1
4	冲洗用水纯水箱	2T1WT-01SUS304	1
5	一级清洗用纯水箱	2T1WT-01SUS304	1
6	供应室一级清洗纯水箱	2T1WT-01SUS304	1
7	口腔牙椅用纯水箱	2T1WT-02SUS304	1
8	血透原水箱	2T1WT-03SUS304	1
9	二级反渗透进水箱	2T1WT-04SUS304	1
10	内镜二级清洗用纯水箱	2T1WT-05SUS304	1
11	供应室二级清洗纯水箱	2T1WT-05SUS304	1
12	EDI 纯水箱	1T1WT-06SUS304	1
13	检验用纯水箱	1T1WT-07SUS316L	1
14	实验室用纯水箱	1T1WT-09SUS316L	1
15	检验科初级纯水箱	500L1WT-10SUS316L	1
16	感染楼检验纯水箱	500L1WT-02SUS316L	1
17	中央水处理清洗水箱	WT-01	1
18	血透水平衡水箱	200LPWT1-01SUS304	1
19	血透水机清洗水箱	WT-01	1

水箱需求方面，依据招标要求，最终的产品水质有五项，分别为满足 GB/T 6682—2008 标准的分析实验室用水，满足 WS 310—2016 标准的清洗机用水，满足 WS 507—2016 软式内镜清洗消毒用水，满足某省级地方制定的血液透析用水质量控制标准（2015 版），以及满足未注明出处的冲洗用水标准的用水（见表 4-24）。一套处理五种不同水质的水处理系统设备，采用 20 个储水罐是否科学合理值得商榷。

（4）动力泵变频工艺

动力泵采用变频设计的根本目的是节约用电。根据招标文件的中央纯水设备清单，至少 13 路纯水输送泵均要求配置相应的压力变频器。我们不妨分析这些纯水输送泵配备压力变频器后是否真能省电。

按招标要求，共有 14 路临床用水供应系统。一路是血透用水自地下二层中央水机房通过输送泵将一级反渗透产品水输送至二层单供血透的独立水机房作原水，再通过独立的血液透析用二级反渗透水机制备纯水后，直接供应设在同层的血液透析机用水。另一路是部分检验用水因在同层又分出单独的水处理设备，使得该部分检验用水为同层输送外，其他 12 路同时供应多楼层临床用水的动力泵均需要变频供水。依据相关规范要求，医用水管路应避免产生滞留水，故招标要求的 12 路临床用水输送管路均要求设有循环回流。

以招标要求的病理实验室供水管网系统为例，见图 4-32，该管网由地下二层中央水处理机房纯水输送泵组引出，在一至六层串联引出用水点，最高上窜至第七层楼板下，再设循环回路至地下二层中央水处理机房。

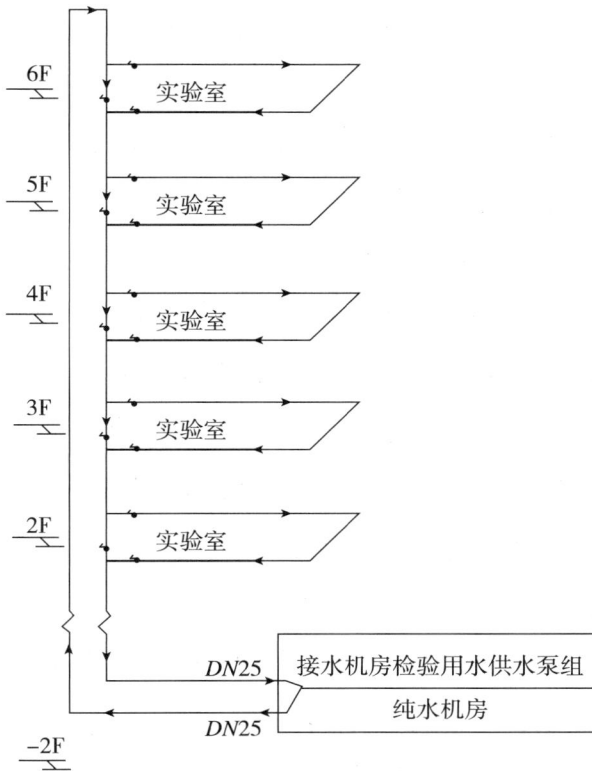

图 4-32 病理实验室用水管网图

压力变频是通过两个压力传感器的压差来实现的。由于每路临床用水供应管网须向多层供水，一是动力泵不管是否采用变频，均要将临床用水送至管路最高点并保持有足够循环水回流的压力，二是要通过压力变频实现节能目的，至少还和以下三个因素有关。

第一，两个压力传感器的位置是否正确至关重要。若压力传感器设置点位不到位，往往会使变频形同虚设。其中一个通常设在动力泵出口，另一个严格意义上应设置在输送管网中最后一个用水点后的回水起始端。但是，图 4-31 的末端用水点和回水起始端均在六层，而输送泵的自动控制系统设在地下二层的中央水机房，从六层拉出传感信号线不切实际。一是为避免外场电磁干扰，即使信号传感采用屏蔽线，对医院这种拥有多种医疗仪器设备的特殊场所，长达上百米甚至数百米的信号线很难保证不被电磁干扰；另外，传感信号的传送距离越长，失真越大。

第二，因管网设有循环，即使两个压力传感点位选择达到理想状态，无论采用电压还是电流变频，为保障循环回路能充满回水并流动，地下二层中央水处理机房的纯水输送泵的扬程必须大于地下二层至六层的总高度。这样，只要纯水输送泵的额定扬程选择适宜，譬如高出地下二层至六层的固有扬程 15 米（含管网系统的阻力降 10m），无论是否采用变频，维系该基本扬程已成为必须。所以，即使采用压力变频使输送泵的电机转速降低的同时，其扭矩随之增加，如同汽车在爬坡时尽管驱动轴的转速会减慢，但发动机传递给驱动轴的扭矩必定加大，即省力不省功。

第三，压力变频器自身还要额外耗电，通常为额定功率的 5% ~ 10%。以招标要求的 13 路变频器额定功率要求为准，按自身耗电 5% 计，其变频器年自身耗电量见表 4–29。

表 4–29　招标要求的变频器自身耗电量

序号	名称	额定功率（千瓦）	自身年耗电量（千瓦时）
一	中央纯水设备		
5.3	检验供水泵变频器	2.2	964
6.3	口腔供水泵变频器	1.5	657
7.3	血透用进水箱供水泵变频器	4.0	1752
8.3	供应室一级清洗供水变频器	7.5	3285
9.3	一级清洗供水泵变频器	2.2	964
10.3	冲洗供水泵变频器	5.8	2540
11.3	供应室供软化水泵变频器	7.5	3285
12.3	软化水供水泵变频器	2.2	964
13.3	供应室二级清洗供水变频器	4.0	1752
14.3	内镜二级清洗供水泵变频器	2.2	964

序号	名称	额定功率（千瓦）	自身年耗电量（千瓦时）
15.3	实验室供水泵变频器	2.2	964
16.7	变频控制系统	≥ 10	4380
二	检验科设备		
1.2	超纯水供水泵变频器	0.65	285
	合计	51.95	22756

注：1. 表中序号 16.7 未标明具体的功率，因其是针对整套中央纯水系统变频器的控制，功率不会小于 10 千瓦（经验值），实际按 10 千瓦计；

2. 因变频器需全天候运行，自身耗电量按 24 小时不间断运行计。

可见，对于既有高位差又需要循环回流的管网系统，选用压力变频不可能实现节能的目的。所以，变频不是随意使用就可以省电，有不少场合的动力泵用变频不但不能省电，反而会更耗电。

2. 医院专用中央膜法制水工艺流程

医院专用中央膜法制水设备，是根据医院对各科室临床用水要求的不同，充分利用不同种类的膜对去除离子和其他杂质性能不同的特性，将分级膜法制水工艺集于一套膜处理主机。实现既可以使各路产品水符合实际临床用水的质量要求，又可以极大地节约水资源和能耗。原水通过在一套主机上采用 RO 膜、NF 膜、UF 膜和 MF 膜的封闭式分级处理，利用各级浓缩水中固有的压头将其本应排放的废水处理成临床用水，真正做到了废能、废水零排放。同样以某医院招标要求为例，将采用医院专用中央膜法制水设备的具体工艺解析如下。

以招标要求的某新建医院水机房内的市政自来水作为医院专用膜法中央制水设备的原水，将通过预处理后的流量不小于 26 吨 / 小时的原水进入膜处理主机。因该专用设备不设原水箱，可以将市政自来水自带的压头（按 15 米计）得到充分利用；选用额定扬程 40 米的原水增压泵和额定扬程为 135 米的反渗透高压泵，设计市政自来水自带扬程 15 米加原水增压泵提升扬程 40 米加 RO 高压泵提升扬程 135 米，实际进入 RO 的初级压力约为 180 米，已扣除扬程叠加的损失。在两组进水扬程 180 米和一级六段 RO 膜和 NF 膜的作用下，生产出不少于 50% 的一级反渗透产品水，即产品水不小于 13 吨 / 小时，稳定脱盐率不小于 97.5%，即电导率不大于 5μs/cm。因两组工艺及其配置相同，任意一组的工艺如图 4-33 所示。因医院水机房所限，实际采用两支三芯装 RO 膜管串联六支 RO/NF 膜实现一级六段排列。

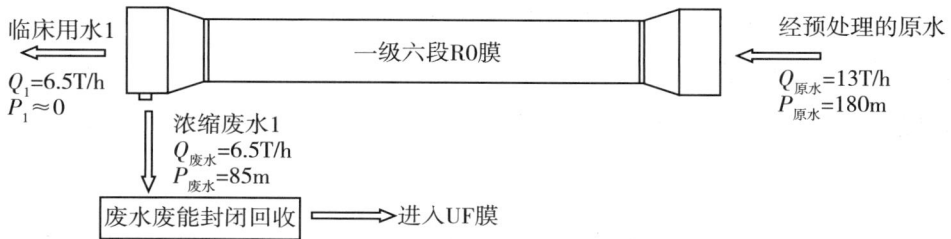

图 4-33　13 吨 / 小时一级反渗透制水设备工艺流程示意

根据膜的通性，每支（段）RO/NF 膜制备纯水过程中的最高压降以 15psi（1.0bar）计，则克服一级六段 RO/NF 膜的扬程总损耗为 60 米，设计生命周期内膜处理主机中泵效率损失和管路流道的最高压降为 25 米；最终，经一级六段 RO 膜和 NF 膜后浓缩废水侧的排放压头为 85 米。

为方便设备的现场搬运和水机房布置，将临床用水 1 送入两个底部联通的初级 RO 产品水箱储存。其中的部分产品水经包括输送泵、抛光级混床树脂交换器、UV 杀菌器和除菌滤器等在内的后处理后，供应实验室和生化检验用水；另一部分产品水经包括输送泵、UV 杀菌器和除菌滤器等在内的后处理后，供应内镜二级清洗用水和供应室二级清洗用水；还有一部分产品水通过输送泵送至血液透析中心的独立水机房，作为血液透析中心独立使用的二级反渗透制水设备的原水。具体的水量分配以满足科室临床用水需求为准。

2 号膜带有 85 米高压能的浓缩废水 1 的不大于 13 吨 / 小时，通过膜处理主机的封闭式废水废能在线回收并直接送至二组配置相同的二级二段的 3 号 UF 膜处理。任意一组的工艺流程如图 4-34 所示。

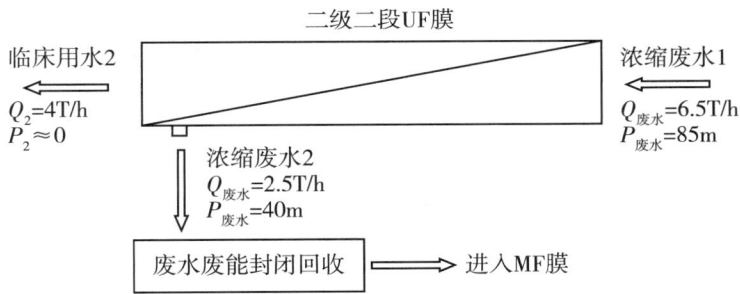

图 4-34　13 吨 / 小时浓缩废水通过 UF 膜生产临床用水工艺流程示意

将图 4-33 制备初级产品水过程中产生的废水（13 吨 / 小时）及其固有的压力能量通过废水废能回收系统回收并直接送入两组二级二段 UF 膜系统。利用废水中固有的废能直接用作推动 UF 膜制水的动能，生产出不少于 8 吨 / 小时的产品水，并根据具体的水质要求，通过相应的后处理后供应一级器械清洗用水和软化水；两组二级二段超滤膜的压头损耗为 45 米。剩余的废水不大于 5 吨 / 小时、同时带有能量废水 40 米扬程的浓缩废水 2 通过两组封闭式二级废水废能在线回收并送至两组配置相同的三级一段 MF 膜处理。任意一组的工艺流程如图 4-35 所示。

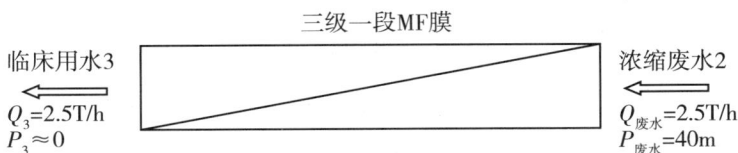

图 4-35　13 吨 / 小时浓缩废水通过 MF 膜生产临床用水工艺流程示意

将图 4-34 制备临床用水 2 过程中产生的废水（5 吨 / 小时）及其固有的压力能量（扬程 40 米）通过废水废能回收并直接送入二组配置相同的三级二段 MF 膜处理系统。通过直流式 MF 膜处理，将絮凝体、菌落、有机物及其他非离子态杂质吸附后，生产出最高 5 吨 / 小时临床用水 3，供一级清洗用水和冲洗用水。

通过以上膜处理，水机房呈现的整套医院专用中央膜法制水设备全景如图 4-36 所示（其中的膜处理主机为箱体式配置）。

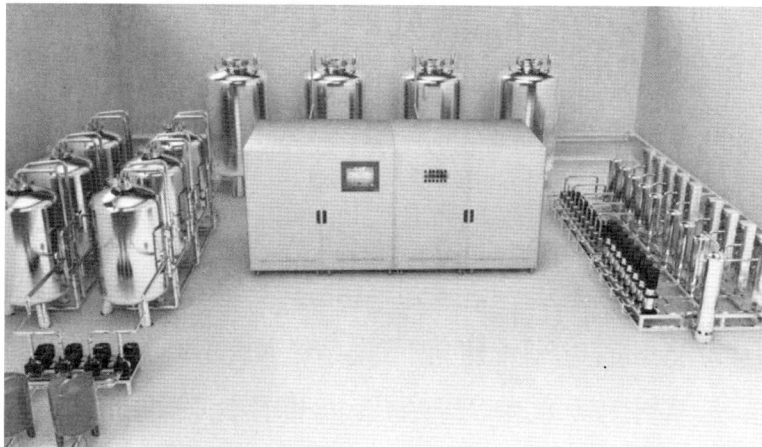

图 4-36　水机房呈现的医院专用中央膜法制水设备全景图

图 4-36 布置说明：①左侧正前部分：双路原水压力缓冲器和原水增压泵；②左侧正后部分：双路预处理（含机械滤器、软水器、炭滤器）；③中间正前部分：箱体式膜法中央制水设备（含 PLC 自控和手控）；④中间正后部分：初级临床用水储罐；⑤右侧部分：后处理系统。其中右侧左前排为输送各楼层临床用水的增压泵；右侧中排及后排为满足各路用水要求的深度处理器。

含 PLC 自控和手控，以及利用 RO 浓缩废水中固有的废能直接将废水处理成临床用水在内的裸露式医院专用中央膜法制水主机见图 4-37、图 4-38。

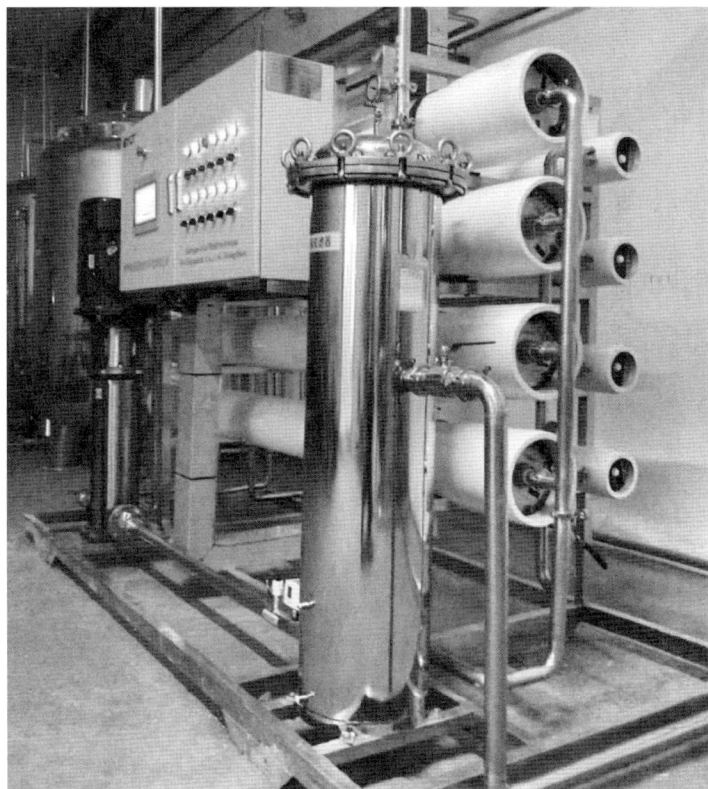

图 4-37　裸露式医院专用中央膜法制水主机

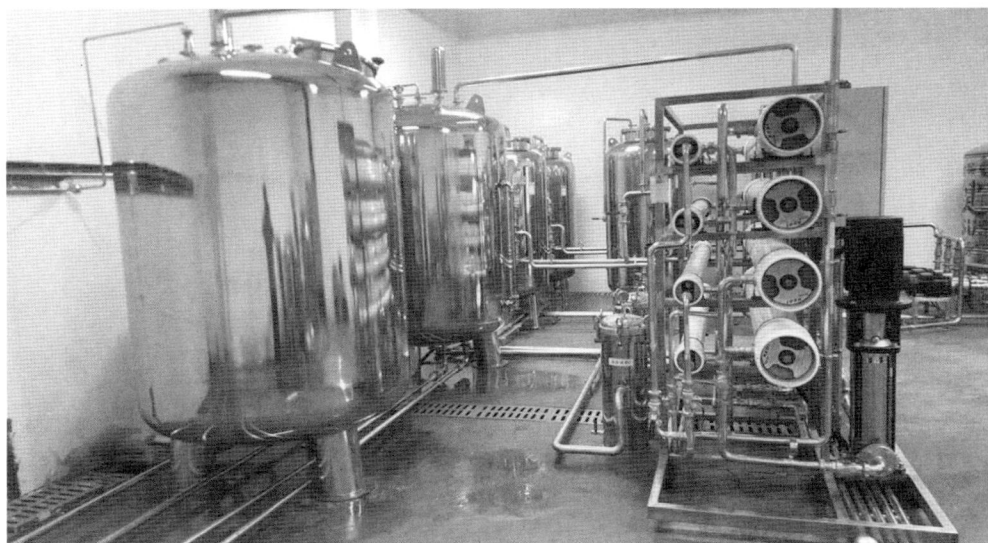

图 4-38　裸露式医院专用中央膜法制水设备全景

四、后处理

（一）后处理范围

膜法医用水处理行业通常将中央膜处理主机设备后的产品水储罐起至临床用水点和回水管路以及与它们相关的配置称作后处理。后处理的主要目的有以下四点：一是对膜处理后的去离子程度仍不能满足临床用水要求的产品水进行深度去离子；二是根据膜处理后的产品水通常先送入储水箱，再输送至临床需求科室或部门使用的特点，为防止产品水经水箱储存后潜在的二次污染，在供临床使用前进行的必要杀菌和菌尸截留处理；三是保障过流水路无滞留循环；四是确保输送的水量、水压满足临床使用要求。中央膜处理设备后处理系统全景图见图4-39。

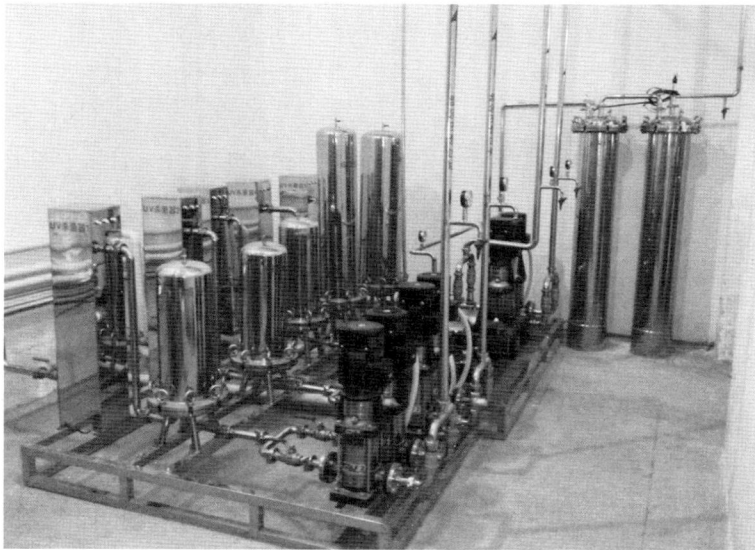

图4-39 中央膜处理设备后处理系统全景图

后处理的主要配置包括产品水储罐、离子深度去除器、临床用水输送泵、杀菌器、菌尸阻断器、循环输送管路等。后处理的设计应遵循以下原则。

一是根据临床用水需求配置适宜的中央水机产水储罐；将相同或相似水质要求的临床用水置于同一个储水罐，以减少潜在的二次污染。

二是对中央一级膜处理后需进一步纯化的产品水在线深度去离子后直接提供临床使用（无二次储水罐）。

三是将相同或相似水质要求的临床用水采用同一管路输送，以减少输送管路数量和用管总量。

四是确保输送、循环管路无滞留，回水管路盈满。

五是在同一输送水管路系统匹配好不同楼层间各临床用水点的出水口压力，确保最高压力不大于用水仪器设备的最高进水压要求，最低压力不小于用水仪器设备的最低进水压要求；对大宗用水点应确保不大于 1.0 巴，不小于 0.5 巴。对有冷热水混合使用的，应更多地选用节水型器具，龙头出水压力不宜大于 0.2 巴。

六是根据第五项的要求配备相应的输送泵。输送泵应慎用变频。

医院临床用水的使用量上午比下午大，用水高峰又集中在上午 8 点到 10 点。膜处理后的产品水通常先根据产品水质分别送入相应的储水罐，再通过管路分别输送至临床需求科室或部门的用水点使用。针对现有的临床用水要求，后处理的设计除了检验和病理用水的去离子要求较高，一级 RO 的产品水还需要进一步去除离子才能满足要求外，其他临床用水对去离子的要求并不高，针对招标文件提供的电导率不大于 200μs/cm 的原水而言，即使对要求最高的电导率不大于 15μs/cm 的器械末端漂洗用水，一级 RO 产品水也足可以满足需求，更何况使用量更大的清洗用水和冲洗用水，流动的原水或软化水即可满足要求。

（二）招标要求的后处理工艺设计

1.产品水储罐

中央水处理设计要求储水罐共 20 个，具体配置见表 4-30。

表 4-30　中央水处理系统储水罐设计

序号	名称	规格型号和材质	数量
1	市政自来水原水箱	3T RT-01/02SUS304	2
2	供应室软化用纯水箱	2T1WT-08SUS304	1
3	软化用纯水箱	2T1WT-08SUS304	1
4	冲洗用水纯水箱	2T1WT-01SUS304	1
5	一级清洗用纯水箱	2T1WT-01SUS304	1
6	供应室一级清洗纯水箱	2T1WT-01SUS304	1
7	口腔牙椅用纯水箱	2T1WT-02SUS304	1
8	血透原水箱	2T1WT-03SUS304	1
9	二级反渗透进水箱	2T1WT-04SUS304	1
10	内镜二级清洗用纯水箱	2T1WT-05SUS304	1
11	供应室二级清洗纯水箱	2T1WT-05SUS304	1
12	EDI 纯水箱	1T1WT-06SUS304	1
13	检验用纯水箱	1T1WT-07SUS316L	1
14	实验室用纯水箱	1T1WT-09SUS316L	1
15	检验科初级纯水箱	500L1WT-10 SUS316L	1
16	感染楼检验纯水箱	500L1WT-02 SUS316L	1
17	中央水处理清洗水箱	WT-01	1
18	血透水平衡水箱	200L PWT1-01 SUS304	1
19	血透水机清洗水箱	WT-01	1

2.检验用水和实验室用水

（1）水质要求分析

招标文件要求检验用水和实验室分析用水应符合 GB/T 6682—

2008 标准的水质指标。电导率指标是衡量检验和分析用水是否符合要求的重要参数，标准中的一级、二级、三级水的电导率指标分别为 $\rho \leq 0.1\mu s/cm$、$\rho \leq 1\mu s/cm$ 和 $\rho \leq 5\mu s/cm$。因医院常用的分析检验设备有液相色谱分析仪，包括高效液相色谱（HPLC）和超高效液相色谱（UHPLC），以及离子色谱等多种检测仪等，这些仪器的试剂用水通常需满足 GB/T 33087 仪器分析用高纯水规格或 WS/T 574 临床实验室试剂用纯化水标准。WS/T 574–2018 标准明确要求，即使用于一般实验室的试剂分析用水，要求其电导率也必须符合 $\rho \leq 0.1\mu s/cm$，由此可见招标文件要求的检验和实验室分析用水的采用标准与现行国标和行标的规范要求不太吻合，也不够严谨。

（2）工艺分析

现有反渗透产品水的再次去离子工艺，通常采用混床或 EDI，但不管采用哪一种，两种工艺中承担深度去离子的核心配置均为阴阳离子交换树脂即混床，由于混床在失效前对被过滤水中的离子是非选择性地全吸附，通过混床处理的产品水，其电导率只能不大于 0.1μs/cm。换言之，在混床树脂失效前，想要其产品水的电导率大于 0.1μs/cm 都很难。既然招标文件只要求符合 GB/T 6682—2008 的水质指标，制水的终端工艺也采用混床和 EDI 装置，完全可以将同规格的四种检验、实验用水（即 1#、2#、5# 楼检验用水，1#、2# 楼检验科用水，3# 楼检验用水，9# 楼实验室分析用水）统一采用 GB/T 6682—2008 的一级水指标，即电导率不大于 0.1μs/cm。这样，既可以同时满足招标要求和 WS/T 574–2018 要求的用水质量，又可以成倍地减少纯水储罐和其他后处理配置。招标要求将检验和实验室用水分四路进行后处理并分四路供水，其工艺分别为检验用水（1#、2#、5# 楼）和实验用水（9# 楼）见图 4–28；由检验用水输送至 1#、2# 楼的二层再分出一路作为检验科独立使用的水处理设备的原水，经该独立设备处理后供应检验科使用。检验科用制水工艺见图 4-40。

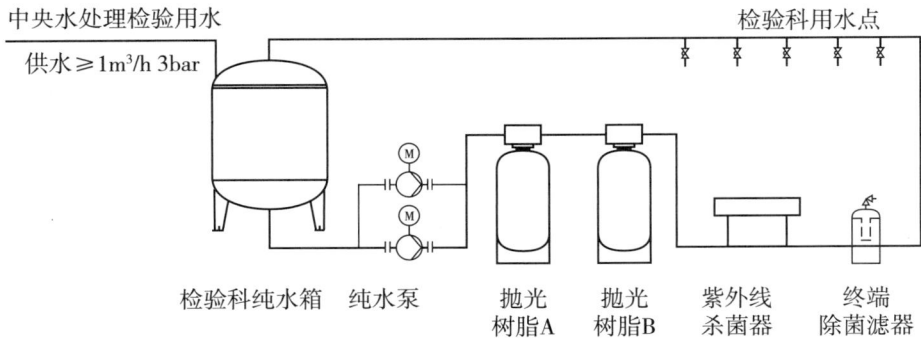

图 4-40　检验科用制水工艺流程图

招标要求感染楼的检验用水采用原水经预处理、一级反渗透、二级反渗透、EDI 处理后送入纯水箱，再经过包括混床树脂在内的后处理后，供检验用水点使用。

招标文件要求检验用水和实验室分析用水应符合 GB/T 6682—2008 标准的水质指标。电导率指标是衡量检验和分析用水是否符合要求的重要参数。

感染楼检验用水采用原水经预处理、一级反渗透、二级反渗透、EDI 处理后送入纯水箱，再经过包括混床在内的后处理后，供检验用水点使用。感染楼实验室制水工艺流程见图 4-41。

招标要求一方面规定检验用水和实验室分析用水只要符合 GB/T 6682—2008 标准即可，另一方面又要求感染楼的检验用水采用原水经预处理、一级反渗透、二级反渗透、EDI 处理后送入纯水箱，再通过包括混床在内的后处理后，供检验用水点使用。

对于已明确原水电导率不大于 200μs/cm，要求一级反渗透的脱盐率应稳定在大于 97.5% 的情况下，其一级反渗透产品水的电导率已不大于 5μs/cm，这样的水质再经二级反渗透，对离子的去除率至多增加 30%，即二级反渗透产品水的电导率只能不大于 3.5μs/cm。

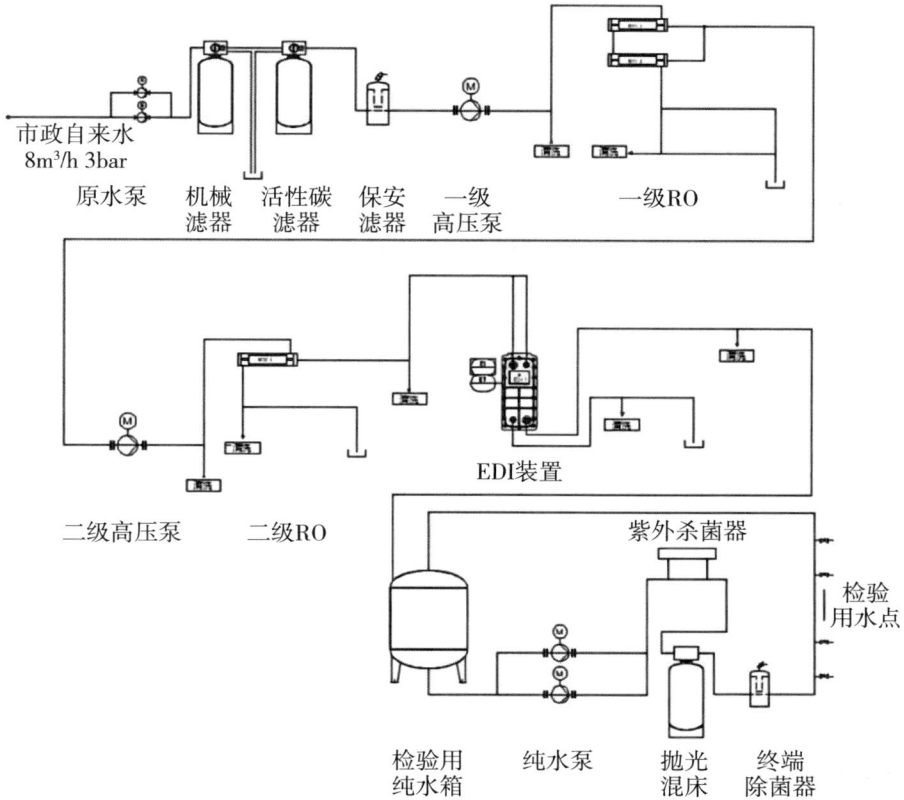

图 4-41　感染楼水处理工艺流程

用二级反渗透付出高能耗的 RO 泵和高成本的 RO 膜换取降低不足两个电导率值是否有必要值得商榷，更何况在二级反渗透之后还要采用 EDI 和混床处理。

　　根据招标要求，检验用水和实验室分析用水只是符合 GB/T 6682—2008 标准，即最高要求的终端电导率不大于 $0.1\mu s/cm$。这类产品水通过一级反渗透加混床就可以实现，再采用二级反渗透加 EDI 加混床，重复的去除离子，实无必要。事实上只要在设计混床工艺时，将混床柱（罐）的容积增加不到 10 升阳阴离子交换树脂的量，既可以省去二级反渗透和 EDI 装置，又能得到与增加二级反渗透加 EDI 相同的树脂更换频率。

由于医用水处理的储水罐与大气相通，空气的存在很不利于高电阻值纯水的储存，因此，通常将再次深度除盐工艺设计在后处理。通过后处理将一级 RO 产品水处理成符合检验用水的水质要求后，直接无滞留输送至用水点使用。招标要求用于检验和实验室用水的后处理工艺分四路，纯水储罐有四个。尤其将通过 EDI 处理的高纯水再存放至储罐，这样的处理工艺与采用一套相比，不仅后处理配置多出三倍，而且使之前的 EDI 处理失去功效。

（3）防止产品水的二次污染

由于招标要求的检验用水和实验室分析用水，其处理后的终端产品水均设有储水罐。为维持储水罐常压，必须和大气相通。尽管储罐水与大气交换时有微孔滤膜组成的空气呼吸器阻挡空气中的微生物和尘埃，因现有的医用储罐通气口配备的空气呼吸器，其滤膜均由某种高分子材料加制孔剂成型后完成，并以平均孔径计，即使采用了孔径 0.22 微米的滤膜，也不能排除有远大于平均孔径的滤孔存在，因此，难免会含有菌落的微量粉尘漏过滤膜进入储水罐内。另外，因储罐的直径远大于输送水管，纯水在储罐内的流速相对于输水管道属于滞留水，容易滋生细菌，最终影响电导率指标。

（4）流量和扬程保障

流量需考虑实际用水量和回水流量；扬程需考虑与终端用水点的用水仪器设备相匹配。依据我国相关规范和标准，对无循环、无器械用水要求的用水点，原则上单个龙头用水量应符合 GB 50555《民用建筑节水设计标准》，如 CJ 164《节水型生活用水器具》的要求；空调循环冷却水补水量的数据采用 GB 50015《建筑给水排水设计规范》第 4.2.3 条规定，对有冷热水混冲洗的，龙头出水压力不宜大于 0.2 巴；选用阻力损失小于或等于 0.1 巴的水加热设备，调压的范围应保持冷、热水系统的压力差在 1.5 巴内；第 4.2.4 条规定，保证配水点出水水温不低于 45℃ 的时间为：住宅 15 秒，即允许入户支管长度为 10 至 12 米；医院和旅馆等公共建筑不得超过 10 秒，即配水支管长度 7 米左右。当其配水支管超过规定长度时，可采用支管循环。美国规定医院的集中热水供应系统要求放冷水时间不得超过 5 秒。

对照上述相关标准和规范，招标要求的配置存在较大的差别。以实验室预留用水为例，水机房设于地下二层，最高输送点在七层，总高度约 25 米；输送泵后配置的 UV 杀菌器、混床和除菌滤器，其阻力降不少于 20 米；根据招标要求的输送管路计算，当所有用水点均使用时，其管路阻力降不少于 20 米，但要求的产品水输送泵扬程为 60 米。

另外，医用循环临床用水可以根据不同科室或部门的临床用水量、水质要求、用水点的楼层高度、用水仪器的进水压力要求以及设计要求循环管路的回水流量，设计不同规格型号的输送泵及与其匹配的管路系统，以确保每个用水点的水质、水量和水压。参照标准规范并结合实践经验，建议对于未明确进水压力的用水仪器，终端水压不能低于 0.5 巴，否则会影响循环水回流或回水管路不能盈满。

招标要求将每路循环水回至储水罐内。该设计一是将回水中的剩余压力能量白白浪费掉，二是因储水罐潜在的二次污染，使本已符合用水标准的临床用水又一次遭受污染，从而加大了再次处理的成本。

3. 血液透析用水

（1）水质要求分析

招标要求血液透析用水执行某地方标准。该地方标准与现行的 YY 0572 行标比较，行标有两项微生物要求，十二项有毒化学物和透析溶液电解质的最大允许量要求，十项微量元素的最大允许量要求，共计二十四项；地方标准尽管已列的元素指标要求和行标一致，但除了对总氯，地方标准仍沿用了老式行标中的"余氯"外，还缺少了锑、铍、铊等指标，多了锡的指标。依据我国标准化法相关规定，低于行标的地方标准是不能执行的。

（2）工艺

招标要求以地下二层中央水处理系统的一级 RO 产品水为原水，通过输送增压泵送至血透水机房（血透水机房的市政自来水为备用水源）。经预处理、一级反渗透和二级反渗透后供血透机用水。其工艺流程见图 4-42。

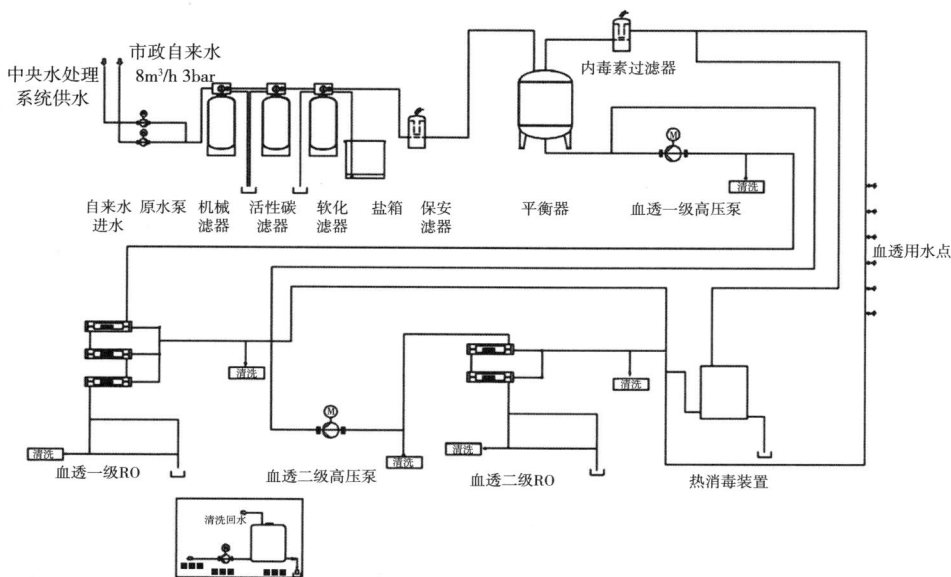

图 4-42　血透水处理工艺流程

YY 0572《血液透析及相关治疗用水》标准对产品水的去离子要求并不高（单凭钠离子的最高允许值是 70 毫克/升，硫酸盐的最高允许值是 100 毫克/升），也无电导率指标要求；在微生物指标中，对细菌的要求也不高，最高允许值为 100CFU/mL，该要求和 GB 5749 饮用水标准相同；美国医疗器械协会人工脏器标准委员会（AAMI）标准中允许的细菌最高值为 200CFU/mL。YY 0572 标准要求细菌内毒素含量应不超过 0.25EU/mL，且必须建立干预水平，通常是最大允许水平的 50%，即 0.125EU/mL。该要求与注射用水相当。可见，对生产血液透析及相关治疗用水的设备，关键不在去离子，而是在提高设备运行的安全性和保持过流管路的无滞留。设备运行的安全性与血透患者的正常透析紧密关联，过流管路有无滞留与细菌内毒素指标关联。招标要求将制水工艺的重点放在了去离子工艺。在中央水处理的一级反渗透产品水就足以符合血液透析用水的去离子质量要求的情况下，再进行事实上的二级和三级反渗透处理，不仅其工艺的合理性存在质疑，而且还大大增加了设备安全运行的风险。

反渗透水处理设备对水质控制的风险应该是三级高于二级，二级高于一级。原因是在其他要求相同的情况下，设备对水质的处理控制不仅和 RO 膜有关，还和 RO 泵以及与 RO 泵和 RO 膜的匹配有关，单就二级设备除了一级设备的相关匹配要求外，还要求一级和二级的匹配。例如：在血透途中当一级反渗透制水设备在 RO 泵性能下降时所制备的产水量还能勉强满足临床用水量的要求，该水量再经二级反渗透处理后，其产水量肯定已不能满足临床用水量要求，且连锁导致供水压不能满足血透机的最低工作要求，此时在临床上对水量、水压的要求已远高于对水质的要求。三级反渗透更是如此。

（3）配置

招标文件要求血液透析用制水设备的主要配置清单见表 4-31。

表 4-31　血透水处理设备主要配置清单

序号	工艺设备名称	设备规格	数量	单位
1	预处理系统			
1.1	原水泵	流量：3.5T/h 扬程：43m 功率：1.2kW 材质：SUS304 卧式离心泵（一用一备）	2	台

序号	工艺设备名称	设备规格	数量	单位
1.2	原水电动自控阀	规格：DN32 在线自动控制原水箱进水，电子产品，SUS304	1	只
1.3	全自动机械过滤器（FEF）（含滤料）	SUS304 衬胶；有布水器、单套出水量达到 3.5T/h，具有下料口和人孔，含滤料	1	台
1.4	全自动控制器	自动反洗、正洗、运行并能满足流量大于 3.5 立方米/时，满足系统需求	1	台
1.5	全自动活性炭过滤器（CF）（含滤料）	SUS304 衬胶；有布水器、单套出水量达到 3.5T/h，具有下料口和人孔，含滤料	1	台
1.6	全自动控制器	自动反洗、正洗、运行并能满足流量大于 3.5 立方米/时，满足系统需求	1	台
1.7	全自动软化过滤器（SF）（含滤料）	SUS304 衬胶；有布水器、单套出水量达到 3.5T/h，具有下料口和人孔，含滤料	1	台
1.8	软化再生装置	配套（含 200L 盐箱、吸盐阀）	1	套
1.9	全自动控制器	自动反洗、吸盐再生、正洗、运行并能满足流量大于 3.5 立方米/时，满足系统需求	1	台
1.10	压力在线检测系统	满足系统需求 304SS 人工配套产品	1	套
1.11	预处理设备内管道、阀门等	配套，SUS304	1	批
2	反渗透系统			
2.1	保安过滤器	Φ200×500 含 20 英寸 5 芯（5μm），单套出水量大于 3.5T/h，SUS304	1	台
2.2	平衡器	规格：200L 材料：SUS304 双面抛光，带呼吸器、喷淋球、浸没式紫外杀菌器，液位计等	1	只
2.3	一级高压泵	流量：3.5T/h 扬程：125m 功率：3.0kW 材质：SUS304 立式离心泵	1	台
2.4	一级反渗透膜	稳定脱盐率大于 97.5%，复合 PA，采用进口产品	3	支

序号	工艺设备名称	设备规格	数量	单位
2.5	反渗透膜容器	承压 300psi 以上、一芯，SUS304	3	只
2.6	二级高压泵	流量：2.5T/h 扬程：120m 功率：2.2kW 材质：SUS304 立式离心泵	1	台
2.7	二级反渗透膜	稳定脱盐率大于 97.5%，复合 PA，采用进口产品	2	支
2.8	膜壳	承压 300psi 以上、一芯，SUS304	2	只

血液透析用制水设备为二类医疗器械设备，应凭医疗器械生产许可证和注册证销售。招标要求至少存在以下误区。

1）限定设备配置与法规要求相抵触

衡量一套设备的功能，至关重要的是设备是否能满足用户需求。供应商应围绕招标要求设计工艺流程，配置技术参数，再组织生产并安装。对于血液透析用制水设备这类凭行政许可经营的特殊产品，法规中已明确的强制性功能要求无必要再次提及；法规中提及，但属于选择项的功能应明确提出；法规要求未明确、但对临床应用又非要不可的功能（事实不太可能存在），通常只能在鉴定不存在排他性的前提下提出。供应商应根据招标信息判断自己产品的功能是否能符合招标要求。只有符合，才有资格参加投标。若不符合，就不可以参加投标。血液透析用制水设备的功能通常包含但不限于以下内容：① 规格要求，即供给的血透机数量（或产水量）；② 水质要求；③ 直接供水还是间接供水（间接供水设有产品水储罐）；④ 末端出水口（连接血透机）的水压（巴）；⑤ 产品水回收率；⑥ 是否需消毒系统。若要，是化学消毒还是物理消毒；⑦ 化学消毒是采用常用消毒剂消毒还是臭氧消毒；⑧ 物理消毒是采用热消毒还是 UV 杀菌消毒；⑨ 消毒剂的注入方式；⑩ 消毒剂参数的监控方式；

⑪ 运行控制方式；⑫ 运行数据的监控、储存和调出方式；⑬ 纯水输送管路压力调整装置的调节方式；⑭ 水质检测取样点数量和位置；⑮ 是否需要采用水温调节；⑯ 水温调节方式；⑰ 报警信号的声压级别 dB（A 计权）；⑱ 预处理的反冲洗方式；⑲ 防止形成滞留水的方式；⑳ 反渗透主机采用箱体结构还是裸露结构；㉑ 管道材质属性的证明资料提供方式。

从《医疗器械监督管理条例》、《血液透析和相关治疗用水处理设备技术要求第 1 部分：用于多床透析》（YY 0793.1）、《血液透析及相关治疗用水》（YY 0572-2015）等规范要求来看，目前我国对血液透析和相关治疗用水处理设备只提出了技术要求和终端产品水质标准，未出台相应的设备标准。为使产品标准化，无论是早期的注册制还是现在的备案制，《医疗器械监督管理条例》等相关行政法规均明确要求生产企业在申请注册证的技术资料中必须包括生产企业关于《血液透析和相关治疗用水处理设备》的产品标准。只有既能遵循 GB/T 1.1《标准化工作导则第 1 部分：标准的结构和编写规则》等系列标准中有关标准编写的基本规定，又能满足相关法规的技术要求（含电磁兼容）、终端产品水质要求，并通过省级医疗器械检测机构出具的 EMC 检测合格报告的设备才能被通过。企业的产品标准中至少包含了设备名称、执行标准、设备用途、产水水质及水量、规格型号、产品标记、性能参数、工作原理、组成结构、工艺流程、设备配置清单、运输和储存条件、操作说明书等信息。相关法规明确规定，医疗器械生产企业必须严格按照申报备案的技术资料组织生产和销售。因医疗器械生产企业对所掌握的技术程度不同，递交监督管理机构备案的设备工艺流程和设备配置清单也不同。这样，若招标要求的血液透析用制水设备不重功能要求限定，而是强调并限定制水工艺及其设备配置清单，这或许符合了个别潜在供应商的要求，但对大多数供应商而言，相信和其备案的相关技术资料与招标要求不吻合。原因正是招标要求的工艺流程既不够科学，也不够严谨，很少有生产商会申请采用此类工艺流程备案。退一步说，即使科学合理，也只能迎合少数潜在供应商，对具有同类医疗器械注册证，但工艺和配置不同的供应商若参与投标，严格地讲属于违法行为。理由是根据我国医疗器械监管要求，当注册或备案的工艺流程或主要配置发生改变，须重新申请型式检验并再次获得省级医疗器械检测机构出具的 EMC 检测合格报告后方能上市流通。

2）重复配置

血液透析用水质量指标，前文已做分析。当下我国执行的是 YY 0572 水质标准，水质要求分为微生物指标和化学污染物指标。因微生物是有机体，其特性决定了反渗透膜对它的去除率应是 100%，只要选用适宜的 RO 膜，一级反渗透实现微生物达标不存在问题；化学污染物又分毒化学物和电解质指标（见表 4-14）与微量元素指标（见表 4-15）。由表 4-14 可以得知，血液透析中已证明毒性的八项污染物成分中，除了氯在水中可以以游离氯和化合物两种形式存在外，其他七项污染物在水中均以大分子化合物甚至固化物质的形式存在。就反渗透膜法血液透析用制水设备，除了总氯中可能存在的游离氯，因其对 RO 膜会产生致命性损害，不应通过 RO 膜去除，其他七项污染物成分均可以通过一级 RO 膜去除并达标。总氯（游离氯）已通过设备预处理中的活性炭滤器去除并实现达标；由于招标规定原水电导率不大于 200μs/cm，中央水处理设备的总脱盐率不小于 97.5%。中央水处理的集中制水为一级反渗透，因此只要中央水处理设备的性能满足招标要求，采用一级 RO 膜去除有毒电解质，并使要求的四项电解质达标已是绰绰有余。表 4-15 尽管是微量元素，但均为固化物质，一级 RO 膜去除固化物质能做到 99.9% 以上，实现达标也不存在困难。

必须引起注意的是因重复配置提升的设备风险控制。正如前述反渗透制水设备结构上是三级较二级复杂，二级较一级复杂。客观上设备越复杂，风险越大，故障率越高，控制越难；对水质的处理控制同样是二级 RO 的风险高于一级；对水量、水压的控制多级远大于一级。

通过以上分析，无论是满足 YY 0572 血液透析及相关治疗用水标准，还是招标要求的某地方血液透析用水质量控制标准，通过一级反渗透制水设备均可以实现。再对照招标要求的水处理工艺及其配置要求，不难发现其二级反渗透和三级反渗透以及为配套二级和三级反渗透工艺增设的辅助设施不仅多余，还因二级和三级反渗透均会产生排放水，使原本可以直接用于临床的产品水又无谓地分出了部分排放水；还有因反渗透工艺的重复配置，不仅增加了大量的能耗，并由于配置的大量增加，使日后的运行成本和耗材成本成倍增加，维持设备正常运行的风险成倍增加。

3）易形成滞留水

前文招标文件的设计说明四、系统管道设计原则 1.2、要求检验用水管网和血透用水管网采用 SUS316L 卫生级不锈钢卡压式管件，其余管网采用 SUS304 卫生级不锈钢卡压式管件，管件质量符合 GB/T 19228.1—2011 要求的所有阀门采用卫生级无滞留球阀。依据我国医用领域相关法规，无论生产药品还是医用水，均要求满足 GMP 管理规范。就医用水处理设备，满足 GMP 管理规范的一个重要环节是过流水管道应采用无滞留设计，即管道应保持无滞留水。招标文件对阀门的要求同样是为了管道不形成滞留水。当下我国对卡压管件的执行标准为 CJ/T 152—2016，尽管标准明确了可以用于生活饮用水和饮用净水的输送，但作为一个用于城镇建设行业的推荐性标准，当其与人们卫生健康的 GMP 规范不符时，因 GMP 规范要求属强制性，显然应满足后者为先。实践证明，临床用水管路不管采用 SUS316L/SS316L 还是 SUS304/SS304 卫生级不锈钢材质均可以满足要求，选择适宜的管子和配件结构是保障过流水不滞留的关键。临床用水本质上均有对微生物指标的要求，《血液透析及相关治疗用水》技术规范以及招标文件也明确要求过流水管路应采用无滞留水设计，更何况招标文件对管路所用的阀门也作了采用无滞留阀的要求。卡压式管路的结构形式决定了必然存在滞留水，而且这些滞留水会长期存在并滋生细菌和污染产品水。以等径接头为例，GB/T 19228.1–2011 规定的 D 型和 S 型卡压式管件承口，结构见图 4–43 和图 4–44。D 型和 S 型管件承口的基本尺寸见表 4–32 和表 4–33。卡压管路的结构形成滞留水的直观图见图 4–45、图 4–46。

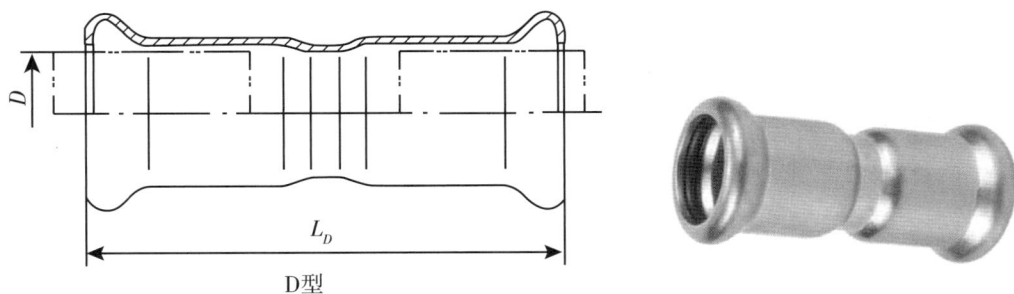

图 4–43　D 型卡压式等径管件承口

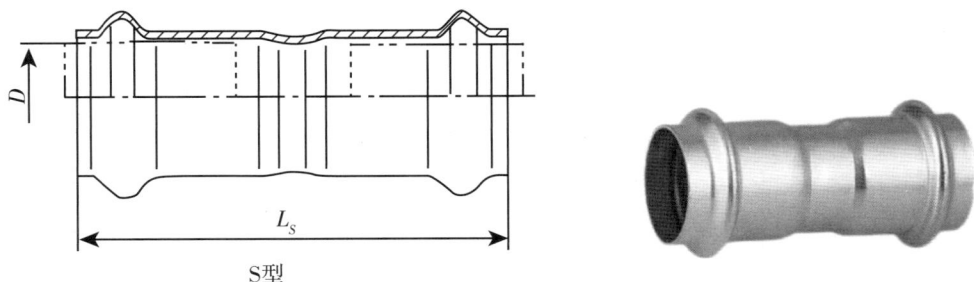

图 4–44　S 型卡压式等径管件承口

表 4-32 D 型等径接头的基本尺寸　　　　　　　　　　　　单位：毫米

公称尺寸	管子外径		管件壁厚		承口内径		承口长度		承口端外径	
	I系列	II系列	I系列	II系列	I系列	II系列	I系列	II系列	I系列	II系列
10		12.7		0.6		12.8+0.40	—	21±3	—	18.2±0.3
15	18	15.9	1.2	0.6	18.2+0.50	16.1+0.40	20±3	21±3	26.2±0.4	22.2±0.3
20	22	22.2	1.2	0.8	22.2+0.50	22.3+0.40	21±3	24±3	31.6±0.4	30.1±0.3
25	28	28.6	1.2	0.8	28.2+0.50	28.7+0.40	23±3	24±3	37.2±0.4	36.4±0.3
32	35	34.00	1.2	1.0	35.3+0.80	34.3+0.60	26±4	39±4	44.3±0.6	45.4±0.4
40	42	42.70	1.2	1.0	42.3+0.80	43.0+0.60	30±4	47±4	53.3±0.6	56.2±0.4
50	54	48.6	1.2	1.0	54.4+0.80	49.0+0.60	35±4	52±4	65.4±0.6	63.2±0.4
60	—	60.3	—	1.3	—	61.0+1.00		52±4	—	77.3±0.5
65	76.1		1.5		76.70+1.50			53±5	94.7±1.0	
80	88.9		1.5		89.50+1.50			60±5	109.5±1.0	
100	108.0		1.5		108.8+1.50			75±5	132.8±1.0	

表 4-33 S 型等径接头的基本尺寸　　　　　　　　　　　　单位：毫米

公称尺寸	管子外径		管件壁厚	承口内径		承口长度
	I系列	II系列		I系列	II系列	
10	12.7		0.6	12.8+0.20		60±3
15	16	（15.9）	0.6	16.2+0.30	16.1+0.30	61±3
20	20	22.2	0.8	20.2+0.30	22.3+0.30	66±3
25	25.4	28.6	0.8	25.6+0.30	28.7+0.30	82±3
32	32	34.0	1.0	32.3+0.40	34.3+0.40	96±3
40	40	42.7	1.0	40.3+0.40	43.1+0.40	116±4
50	50.8		1.0	51.2+0.60		136±4
60	63.5		1.3	63.9+0.60		152±4
65	76.1		1.5	76.7+1.20		158±4
80	88.9		1.5	89.50+1.20		165±5
100	101.6		1.5	102.20+1.20		190±5

注：推荐优先选用 I 系列；带括号尺寸不推荐使用。

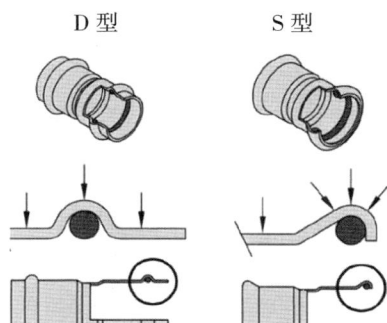

图 4-45　单卡（左）和双卡（右）安装受力图

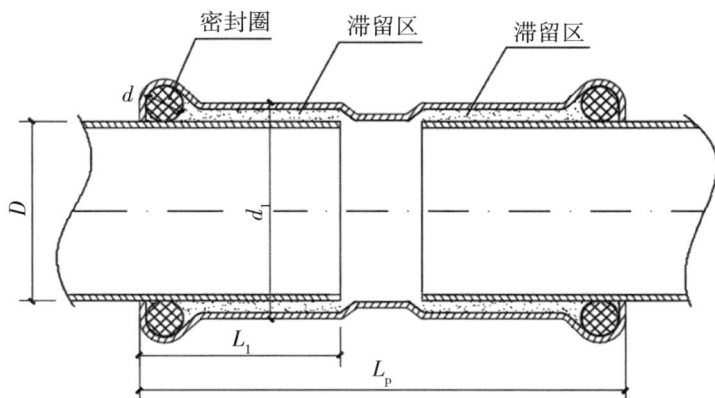

图 4-46　一体式 D 型卡压式等径管件示意图

单卡压式是先将薄壁不锈钢管材插入带有承插口锥台形橡胶密封圈的管件中，以专用卡具经向压紧管件的承口，靠凸缘环推进压缩台形橡胶密封圈而起密封作用。

双卡压式是充分利用薄壁不锈钢管道的有效刚性和密封圈的弹性压缩比，以及承接口的长度，在管件承接口的 U 型槽两侧用卡具进行径向压接的连接方式。双卡压式是最常用的连接方式。两种卡压承口的安装受力，见图 4-45，专用卡具见图 4-47。

配套 GB/T 19228.1—2011 规定的 D 型和 S 型卡压式管件的连接用薄壁不锈钢管标准为 GB/T 19228.2—2011，其钢管的基本尺寸见表 4-34。

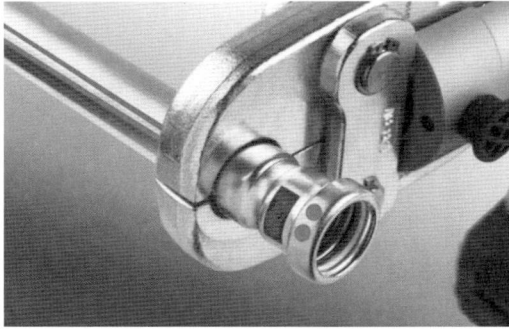

图 4-47　专用卡具实样图

表 4-34　不锈钢薄壁钢管的基本尺寸　　　　　　　　单位：毫米

| 钢管外径 | | 外径允许偏差 | 壁厚 | | 壁厚允许偏差 |
I 系列	II 系列		I	II	
12.7		±0.10	0.8	0.6	
16 18	15.9	±0.10	1.0	0.8	
20 22	22.2	±0.11	1.2	1.0	
25.4 28	28.6	±0.14	1.2	1.0	±10%
32 35	34	±0.17	1.5	1.2	
40 42	42.7	±0.21	1.5	1.2	
50.8 54	48.6	±0.26	1.5	1.2	
60.3 63.5		±0.32	1.5	1.5	
76.1		±0.38	2.0	1.5	
88.9		±0.44	2.0		
101.6 108		±0.54	2.0	—	

注：优先选用 I 系列。

现行的 D 型和 S 型不锈钢薄壁卡压管件所用的 O 型密封圈标准 GB/T 19228.3—2012 规定的尺寸见表 4-35 和表 4-36。

表 4-35　D 型 I 系列卡压式管件用 O 形圈的基本尺寸　　单位：毫米

公称尺寸	内径		截面直径	
15	18.2	+0.15-0.05	2.5	
20	22.2		3.2	
25	28.2	+0.20	3.0	+0.15-0.05
32	35.3		3.0	
40	42.3	+0.30	4.0	
50	54.3		4.0	
65	77.0	+0.2-0.1	7.0	
80	90.0		8.0	+0.20
100	109.0		10.0	

表 4-36　S 型 I 系列卡压管件用 O 形圈的基本尺寸　　单位：毫米

公称尺寸	内径		截面直径	
10	12.75	±0.15	2.0	±0.1
15	16.15		2.5	
20	20.2		3.0	
25	25.7		3.0	
32	32.3	±0.3	4.5	±0.12
40	40.4		5.5	
50	51.2		6.2	
60	63.9	±1.0	6.2	±0.16
65	77.0		7.0	
80	90.0		8.0	
100	102.6		10.0	

卡压式管路存在滞留水。现按 GB/T 19228.2—2011 推荐的优先使用 I 系列为准，以临床用水输送中使用量最大的公称尺寸 DN25 钢管采用 D 型卡压式等径承口为例，分析计算单个卡压式等径直接头中形成的滞留水量。

已知：$d_1 = 28.2+0.50$mm（取 28.5mm）、$D = 28 \pm 0.14$mm（取 28mm）、$L_1 = 23 \pm 3$mm（取 24.5mm）、$d = 3$mm。

单侧滞留区体积：$V = \pi (d_1^2 - D^2)L_1 = 3.14 \times (28.5^2 - 28^2) \times (24.5 - 3) = 1907.2mm^3 = 1.9072cm^3 \approx 2$ml。

双侧滞留区容积：$V = 4$ml。

按招标文件的要求，仅输送管路就高达 15500 多米。按平均 2 米设一个直通或弯通的经验值计，则高达 7700 多个，再加 430 多个终端用水点需用三通连接，即使全部按公称尺寸 DN25 直通计算，纯水输送管路系统总计存在滞留水量超过 32 升之多。加上中央一级反渗透系统后的后处理设备涉及的直通、弯通和三通至少要更多的输送管路系统，因此，全套系统设备的滞留水量不会少于 70 升。

鉴于中央水处理系统的所有阀门均要求为无滞留阀门，所有管路的工艺也必须采用无滞留设计才能与无滞留阀门对应。因此，所有管路都不应该采用卡压管路。按三个卡压管标准的使用范围，对照招标要求的临床用水，除了一级冲洗用水和软化水，其控制微生物总数要求大于 50CFU/mL[1]，在卡压管标准的应用范围内，其他临床用水（实验室和检验用水应执行 WS 574—2018）均要求微生物总数小于 10 CFU/mL，已超出卡压管的使用范围，就不应该采用卡压管。当然，配套卡压管的阀门也就无必要采用无滞留阀门了。

另外，卡压管一是管壁薄，二是若无特殊注明，通用产品均为不锈钢薄板卷管焊接成形，抛光后尽管粗看无缝，实为有缝不锈钢管，其毛坯管见图 4-48。纯水的腐蚀性较强，焊缝受长期腐蚀渗漏水的概率远超无缝不

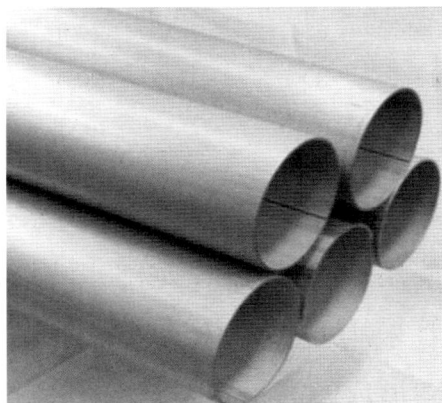

图 4-48　不锈钢卡压毛坯管

锈钢焊接管。而医用中央纯水设备的纯水输送管路，绝大多数布置在机房外，并沿走廊的吊顶层以上通向各用水点，小的渗漏不易察觉，但会影响水质，且很难查找原因。等到发觉，不仅维修困难，而且突发性的停水维修会给医院正常运营产生极大的不便。卡压管实物见图4-49和图4-50。

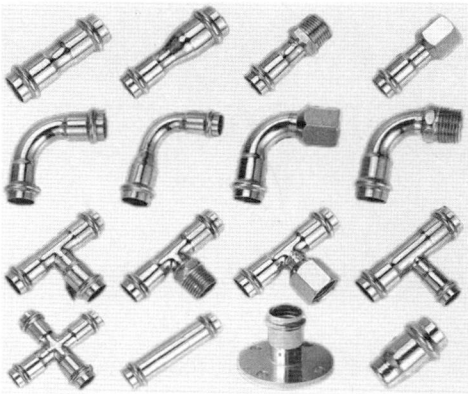

图 4-49　不锈钢卡压管配件　　　　图 4-50　不锈钢卡压管连接图

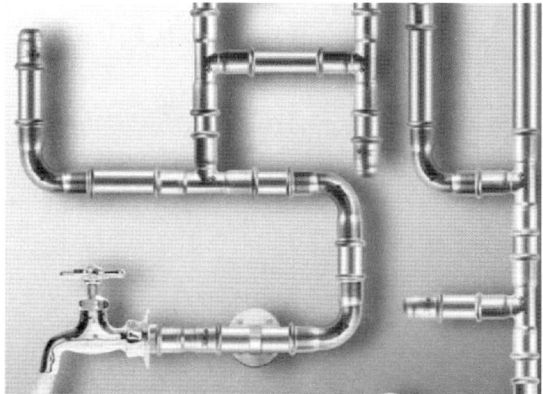

4）对标准形成依据的关注度不够

对任何一项标准，分析标准形成和规定的依据至关重要。我国现行的《血液透析及相关治疗用水》（YY 0572—2015）标准在前言中已明确了"本标准等效采用ISO13959：2009《血液透析及相关治疗用水》"。读者可参阅。

4. 供应室"二级"清洗用水和软式内镜"二级"清洗用水

（1）水质要求分析

招标要求供应室"二级"清洗用水应符合清洗机用水标准（WS 310—2016），见表4-23。内镜"二级"清洗用水应符合软式内镜清洗消毒技术规范（WS 507—2016），见表4-37。

与表4-23比较，表4-36只是多了最后一项细菌总数指标，其他项及其标准值均相同。

表 4-37　软式内镜清洗消毒技术规范（WS 507—2016）

项目	标准值（mg/L）
蒸发残留	≤ 10.0mg/L
氧化硅（SiO_2）	≤ 1mg/L
铁	≤ 0.2mg/L
镉	≤ 0.005mg/L
铅	≤ 0.05mg/L
除铁、镉、铅以外的其他重金属	≤ 0.1mg/L
氯离子（Cl^-）	≤ 2mg/L
磷酸盐（P_2O_5）	≤ 0.5mg/L
电导率（25℃时）	≤ 15μs/cm
pH	5.0 ~ 7.5
外观	无色、洁净、无沉淀
硬度（碱性金属离子的总量）	≤ 0.02mmoL/L
细菌总数	≤ 100CFU/100mL

（2）工艺

招标要求的供应室"二级"清洗用水和软式内镜"二级"清洗用水工艺见图 4-28。其制水工艺为：将中央水处理一级反渗透的产品水先单独放入储罐，经二级反渗透后分别输送至两个独立的储罐，再经二套独立的除菌杀菌系统处理后供临床使用。

之前已多次提到，对于原水电导率不大于200μs/cm，中央水处理设备的总脱盐率不小于97.5%，即通过中央一级反渗透，其产品水中要求最高的电导率已经不大于5μs/cm，其他各项指标也均已符合标准值要求的情况下，再采用二级反渗透及其后处理，无疑与检验用水和血透用水工艺出现的误区相同。

5. 冲洗用水

（1）水质分析

招标要求的冲洗用水质量指标见表 4-24。分析冲洗用水的各项指标，除了要求细菌总数不大于 50cfu/ml，总溶解盐固体（TDS）不大于 500mg/L 高于 GB 5749 市政自来水的水质指标外，其他各项指标均与 GB 5749 相同。因招标文件规定了原水的电导率不大于 200μs/cm，原水 TDS 通常不会超过 120mg/L。

（2）工艺分析

招标要求的冲洗用水生产工艺见图 2-19。该工艺先将中央水处理一级反渗透第十和十一段 RO 膜的产品水送入单独设置的冲洗用水储罐，再经输送泵、UV 杀菌器和终端除菌器处理后供用水点使用。

在膜处理章节已通过实例计算，招标要求的中央一级反渗透膜处理系统，其第九段的原水浓缩率不到 70%，原水的浓缩倍率不足三倍，即其第九段 RO 膜的浓水 TDS 值 360mg/L（原水的电导率不大于 200μs/cm，经验值相当于 TDS 为 120mg/L），只要将该浓缩水进行适宜的除菌处理就可以满足冲洗用水的标准，根本没必要再用 RO 膜处理。若再通过第十和十一段的 RO 膜处理，二段的产品水回收率最多只能达到 30%，剩余 70% 的浓缩水通常只能作为废水排放。

6. 软化水

（1）水质要求分析

依据表 4-21 世界卫生组织对软硬水的鉴定标准，将每升水中的钙离子和镁离子的质量之和不大于 120 毫克的水鉴定为软水。招标要求的软化水主要用于复用器械清洗液浸泡后的冲洗和净化空调加湿机组。按 WS 310.1 的清洗机操作流程，软化水只用于器械清洗流程的中间环节。用软化水的目的有二，一是防止高硬度的水对器械产生腐蚀，二是防止含钙镁的盐类（如 $CaCO_3$）积淀在器械表面。软化水用于净化空调加湿机组的主要目的同样是为了防止净化空调加湿机组中的过流管道形成 $CaCO_3$ 结垢。按近年积累的数据分析，招标提供的原水，其每升水中的钙离子和镁离子的质量之和不大于 60

毫克，本已属于软水。

（2）工艺分析

招标要求在中央一级反渗透的预处理后抽出部分产品水作为软化水，分两路分别输送至两个储罐，一路经输送泵、UV 杀菌器和除菌滤器处理后主要向中心供应室提供清洗机冲洗用水，另一路经输送泵、UV 杀菌器和除菌滤器处理后主要向净化空调加湿机组提供加湿机补充用水。

对于原水本身已是软化水，招标文件一方面提出上述强制性软化水工艺要求，另一方面又未提出软化水的质量指标参数。此类要求本质上属于无的放矢。

7. "一级" 清洗用水

（1）水质要求分析

招标要求的 "一级" 清洗用水主要用于供应中心手工水槽中复用器械的初洗和五官科的卫生手冲洗等。对照 WS 310.1 中 CSSD 的具体操作流程和规范，一是无 "一级" 清洗用水之说，二是对复用器械初洗用水的要求只规定使用流动的水，水质要求应符合 GB 5749；对于手卫生冲洗等，根据医务人员手卫生规范（WS/T 313）的规定，其 3.2 洗手（handwashing）是指医务人员用肥皂（皂液）和流动水洗手，去除手部皮肤污垢、碎屑和部分致病菌的过程；流动水执行 GB 5749 生活饮用水卫生标准。显然，招标要求的所谓 "一级" 清洗用水，其实就是流动的市政自来水，水质满足 GB 5749 要求。

（2）工艺分析

招标要求的 "一级" 清洗用水后处理工艺为，原水经中央水机房的预处理和一级反渗透处理后，其 RO 产品水送入二个 "一级" 清洗储水罐，再分别通过各自的输送泵、UV 杀菌器和除菌滤器处理后，分别供给 CSSD 器械初洗用水和五官科卫生手冲洗等用水。

通过水质要求和对应的工艺分析，工艺与水质要求无对应之处。一旦将按规定只要直接使用市政自来水初洗复用器械和医务人员的洗手的水改为反渗透产品水，等于将手术器械的初冲洗、浸泡、冲洗、漂清的全流程用水和洗手水全都采用了反渗透产品水。按 WS 310 的规范要求，CSSD 的全流程冲洗用水过程中，只有漂清过程需要高于自来水要求的水，其用水量通常仅占 10% 左右。这样的工艺要求，既没有对应水质提出，更没有事实依据，实际上是一种对资源的浪费。

（三）医院专用中央膜法制水工艺

1. 储水罐设计

（1）原水储罐

招标要求设两个三吨的原水储罐。是否设原水储罐应根据以下原则：①原水供应是否稳定，是否经常断水或供水量不足；②原水的水质是否稳定，浊度是否经常超标；③原水是否经常裹挟有较多的空气；④原水与设备的压力匹配技术是否具备。

招标文件中采购人所在地的原水属优质水源，对上述①至③项均为否定项，④项属肯定项。因此，完全可以不设原水储罐。为防止用户自身用水峰谷引起的原水压力波动，采用两套稳压器控制，这样，既可以省去原水储罐，又可以将原水的固有压头得到充分利用。

（2）产品水储罐

依据招标要求，最终的产品水质有五项，分别为：①满足 GB/T 6682—2008 标准的分析实验室用水；②满足某省级地方制定的血液透析用水质量控制标准（2015 版）；③满足 WS 310—2016 标准的清洗机用水；④满足 WS 507—2016 软式内镜清洗消毒用水；⑤满足未注明出处的"冲洗用水标准"的用水（见表 4-23）。

分析上述五项水质要求，①至④的初级产品水均为中央一级 RO

的产水，本质上可以从同一个储水罐中取水。结合考虑便于运输和现场安装，采用底部连通的二个容积各五立方米的储水罐分装中央一级 RO 产水；⑤的冲洗用水，因离子含量和其他四种完全不同，需要另设储水罐，结合实际用水量、水机房对系统设备布置的外观以及便于运输和现场安装，同样采用底部连通的二个容积各五立方米的储水罐。总计采用四个容积五立方米的储水罐，见表4-38。

表4-38 中央水处理系统储水罐设计

序号	名称	规格型号和材质	数量
1	中央水处理一级 RO 产水储罐	5T5T-01/02 SUS304	2
2	中央水处理一级 RO 浓水经其他膜处理后的产品水储罐	5T5T-03/04 SUS304	2

2. 检验用水和实验室用水

依据招标要求，结合水质要求分析，为使包括液相色谱分析仪、离子色谱等多种检测仪等均能使用，设计检验用水和实验室用水的水质均符合电导率不大于 $0.1\mu s/cm$，由招标要求的四路供水改为一路供水。即从中央 RO 产品水箱 A 引出一级 RO 产品水，经输送泵增压，混床和 MF 滤器处理后直接供应各用水点。

3. 血液透析用水

依据招标要求，结合水质要求和工艺分析，设计血液透析用水以符合 YY 0572 规定的水质指标为准（高于某地方标准），按照注册证中已有的以一级反渗透产品水为原水的规格型号，采用从中央水机房一级 RO 产品水箱 B 引出原水，通过增压泵直接输送至血透水机房内单独设置的血液透析用单级直供式反渗透制水设备（血透水机房不设原水箱）。

4. 供应室"二级"清洗用水和软式内镜"二级"清洗用水

依据招标要求，结合水质要求和工艺分析，除了软式内镜"二级"清洗用水比供应室"二级"清洗用水多了一项细菌指标外，其他指标相同，且一级反渗透产品水的各项指标均已符合二种水的各项指标要求。为减少后处理配置和输送管路，只要在一级反渗透产品水后设计输送泵、UV杀菌器和菌尸阻断器，完全可以将二种水合二为一处理，再同路供应使用点。工艺流程采用从中用水机房一级RO产品水箱B引出原水，通过增压泵、UV杀菌器和菌尸阻断器后直接向供应室和软式冲洗点提供"二级"清洗用水。

5."一级"清洗用水和冲洗用水

根据招标文件要求，再结合水质要求和工艺分析，除了要求TDS指标不大于500mg/L，细菌总数不大于50CFU/mL，其他指标均和GB 5749要求相同。由医院专用制水设备的图2-22的分析可以知道，中央膜处理D储罐的产品水经除菌处理后即可以满足招标要求的"一级"清洗用水和冲洗用水的水质指标。考虑到"一级"清洗用水和冲洗用水的总量较大，用水点分布于不同楼宇，可以考虑分二路输送供水。

6.软化水

依据图2-14医院专用膜法制水的分析，不仅原水已是软水，而且只要控制RO产品水的回收率不大于68%，其浓缩水的朗格利尔指数小于0，不会析出沉淀。更何况中央水处理设备在预处理中设计有软水器，再是医院专用中央制水设备，其一级RO膜的产品水回收率控制在50%，因此，通过四号储罐的产品水供应软化水即可。

（四）现场安装工艺设计

现场安装分机房外纯水输送管路和水机房内设备两大部分。就新建、改扩建医院，根据医院建设整体进程，医用膜法中央水处理设备的安装通常是机房外纯水输送管路在先，水机房设备在后。

1.机房外纯水输送

机房外纯水输送是指水机房内设备的后处理配置（如 UV 杀菌器或除菌滤器）出水端至各临床用水连接点后，再回至纯水输送起点的循环系统。机房外纯水输送管路安装工艺设计通常包括以下几方面。

（1）管材设计

纯水输送管路材质既可以采用不锈钢（SS），也可以采用卫生级塑料，如不添加增塑剂的硬质聚氯乙烯（UPVC）、氯化聚氯乙烯（CPVC）、聚偏氟乙烯（PVDF）、聚丙烯（PP）、聚乙烯（PE）以及由丙烯腈、丁二烯和苯乙烯的共聚体（ABS）、高密度交联聚乙烯（PEX）、聚四氟乙烯（PTFE）等。考虑到不锈钢管的使用寿命总体高于塑料管，再加上所有塑料管的阀门、三通、弯通、直通等连接配件，一是可能存在的材质不匹配，二是和管子连接后，内部都会出现凸出环，不仅增加了纯水输送的阻力，而且还会在台阶四周出现涡旋滞留水，现在常用卫生级不锈钢材质的管子及其同质配件。由于卡接管存在的缺陷，应尽可能采用焊接管。

（2）管径设计

管径设计取决于输送流量和临床用水需求的压力；输送流量通常根据实际临床用水量和设计的循环水流量确定。通常的规范是用水仪器、设备有水压要求范围的，取中间值或略高于中间值；同路中既有压力要求，但多种仪器设备的压力又不能相互融合时，应先满足最高压力，对个别供水压力超限值的仪器、设备，供水前加减压阀。输送水的流量、压力确定后，若采用卫生级不锈钢焊接管路，因内壁为抛光级，水的流动阻力较小，可以在 2～3m/s 间选择流速，再通过简单计算求得所需的管径。

（3）支架设计

支架材质通常采用 A3 角钢，规格应执行设备生产企业备案标准中的规定，或参照 GB/T 5025 的有关规定，根据管路承载量计算后确定。根据在同一支架布管数量的多少和布管所在位置的可固定情况，输送水管路的支架通常采用单层 T 形、单层 L 形或单层门形结构形式。四路及以内的宜采用 T 形和 L 形，多于四路的宜采用门形结构。支架间距要求与输送管的品种、规格、材质直接相关，相关标准中均有规定，参考 OYLT-ZY-10《作业指导书》，见表 4-39。

表 4-39　钢管管道支架的最大间距

管径（mm）		15	20	25	32	40	50	70	80	100	125	150	200	250	300
支架的最大间距（m）	保温管	2	2.5	2.5	2.5	3	3	4	4	4.5	6	7	7	8	8.5
	不保温管	2.5	3	3.5	4	4.5	5	6	6	6.5	7	8	9.5	11	12

采暖、给水及热水供应系统的塑料管及复合管垂直或水平安装的支架间距应符合表 4-40 的规定。采用金属制作的管道支架，应在管道与支架之间加衬非金属垫或套管。

表 4-40　塑料管及复合管管道支架的最大间距

管径（mm）			12	14	16	18	20	25	32	40	50	63	75	90	110
最大间距（m）	立管		0.5	0.6	0.7	0.8	0.9	1.0	1.1	1.3	1.6	1.8	2.0	2.2	2.4
	水平管	冷水管	0.4	0.4	0.5	0.5	0.6	0.7	0.8	0.9	1.0	1.1	1.2	1.35	1.55
		热水管	0.2	0.2	0.25	0.3	0.3	0.35	0.4	0.5	0.6	0.7	0.8		

铜管垂直或水平安装的支架间距应符合表 4-41 的规定。

表 4-41　铜管管道支架的最大间距

公称直径（mm）		15	20	25	32	40	50	65	80	100	125	150	200
支架的最大间距（m）	垂直管	1.8	2.4	2.4	3.0	3.0	3.0	3.5	3.5	3.5	3.5	4.0	4.0
	水平管	1.2	1.8	1.8	2.4	2.4	2.4	3.0	3.0	3.0	3.0	3.5	3.5

2. 水机房内设备安装

无论是医院专用膜法制水设备还是医用中央膜法制水设备，原则上使用一个中央水机房即可。有的医院因长期使用单科室水处理设备的习惯，个别科室（如血透室）希望能独立操作用水设备。不管采用单个还是多个水机房，水机房安装条件保障基本相同。下面以中央水机房为例介绍水机房的基建条件保障。

（1）基建

水机房的基建面积应符合供应商的设备布置平面图要求。机房内至少包括满足设备的承重基础、预埋电缆和信号线套管（或桥架电缆和信号线槽）、给水和排水基础、墙面防潮基础、通风照明基础。设备供应商应给出类似于图 4-51 设备机房相关要求图。

（2）供电

水机房供电应满足设备正常运行需要。总电源配电箱（柜）的功率及其附属配置应按供应商的要求设置。供电参考资料见图 4-51 设备机房相关要求图中二、机房内基建要求第三点。

（五）招标要求的设备和医院专用设备比较总结

相关比较总结见表 4-42、表 4-43、表 4-44。

A-A断面图

○1

○2

③ ④ ⑤ ⑥

○7

5000

1800

4200

6800

1000

1000

1700 4000

配电箱

600 2200

1600 600

11800

A-A断面图

200
300

100
70

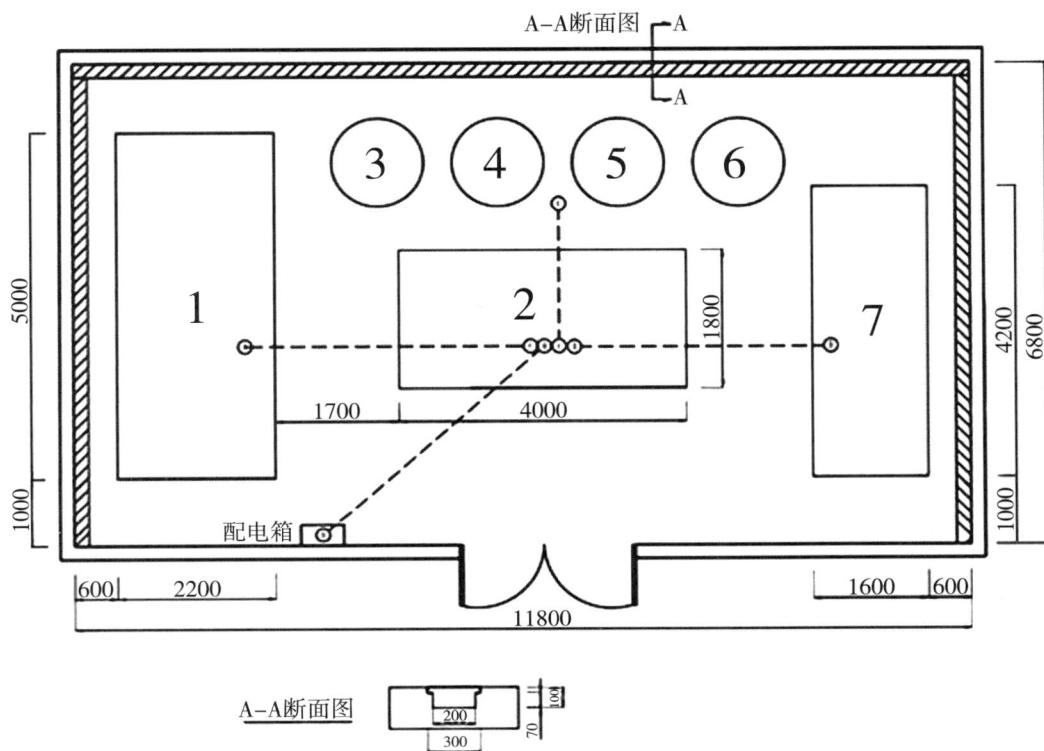

注：地沟上铺设300的不锈钢地沟盖板

一、说明：1. 预处理系统；2. RO主机；3、4、5、6. 纯水箱；7. 后处理系统。
二、机房内基建要求：
1. 医用中央净化水机房位于地下室×××合围区域。
2. DN50市政自来水管接至水机房内如图离地1米处安DN50球阀一个、0~1.0Mpa压力表一个、DN50不锈钢水表一个。
3. 配电柜总功率≥50KW，三相五线。配电柜离地面高度1.50米，柜内总电源配套安装漏电保护断路器2个（100A、60A各1个，三相四孔40A插座1个，单相三孔10A、单相二孔5A插座各两个，插座均有空气开关保护，水机房电表一只。
4. 铺设预埋管，A至A、B至B、C至C、D至D为电缆线预埋管，其外径DN65，预埋管采用镀锌套管或PVC阻燃穿线管，各地管上窜水平完成面高度10厘米。
5. 地面向排水沟按100：3坡度施工。
6. 机房须设置两台排风机，并确保室温控制在5~30℃，湿度不大于70%；地面采用厚度不低于1.5mm的环氧浇注或地砖，照明等其他事项按机房通用要求布置。
7. 机房装修、结构设计须符合相关行业规范且四周需进行防渗隔热及漏电接地保护。
8. 水机房设计双开门，总宽高为2.2米×2.5米。

图 4-51　设备机房相关要求图（毫米）

表4-42　工艺流程设计比较

序号	A、招标文件规范要求	B、医院专用设备对应规范	备注
一、设备总技术参数	一级反渗透总制水量25T/h（具体水质水量见表2-7） 原水：Q原≥56T/h 总功率：95kW 设备布置总用房：240m²	一级反渗透总制水量25T/h（具体水质水量见表2-7） 原水：Q原=25T/h 总功率：32kW 设备布置总用房80.24m²	用户原水符合软水化指标
二、工艺流程设计	1. 中央一级RO水处理集中制水：一整套2小套 2. 血透用水：①中央RO一级产品水→②储水罐→③输送泵→④UV杀菌→⑤终端除菌→⑥市政自来水→⑦机械滤器→⑧炭滤器→⑨软化器→⑩保安滤器→⑩二级RO膜→⑩二级RO泵→⑥三级RO膜→⑩三级RO泵→⑩热消毒装置→⑩血透用水点 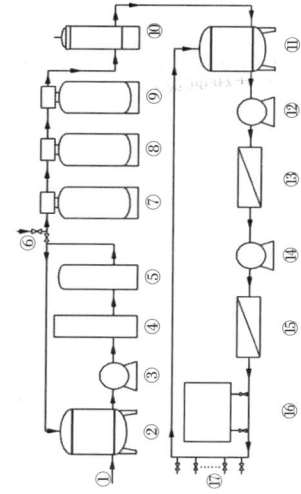	1. 中央一级RO水处理分级制水：一整套2小套 2. 血透用水：①中央RO一级产品水→②A储水罐→③输送泵→④市政自来水→⑤机械滤器→⑥炭滤器→⑦软化器→⑧保安滤器→⑨二级RO膜→⑩二级RO泵→⑩热消毒装置→⑩血透用水点 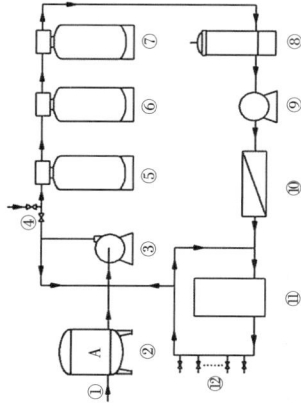	A方案的前级除菌配置不科学；所有医疗配置应以备案的技术文件配置为依据

序号	A、招标文件规范要求	B、医院专用设备对应规范	备注
二、工艺流程设计	3. 1#2#5#楼检验科、病理科检验用水：①中央RO一级产品水→②储水罐→③输送泵→④二级RO水处理→⑤储水罐→⑥输送泵→⑦EDI→⑧储水罐→⑨输送泵→⑩UV杀菌→⑪终端除菌→⑫检验用水点 4. 9#楼实验用水：①中央RO一级产品水→②二级RO处理→③输送泵→④二级RO→⑤储水罐→⑥输送罐→⑦EDI→⑧储水罐→⑨输送泵→⑩终端除菌→⑥混床A→⑥混床B→⑦终端除菌→⑩UV杀菌→⑩混床→⑩实验用水点	3. 检验实验用水：①中央RO一级产品水→②A储水罐→③输送泵→④混床→⑤UV杀菌→⑥终端除菌→⑦检验用水点	按招标要求，A方案中序号3至5的产品水标准相同，故可以采用一套处理装置。混床替代二级RO和EDI既经济又有效。

续表

序号	A、招标文件规范要求	B、医院专用设备对应规范	备注
二、工艺流程设计	5. 3#楼感染楼预留检验用水（3号楼地下2层独立水机房）：①市政自来水→②输送泵→③机械滤器→④炭滤器→⑤保安滤器→⑥输送泵→⑦一级RO处理→⑧二级RO处理→⑨EDI→⑩储水罐→⑪输送泵→④UV杀菌→④混床→④		
	6. 内镜"一级"清洗用水：①中央RO一级产品水→②储水罐→③输送泵→④二级RO处理→⑤储水罐→⑥输送泵→⑦UV杀菌→⑧终端除菌→⑨内镜清洗用水点	4. 内镜和清洗"一级"清洗用水：①中央RO一级产品水→②B储水罐→③输送泵→④UV杀菌→⑤终端除菌→⑥内镜二级清洗用水点	A方案序号6和7的产品水质指标相同，可以采用一套装置处理，一级RO产品水足可以满足产品电导率≤15μS/cm的技术参数要求

续表

序号	A、招标文件规范要求	B、医院专用设备对应规范	备注
7	供应室"二级"清洗用水：①中央 RO 一级产品水→②储水罐→③输送泵→④二级 RO 处理→⑤储水罐→⑥输送泵→⑦UV 杀菌→⑧终端除菌→⑨供应室二级清洗用水点		
8	口腔用水：①中央 RO 一级产品水→②储水罐→③输送泵→④UV 杀菌→⑤终端除菌→⑥口腔科用水点	5. 口腔用水，供应室软化用水和其他软化用水：①中央膜处理水→②C 储水罐→③输送泵→④UV 杀菌→⑤终端除菌→⑥软化用水点	A 方案中序号 8 至 10 的产品水质相同，可采用一套装置处理；另医院专用设备采用多种膜处理，后级膜的产品水足可以满足要求
9	供应室软化用水：①中央水机预处理水→②储水罐→③输送泵→④UV 杀菌→⑤终端除菌→⑥软化用水点		

二、工艺流程设计

续表

序号	A，招标文件规范要求	B，医院专用设备对应规范	备注
二、工艺流程设计	10. 其他软化用水：①中央水机预处理水→②储水罐→③输送泵→④UV杀菌→⑤终端除菌→⑥软化用水点		
	11. 冲洗用水：①一级RO浓缩水→②储水罐→③输送泵→④UV杀菌→⑤终端除菌→⑥冲洗用水点	6. 冲洗用水：①中央膜处理水→②C储水罐→③输送泵→④UV杀菌→⑤终端除菌→⑥冲洗用水点	医院专用设备采用了多种膜处理，后级膜的产品水足可以满足要求

续表

序号	A、招标文件规范要求	B、医院专用设备对应规范	备注
二、工艺流程设计	12. 供应室一级清洗用水：①一级 RO 浓缩水→②储水罐→③输送泵→④UV 杀菌→⑤终端除菌→⑥供应室一级清洗用水点 13. 一级清洗用水：①一级 RO 浓缩水→②储水罐→③输送泵→④UV 杀菌→⑤终端除菌→⑥一级清洗用水点	7. 供应室等一级清洗用水：①中央膜处理水→②D→③输送泵→④UV 杀菌→⑤终端除菌→⑥供应室一级清洗用水点	A 方案序号 12 至 14 的产品水质相同，可以采用一套装置采用处理；医院专用设备采用了多种膜处理，后级膜的产品水足可以满足要求

表 4-43　临床用水输送管路工艺设计比较

序号	A、招标文件规范要求	B、医院专用设备对应规范
三、输送临床用水管路	输送临床用水管路共 14 路 第 1 路，纯水机房至血透水机房 第 2 路，血透水机房至血透中心用水点 	输送临床用水管路共 7 路 第 1 路，中央纯水机房至血透水机房 第 2 路，血透水机房至血透中心用水点

续表

序号	A、招标文件规范要求	B、医院专用设备对应规范
三、输送临床用水管路	第 3 路，水机房检验用水供水泵组至 1#2# 楼检验科水机房； 第 4 路，1#2# 楼检验科水机房至检验科用水点，病理科用水点； 第 5 路，感染楼（3# 楼）纯水机房至感染楼检验科用水点； 	第 3 路，检验用水输送管路：中央纯水机房检验用水后处理至 1#2# 楼检验科，病理科用水点——感染楼检验科用水点——9# 楼实验室检验用水点，循环无死角输送。

续表

序号	A、招标文件规范要求	B、医院专用设备对应规范
三、输送临床用水管路	第6路，纯水机房实验用水供水泵组至9#楼实验室用水点。 9# 6F 实验室 5F 实验室 4F 实验室 3F 实验室 2F 实验室 -2F DN25 DN25 接水机房检验用水供水泵组 纯水机房 第7路，纯水机房二级清洗用水供水泵组1#2#楼内镜中心用水点。 1#2# 3F 2F 内镜中心 呼吸中心 -2F DN32 DN32 接水机房二级清洗用水供水泵组 纯水机房	第4路，二级清洗用水输送管路：中央纯水机房二级清洗用水后处理至1#2#楼内镜中心用水点——地下一层供应中心用水点，循环无死角输送。 1#2# 2F 内镜中心 呼吸中心 -1F 供应中心 -2F DN19 DN40 中央纯水机房二级清洗用水后处理 接水机房二级清洗用水处理

续表

序号	A、招标文件规范要求	B、医院专用设备对应规范
三、输送临床用水管路	第8路，纯水机房二级清洗用水供水泵组至地下一层供应中心用水点 1F　-1F　-2F 供应中心 DN40　DN40 接水机房二级清洗用水供水泵组 纯水机房	
	第9路，纯水机房口腔用水供水泵组至6#楼口腔科用水点 6# 3F　-1F　-2F 口腔科 DN25　DN25 接水机房口腔用水供水泵组 纯水机房	第5路，软化水（含口腔用水）输送管路：中央纯水机房软化水（含口腔用水）后处理至1#2#楼机电用房用水点——地下至楼供应中心用水点——6#楼口腔科用水点，循环无死角输送。 1#2#　　6# 4F　3F　-1F　-2F 机电用房　供应中心　口腔科 DN19　DN50 中央纯水机房接水机房软化用水后处理

续表

序号	A、招标文件规范要求	B、医院专用设备对应规范
三 输送临床用水管路	第 10 路，纯水机房软化用水供水泵组至地下室供应中心用水点 供应中心　1F　-1F　-2F　DN50　DN50　接水机房软化用水供水泵组　纯水机房 第 11 路，纯水机房软化用水供水泵组至 1#2# 楼机电用房用水点 6#　口腔科　3F　-1F　-2F　DN25　DN25　接水机房口腔用水供水泵组　纯水机房	

续表

序号	A、招标文件规范要求	B、医院专用设备对应规范
三、输送临床用水管路	第 12 路，纯水机房一级浓水供水泵组至 1#2# 楼 DSA/ 手术中心用水点及 5# 楼手术、洗婴用水点 	第 6 路，冲洗用水输送管路：中央纯水机房冲洗用水后处理至 1#2# 楼 DSA/ 手术中心用水点——5# 楼手术、洗婴用水点，循环无死角输送。

续表

序号	A、招标文件规范要求	B、医院专用设备对应规范
三、输送临床用水管路	第13路，纯水机房一级清洗用水供水泵组至1#2#楼静配/手术中心用水点及6#楼耳鼻喉、眼科用水点 （图：1#2#楼 4F 静配中心、3F 手术中心、-1F、-2F；6# 耳鼻喉科 眼科；DN32、DN32；接水机房一级清洗用水供水泵组；纯水机房）	第7路，供应室等一级清洗用水输送管路：中央纯水机房及6#楼耳鼻喉科、眼科用水点——地下一层供应中心用水点，手术中心用水点，循环无死角。清洗用水后处理至1#2#楼静配/手术中心用水点——地下一层供应中心用水点，眼科用水点，眼科、鼻喉、角输送。 （图：1#2# 4F 静配中心、3F 手术中心、-1F、-2F 供应中心；6# 耳鼻喉科 眼科；DN19、DN38；中央纯水机房接水机房一级清洗用水后处理）
	第14路，纯水机房一级清洗用水供水泵组至地下一层供应中心用水点 （图：1F 供应中心、-1F、-2F；DN50、DN50；接水机房一级清洗用水供水泵组；纯水机房）	

表4-44 设备配置设计和运行费用比较

序号	A、招标文件规范要求	B、医院专用设备对应规范	备注
四、主要配置设计	**(一)中央制水** 1. 预处理:(2×28T/h) (1) 原水箱:2套; (2) 原水增压泵(变频):3台; 流量 Q=28T/h, 扬程 P=40m, 功率 N=5.5kW; (3) FEF滤器(带自动头):2套; (4) CF滤器(带自动头):2套; (5) SF器(带自动头)+盐箱:2套; (6) 保安滤器:2套。	1. 预处理:(2×13T/h) (1) 稳压装置:2套; (2) 原水增压泵(一开一备): 流量 Q=18.5T/h, 扬程 P=35m, 功率 N=4.0kW; (3) FEF滤器(带电动阀):2套; (4) CF滤器(带电动阀):2套; (5) 保安滤器:2套。	1. 不设原水箱,可以充分利用自来水的固有压头; 2. A方案需要从预处理终端取≥17T/h的软化水,B方案不需要; 3. 自动头属固定反冲洗,耗水量大;电动阀可以通过PLC测定滤器压差反冲洗,耗水量小;原水属利的朗格利尔指数<0,末端RO膜浓缩水既不设SF滤器,又节约约反洗水,节约设备及再生剂开支。
	(二)一级反渗透主机(2×13T/h) (1) RO高压泵:2台; 流量 Q=26T/h, 扬程 P=120m, 功率 N=11kW; (2) RO膜:24支; (3) RO膜管(三芯):8支; (4) 浓水回收装置:1套(采用反渗透工艺); (5) 控制系统:一套。	(1) RO高压泵:2台; 流量 Q=13T/h, 扬程 P=140m, 功率 N=5.5kW; (2) 多品种膜:36支; (3) 多品种膜管:12支; (4) 能量/RO废水全回收装置:2套; (5) 控制系统:一套。	1. 因制水无废水,废能排放,原水水量满足产水量即可,泵流量和功率显著降低,提高泵扬程是根据RO膜通性需要(A方案有欠缺); 2. A方案单用RO膜,B方案并用RO/NF/CF/MF膜,真正做到按临床需求用水制备产品水; 3. A方案的RO浓水回收需另增设备,且只能部分回收;B方案的浓水回收贯穿在不同膜处理中实现,可以实现废水废能零排放。
	(三)后处理 1. 内镜和供应室二级清洗用水加检验和实验室中间产品水		

续表

序号	A、招标文件规范要求	B、医院专用设备对应规范	备注
四、主要配置设计	一级 RO→二级 RO→配套二级 RO：（2×6T/h） （1）一级中间水箱； （2）二级反渗透高压泵；流量 Q=7.5T/h，扬程 P=120m，功率 N=4.0kW； （3）RO 膜：12 支； （4）RO 膜管（二芯）：6 支； （5）内镜二级用水储罐 1 套； （6）输送泵：2 台； （7）UV 杀菌器：1 台； （8）终端除菌器：1 套； （9）配套管路：1 套； （10）供应室二级用水储罐 1 套； （11）输送泵：2 台； （12）UV 杀菌器：2 台； （13）终端除菌器：1 套； （14）配套管路：1 套； （15）控制系统：2 套。	不设二级反渗透及其配套系统。	一级反渗透的产品足可以满足内镜和供应室二级清洗的用水标准，无必要采用二级反渗透。
	2．检验用水和实验用水工艺：中央一级 RO→中央 EDI→混床 RO→EDI→混床； 二级反渗透主机（与"二级"清洗水共用）： （1）中央一级 RO 产品水独立储罐 1 套； （2）二级 RO 高压泵 1 台；流量 Q=7.5T/h，扬程 P=120m，功率 N=4.0kW； （3）二级 8 英寸 RO 膜 12 支； （4）二级 RO 膜管 2 芯 ×3 支； EDI 装置：	2．检验用水和实验用水工艺：中央一级 RO 产水，RO 产水： （1）中央一级反渗透水（公用 1 号储罐）； （2）中央一级反渗透产水 2 台；流量 Q=5T/h，扬程 P=60m，功率 N=1.5kW； （3）抛光级混床 1 套； （4）UV 杀菌器 1 套； （5）终端除菌器 1 套； （6）配套管路 1 套； （7）控制系统 1 套。	1．因 A 方案的（一）二级反渗透和（二）EDI 均为实现终端产水符合 GB/T 6682—2008 而设，B 方案采用一级反渗透＋混床的产品水足可达标，无必要再采用二级反渗透； 2．至于 EDI 和混床，因目的相同，但混床比 EDI 更经济，且使用更方便，故选用混床； 3．将终端预留实验室用水并为一路，既可以始终保持预留实验室的管路洁净，又可以减少不必要的配置。

续表

序号	A、招标文件规范要求	B、医院专用设备对应规范	备注
四、主要配置设计	（1）二级中心水箱：1套； （2）增压泵2台：流量 Q=4T/h，扬程 P=42m，功率 N=1.2kW； （3）EDI装置：出水 3T/h； （4）配套 EDI电源：1套组合； （5）监测系统：1套； （6）检验室用纯水箱1套； （7）输送泵2台； （8）UV杀菌器2套； （9）终端除菌器1套； （10）配套管路1套； （11）实验室用纯水箱1套； （12）输送泵2台； （13）抛光级级混床1套； （14）UV杀菌器1套； （15）终端除菌器1套； （16）配套管路1套； （17）控制系统：2套。 3. 口腔用水 工艺：一级反渗透口腔用独立产品水； （1）口腔用独立水箱1个； （2）输送泵（变频）2台；流量 Q=3T/h；扬程 P=59m，功率 N=1.2kW； （3）变频器（1.5kW·H）：1台； （4）UV杀菌器1套； （5）终端过滤器1套； （6）控制系统1套； （7）管路系统1套。	3. 口腔用水 工艺：中央膜处理4号储罐水； （1）输送泵2台；流量 Q=1.5T/h；扬程 P=59m，功率 N=0.8kW （2）UV杀菌器1套； （3）终端过滤器1套； （4）控制系统1套； （5）管路系统1套。	4. 生产相同的产品水，除及大地减少设备成本和运行中的耗材开支外，与A方案相比较，B方案的原水利用率至少提高30%以上；耗电量减少80%以上。 B方案足可以满足口腔用水的水量水质要求。

序号	A、招标文件规范要求	B、医院专用设备对应规范	备注
四、主要配置设计	4. 供应室"一级"清洗用水工艺：中央一级RO产品水 （1）一级RO产品水储罐 （2）输送泵2台（变频）；流量 $Q=14.5T/h$ 扬程 $P=60m$ 功率 $N=5.8kW$ （3）变频器（7.5kW）1套； （4）UV杀菌器1台； （5）终端过滤器1套； （6）控制系统1套； （7）管路系统1套。	4. 供应室"一级"清洗用水 工艺：中央水处理4号储罐水； （1）输送泵2台；流量 $Q=16T/h$ 扬程 $P=60m$ 功率 $N=5.8kW$ （2）UV杀菌器1台； （3）终端过滤器1套； （4）控制系统1套； （5）管路系统1套。	1."一级"清洗用水质量要求为流动（自来水）水即可，B方案采用的中央水处理4号储罐水足以符合要求； 2. 循环用水采用变频泵不能省电，通过中央设备的PLC控制供应室"一级"清洗用水的定时开机与停机更省电； 3. 与5"一级"清洗用水合并去一路配置，既可以省去一路输送管路，又可以减少上千米输送管路。
	5. "一级"清洗用水工艺：中央一级RO产品水 （1）一级RO产品水储罐1套； （2）输送泵2台（变频）； 流量 $Q=4T/h$ 扬程 $P=67m$ 功率 $N=1.58kW$ （3）变频器（2.2kW）1套； （4）UV杀菌器1台； （5）终端过滤器1套； （6）控制系统1套； （7）管路系统1套。	5. "一级"清洗用水 水质要求同4，水量稍有增加（因为A方案4的输送管路由2路变1路），4、5即可合并为同一输送管路。	理由同上4。
	6. 供应室软化水工艺：中央一级反渗透预处理产品水； （1）产品水储罐1套； （2）输送泵2台（变频）；流量 $Q=14.5T/h$ 扬程 $P=60m$	6. 供应室软化水 工艺：中央水处理3号储罐水； （1）输送泵2台；流量 $Q=16T/h$ 扬程 $P=60m$ 功率 $N=5.8kW$	1. 根据招标要求和世卫组织对软化水的定义，用户医院的市政自来水本就是软化水，中央水处理3号储罐水可以满足软化水要求；

序号	A、招标文件规范要求	B、医院专用设备对应规范	备注
	功率 N=5.8kW （3）变频器（7.5kW）1套； （4）UV杀菌器1台； （5）终端过滤器1套； （6）控制系统1套； （7）管路系统1套。	（2）UV杀菌器1台； （3）终端过滤器1套； （4）控制系统1套； （5）管路系统1套。	2. 循环管路采用变频器不能省电，通过中央设备的PLC控制供应室"一级"清洗用水的定时开机与停机更省电； 3. 与7"一级"清洗用去一路配置，又可以输送管路，既可以省去一路，减少数百米输送管路。
	7. 软化水 工艺：中央一级反渗透预处理产品水； （1）产品水储罐1套； （2）输送泵2台（变频）；流量 Q=5T/h 扬程 P=60m 功率 N=1.58kW （3）变频器（2.2kW）1套； （4）UV杀菌器1台； （5）终端过滤器1套； （6）控制系统1套； （7）管路系统1套。	7. 水质要求同6，输送扬程相近，只要将A方案6的输送水量稍有增加（因为回水管路由2路变1路），6、7即可合并为同一输送管路。	理由同6。
四、主要配置设计	8. 供应室"二级"清洗用水工艺：中央一级RO产品水→后处理二级RO产品水 （1）二级RO产品水储罐1套； （2）输送泵2台（变频）；流量 Q=6T/h 扬程 P=60m 功率 N=3.2kW （3）变频器（4kW）1套； （4）UV杀菌器1台； （5）终端过滤器1套； （6）控制系统1套；	8. 供应室"二级"清洗用水产品水； 工艺：中央一级RO（2号罐）产品水； （1）二级RO产品水储罐（4号储罐）；流量 Q=10T/h扬程 P=60m 功率 N=3.2kW （2）UV杀菌器1台； （3）终端过滤器1套； （4）控制系统1套； （5）管路系统1套。	1. "二级"清洗用水的电导率要求为≤15μs/cm，B方案（4号储罐）产水完全符合要求； 2. 循环管路采用变频器不能省电，通过中央设备的定时开机与停机更省电； 3. 与9"二级"清洗用去一路配置，又可以输送管路，既可以省去一路，减少上千米输送管路。

续表

序号	A. 招标文件规范要求	B. 医院专用设备对应规范	备注
四、主要配置设计	(7) 管路系统 1 套。		
	9. 内镜"二级"清洗用水工艺：中央一级 RO 产品水→后处理二级 RO 产品水 (1) 二级 RO 产品水储罐 1 套； (2) 输送泵 2 台（变频）；流量 $Q=4T/h$ 扬程 $P=58m$ 功率 $N=1.58kW$ (3) 变频器（2.2kW·H）1 套； (4) UV 杀菌器 1 台； (5) 终端过滤器 1 一套； (6) 控制系统 1 一套； (7) 管路系统 1 套。	9. 水质要求同 8，输送扬程相近，只要将 A 方案管路 8 的输送水量稍有增加（因为回水管路由 2 路变 1 路），8、9 即可合并为同一输送管路	理由同 8。
	10. 预留实验用水工艺：中央一级 RO：（含：中央一级 RO 产品水独立水箱、二级 RO 泵、二级产品水储罐） (1) 二级 RO：二级 RO 膜管、二级 RO 膜、增压泵、EDI 装置、实验室用水储罐； (2) 增压泵 2 台；流量 $Q=2.5T/h$，扬程 $P=60m$，功率 $N=1.58kW$ (3) 变频器 2.2kW； (4) 抛光混床出水 2.5T/h 1 套； (5) UV 杀菌器 1 套； (6) 终端除菌器 1 套； (7) 配套管路 1 套； (8) 控制系统 1 套；	10. 预留实验用水与 2 检验和实验室用水合二为一，省去设备配置	1. 因 A 方案的一级 RO→二级 RO→EDI→混床工艺的足为实现终端产水符合 GB/T 6682—2008 而设，B 方案将预留实验室用水和 2 检验和实验留实验室用水并为一路，既可以始终保持预留实验室的管路洁净，减少不必要的配置，又可以省去一路输送管。 2. 提高输送泵的具体泵流量和扬程和检验和实验室用水。

续表

序号	A、招标文件规范要求	B、医院专用设备对应规范	备注
		二、血透用水	
四、主要配置设计	工艺：中央一级RO/市政自来水→输送泵→血透水机房原水增压泵→预处理→一级RO→二级RO→热消毒； （1）原水增压泵2台；流量Q=3.5T/h，扬程P=43m，功率N=1.2kW； （2）FEF滤器（带自动头）1套； （3）CF滤器（带自动头）1套； （4）SF器（带自动头）1套；（含200L盐箱和再生装置） （5）保安滤器：1套； （6）平衡水箱1套； （7）一级RO增压泵1台；流量Q=3.5T/h，扬程P=125m，功率N=3.0kW； （8）一级RO膜3支； （9）二级RO膜3支； （10）二级RO增压泵1台；流量Q=2.5T/h，扬程P=120m，功率N=2.2kW； （11）二级RO膜2支； （12）二级RO膜2支； （13）内毒素过滤器1套； （14）含保温连接管路1套； （15）监测系统1套； （16）电控柜1套； （17）PLC自控系统1套。	工艺：中央一级RO（1号储罐）水→输送泵→血透水机房原水增压泵→预处理→一级RO→热消毒； （1）原水增压泵2台；流量Q=3.5T/h，扬程P=43m，功率N=1.2kW； （2）保安滤器：1套； （3）RO增压泵1台；流量Q=2.5T/h，扬程P=120m，功率N=2.2kW； （4）一级RO膜2支； （5）一级RO膜管2支； （6）内毒素过滤器1套； （7）含保温连接管路1套； （8）监测系统1套； （9）电控柜1套； （10）PLC自控系统1套。	1. 依据注册/备案技术B方案直接用中央一级RO产品水作原水，免设预处理； 2. 招标用户的原水即使采用一级RO足以达到YY0572的血液透析用水质量指标； 3. 现代设备工艺技术足可以保障中央一级RO（1号储罐）水满足血透机正常运行的用水需求。

续表

序号	A、招标文件规范要求	B、医院专用设备对应规范	备注
三、感染楼检验用水			
	工艺：市政自来水→一级RO→二级RO→EDI； 流量$Q=1.0T/h$, 扬程$P=45m$, 功率$N=1.46kW$； (1) 原水增压泵2台； (2) FEF滤器（带自动头）1套； (3) CF滤器（带自动头）1套； (4) SF器（带自动头）1套； (5) 保安滤器：1套； (6) 一级RO增压泵1台； (7) RO膜（4英寸）2支； (8) RO膜管（4英寸）2支； (9) 二级RO增压泵1台； (10) RO膜（4英寸）1支； (11) RO膜管（4英寸）1支； (12) EDI装置（0.25T/h）1套； (13) EDI电源1套； (14) 监测系统1套； (15) 连接管路1套； (16) 控制系统1套。	工艺：中央一级RO产水（1号储罐）→输送泵→混床； (1) 输送泵2台； 流量$Q=0.5T/h$, 扬程$P=45m$, 功率$N=0.46kW$ (2) 抛光级混床2套； (3) 监测系统1套； (4) 输送管路1套； (5) 联通中央水机PLC控制。	1. 比较A方案，尽管B方案增加一段中央水机房至感染楼的输送管路（约400米），但减少的制水设备配置成本以及投入运行后的耗材开支远远高于一次性增加的管路费用； 2. A方案采用1.0T/h原水生产出0.25T/h终端产品水，原水利用率只有25%，B方案的原水利用率为100%； 3. 制备相同的产品水，B方案减少设备费用70%以上。
四、主要配置设计	(1) 市政自来水原水箱2个； (2) 供应室软化用纯水箱1个； (3) 软化用纯水箱1个； (4) 冲洗用纯水箱1个； (5) 一级清洗用纯水箱1个；	中央水处理机房 (1) RO/NF产水储罐2个； (2) UF/MF产水储罐2个。	

续表

序号	A、招标文件规范要求	B、医院专用设备对应规范	备注
四、主要配置设计	（6）供应室一级清洗纯水箱1个； （7）口腔牙椅用纯水箱1个； （8）血透原水箱1个； （9）二级反渗透进水箱1个； （10）内镜二级清洗用纯水箱1个； （11）供应室二级清洗纯水箱1个； （12）EDI纯水箱1个； （13）检验用纯水箱1个； （14）实验室用纯水箱1个； （15）检验科初级纯水箱1个； （16）感染楼检验纯水箱1个； （17）中央水处理清洗水箱1个； （18）血透水平衡水箱1个； （19）血透水机清洗纯水箱1个。		
临床用水输送管路	（1）血透用水系统管网； （2）检验用水进水管网； （3）检验用水管网； （4）病理用水管网； （5）3#感染楼楼检验用水管网； （6）9#楼病理中心用水管网； （7）1#2#楼二级清洗用水管网； （8）供应中心二级清洗用水管网； （9）口腔用水管网； （10）供应中心软化水管网； （11）1#2#楼软化水管网； （12）1#2#6#楼楼一级清洗管网。	（1）血透透析用水管网； （2）检验实验用水管网； （3）"二级"清洗用水管网； （4）软化用水管网； （5）"一级"清洗用水管网； （6）冲洗用水管网。	

序号	A、招标文件规范要求	B、医院专用设备对应规范	备注
运行成本	耗水量：22.52 吨/年 耗水成本：136.24 万元/年 废水量：8.52 万吨/年 废水处理成本：11.08 万元/年 耗电量：21.3 万 kW/年 耗电成本：17.04 万元/年 膜成本：18.0 万元/年 再生盐成本：80.91 万元/年 活性炭成本：4.12 万元/年 无烟煤成本：0.10 万元/年 滤芯成本：2.60 万元/年 惰气成本：0 EDI 成本：2.00 万元/年 RO 膜清洗剂：0.80 万元/年 机房折旧：2.60 万元/年 合计成本：275.49 万元/年	耗水量：11.54 万吨/年 耗水成本：69.40 万元/年 废水量：18.5 吨/年 废水处理成本：0 万元/年 耗电量：10.04 万 kW/年 耗电成本：8.03 万元/年 膜成本：12.40 万元/年 再生盐成本：0 活性炭成本：0.32 万元/年 无烟煤成本：0 滤芯成本：1.18 万元/年 惰气成本：0.01 万元/年 EDI 成本：0 机房折旧：0 机房折旧：1.39 万元/年 合计成本：92.92 万元/年	由表 2-13 两种不同工艺的运行成本比较（按招标中央水处理 +2000L/h 血透制水工艺：37T/h 中央水处理 +2000L/h 血透制水的合计）与（按医院专用中央膜法制水的合计工艺：37T/h 中央水处理 +2000L/h 血透制水的合计）。
结论	在外界条件相同，制水规模同为37T/h 的情况下，与招标要求的中央水水处理工艺比较，采用医院专用中央膜法制水工艺每年可节约运行成本 187.52 万元。其中节约自来水和减排废水各 10.98 万吨/年，节约用电 11.26 万 kW/年，节约耗材费 94.62 万元/年。按我国目前最先进的华能集团火电平均每度电消耗 3.7 千克标准煤，每千克标准煤产生 1.33 千克 CO_2 计，仅节约的电 11.26 万度/年，趸相当于减排 CO_2 541.6 吨/年，按中国炭排放网（www.tanpaifang.com）2024 年 7 月 22 日全国碳排放权交易市场清结算信息日报成交均价 90.82 元/吨计（折合每吨 CO_2 排放额为 333 元/吨计），减排 541.6 吨 CO_2 相当于节约了 18.04 万元/年。		

第五章

展望与期待

一、技术和工艺

（一）膜性能提高

膜是反渗透脱盐过程的核心部件，目前的高端反渗透膜主要由芳香聚酰胺制成，它们既能脱除 99.5% 的总溶解盐成分，又能保持较高的单位面积渗透通量。这种膜有如此的性能是因为其含有排斥离子的荷电化学基团，在高压下使得原液中的水分子更容易向膜的内层迁移，并渗透到另一侧。其缺点是需要高压，也就是需要消耗高的能量才可以将水推压过膜，还易受生物污染。在发生生物污染时，有机物形成的薄膜可以覆盖反渗透膜活性表面，并阻止水分子透过。防止污堵的简单办法是加氯消毒，但氯会攻击聚酰胺的 N—H 键，将膜的脱盐层蚀成孔洞，盐分直接透过反渗透膜进入产品水侧。提高膜耐污堵能力的主要手段是使用让膜表面变光滑的聚合添加剂，或者是添加不同功能的官能团以改变表面电荷，改善表面的活性基团。添加的方法既可以通过在制膜液中附加助剂，也可通过原有成品膜的核辐射接枝。尽管这些措施提高了膜的抗污垢能力，但真正抗污垢的膜还有待开发。由于芳香聚酰胺膜的性能已经好于过去的膜材料，因此直到最近科学家才开始寻找改进其性能的方法，这些方法包括以下几种。

（1）耐氯反渗透膜

美国的 UT-VT 最近研发了耐氯反渗透膜，他们用磺化聚砜作为反渗透的膜材料，这样就不存在易受氯攻击的 N—H 键。过去人们也试图在成膜之后将磺化基团加到膜上，但结果的重现性不好，并且引入的磺化基团很容易降解。UT-VT 在聚合过程中引进两个荷电的磺酸基团，发现可以形成有重现性的稳定聚合物，聚合物的抗氯和脱盐性能测试表明脱盐率可达到 99%，将聚合物暴露在活性氯浓溶液中35 小时没有显著的变化，而传统的芳香聚酰胺膜早就溶化了。这类膜随着脱盐率的进一步提高，对以市政自来水为原水的医用膜法制水设备，可以极大地减少预处理对活性炭的依赖，已展示了可以预期的产业化前景。

（2）梳子架构的反渗透膜

MIT 的科学家对膜的改进走了另外一条思路，他们基于梳子的架构设计了反渗透膜，梳子的骨架由极度憎水分子聚氟乙烯组成，接到这个骨架上的是金字塔形的极度亲水的聚氧乙烯片断。聚合物形成后，由于亲和性质相反，这两种片断相互排斥，使聚氧乙烯片断相互环绕，在聚氟乙烯上产生直径为 2 纳米的微孔矩阵。此种结构的膜可以让水以非常高的通量通过，同时具有抗污堵能力。因为聚氧乙烯与水结合得十分紧密，生物分子基本没机会粘上。

目前，这种膜的孔径还过大，盐分子容易通过，只好用做反渗透的预处理，以拦截进水中的悬浮颗粒。当然也可以通过对骨架部分引入荷电基团以排斥离子，或缩短聚氧乙烯侧链的长度，将孔做得更小，来提升对盐组分的拦截效果。

（3）碳纳米管膜

通过研究流体如何通过纳米尺寸的构件，研究者发现水分子可以快速地通过尺寸在一两纳米的光滑碳纳米管，因此他们制作了支撑在多孔氮化硅上的碳纳米管膜。用纯净水做试验，发现在一个大气压下水分子就可以透过膜，其通量是预期值的 1000 倍。目前对于碳纳米管有如此良好透水性的机理还不很清楚，但是如果基于碳纳米管的膜能够放大并用于脱盐，则会显著降低膜脱盐的动力消耗。

（4）二氧化钛纳米纤维膜

新加坡南洋理工大学用二氧化钛纳米纤维制成膜，进行了脱出水中腐殖酸的试验。水中的腐殖酸浓度为 15 毫克 / 升，在没有紫外线照射的情况下，该膜对腐殖酸的脱除率为 57%，对于 TOC 的脱除率也在相同的水平；往膜上照射紫外线，对于腐殖酸的脱除率可达到 100%，对于 TOC 的脱除率达到 93.6%。这个发明巧妙地利用了膜的分离作用和纳米级二氧化钛的光催化作用，为废污水的回用指明了方向，因此获得 2008 年国际水协的创新奖。

（5）仿生膜

生物细胞具有透水性和透盐性，能够克服致密高分子膜的局限，并且能够提高水通量和选择性，这一现象引起了科学家的极大兴趣。动物细胞膜和植物细胞膜对水、离子和无电荷溶质进入细胞的方式有很高的选择性，从而可以控制这些物质的进出，它们的进出都有专门的渠道，即运输水通道、离子通道，负责调节离子的运输。水通道和离子通道最大的特点就是它们具有非常高的选择性。水通道蛋白只允许水通过蛋白通道，通道流量要比期望的直径大几个数量级。同样，离子通道是在细胞膜中具有高度选择性的结构，可以有选择性地允许某些离子透过，虽然 Walz 等人将水通道蛋白纳入到脂质双层膜中所形成的物质表现出了非常高的水渗透性，但目前还没有合成出像水通道蛋白和离子通道一样具有高水渗透性和高选择性的相似物。水通道蛋白类似物的合成或者把水通道蛋白嵌入膜矩阵都可能引起现有淡化膜技术的重大进步。

在相同进水和产水质量的条件下，纳滤的典型能耗要低于反渗透。美国长滩水务局进行的二级纳滤的脱盐实验表明，第一级纳滤可以除去超过 90% 的盐分，第二级可以去除超过 93% 的盐分，总的结果可以去除大约 99.5% 的盐分。二级纳滤系统比常规的膜工艺具有更好的适应性，例如在第二级通过为膜增加一层底涂，可使膜在高 pH 条件下运行，这样就可以很好地去除硼。纳滤脱除高盐水的回收率在 30% ~ 45%，位于常规反渗透脱盐回收率较低的一端。与反渗透类似，纳滤也可以通过能量回收装置进行能量回收；同样，污垢也是对提高其运行效率的一个主要挑战，必须对源水进行预处理。

构成反渗透制水的成本有多种要素，虽然膜技术对成本降低作用较大，但也有一个极限。目前最好的反渗透膜的实际运行压力要远远高于水的渗透压，以保证水的过膜通量，减少设备的制造成本。反渗透膜表面的盐溶液浓度局部升高导致的局部渗透压增大，对水压又提出了更高的要求。给水流经膜压力容器时，进水会被不断压缩，使上述效应不断被加剧，提高膜的渗透性和脱盐率有利于降低为达到实际水通量所需的进水压力。对于用反渗透膜技术解决单一用途的设备，通过一个简单的质量和能量平衡计算，先进的反渗透膜技术实际能够节能最大为 15%。这个估计值是基于系统能量回收设备的效率为 95%，回收率为 40%，反渗透膜的渗透率是目前膜的两倍，且没有任何脱盐损失。这个分析说明反渗透过程正在接近一个收益递减的状态，因为它会涉及能源的使用，虽然膜的改进可以节约制水的成本，但是将能源节约提高到超滤 15% 是一个重大的挑战。针对医院临床用水的制备，采用医院专用中央膜处理技术，采用多种膜联动分级制水工艺和模块化设计使系统在高水通量下运行最有可能减少制水的成本，并可以同步减少设备的资金、能源成本以及设备的维护成本。因此，在现有的膜技术条件下，要实现医用膜法制水成本的显著降低，最重要的是制水工艺的改进和提高。即使以后的膜技术有较大的突破，由于膜占整套设备的经济份额所限，先进的制水工艺仍然占据第一位。

（二）膜法预处理技术的应用

大量研究和实践证明微滤可以为以市政自来水为原水的反渗透脱盐提供优化的预处理，微滤可以去除绝大多数的悬浮固体，并明显降低进水的生物活性。采用微滤后可以完全避免反渗透的堵塞，甚至避免反渗透膜的化学清洗。将微滤用做反渗透预处理的最大障碍在于和传统的预处理过程相比其成本偏高，但这种情况在近几年似乎有所改变。

（三）医用水处理的计算机三维精准设计

计算机技术的发展为膜法水处理技术提供了有力的设计和开发手段，常用的设计软件有以下几种。

（1）三维机械设计软件

常用的三维机械设计软件有 Inventor、Solidworks、PRO/E、UG 等，主要设计过程为采用可视化技术建立三维模型，然后再生成二维设备图纸。三维机械设计软件可有效提高设计的准确性和效率，是设计膜法水处理装置的必备工具。

（2）机房设备布置和临床用水输送设计系统

设计系统适用于包含众多设备的大型系统。可为设计团队同时服务，可便利地生成管道、支架等辅助系统，适用于设计大型膜法水处理系统，常用的软件有 PDMS 等。

（3）有限元分析软件

有限元分析软件主要分析受力结构，可设计或校核受力配件或装置，可用于设备、装置设计，常用的软件有 Ansys。

（4）计算流体力学软件

计算流体力学是用电子计算机和离散化的数值方法对流体力学问题进行数值模拟和分析，适用于膜法水处理等流体的流场分析，常用的软件有 Fluent 等。

（四）正渗透

正渗透是一种膜分离工艺，它利用浓缩的提取液和原水之间的渗透压不同，让水流通过一个半透膜来实现脱盐。在给予足够的渗透压差的情况下，如果水通量和盐度条件合适，脱盐效果可以跟反渗透相匹敌。这种方法首要的问题是如何选择性地提取溶质，有些溶质可以存在于产品水中，没必要去除，有些则需要通过简单而经济的方法以除去。例如，如果提取液中含有 NH_3 和 CO_2 的混合气体，那么正渗透的能量要求仅是少量的电能（小于 0.25 千瓦时 / 立方米）和热能（小于 50℃），这些均可以由工业或动力生产中的喷射蒸汽流来提供。

美国耶鲁大学的 Elimelech 课题组利用商品化的 CTA 正渗透膜以及 NH_3-CO_2 组成的汲取液进行脱盐研究，采用柱蒸馏的方法对汲取液进行浓缩，实验结果表明，盐的截留率高于 95%、水通量可达 25 升 /（平方米·小时）。该项目得到美国政府的资助，目前正在进行正渗透脱盐的中试研究。

正渗透技术取得突破还需要解决以下问题：一是正渗透膜的水通量和对盐的截流率需要进一步提高；二是汲取液浓缩问题。尽管耶鲁大学采用的汲取液有极高的渗透压，且在58℃时就分解成了二氧化碳和氨气，但产品水含氨量有严格的限制，如果浓缩过程耗用了过多的能量，就会影响其可行性，相关方面也在期待该技术的最终研究结果。

二、科学评价

（一）水质要求

医院临床用水涉及的用水部门较多，如何确定各种用水的质量指标要求，本身就是一门既专业又严谨的学科。我国的现实情况是，有的水质要求已具备了对应的国标、行标；有的具有多个细分的国标、行标，并且名称相似，用途相近；有的无国标，只是在行业标准或规范要求中笼统提及，但无细化的质量指标要求；有的是标准或规范清晰，但落地采购时模糊。

对于已具备了对应国标、行标的，首先应甄别两类标准对应的使用范围和要求是否不同。医院的临床用水规范既涉及国标，又涉及行标，采购人根据医院临床设备仪器的实际用水要求，对用水质量的定标显得尤为重要。例如，对于生化检验用水和实验用水，现行的 GB/T 6682 既规定了分析实验室用水的级别、技术要求和试验方法，又规定了该标准适用于化学分析和无机痕量分析等试验用水，可根据实际工作需要选用不同级别的水；现行的 GB/T 33087 既规定了仪器分析用高纯水的规格和试验方法，又规定了标准适用于经 0.22 微米微孔滤膜过滤的仪器分析用高纯水的检验；现行的 WST 574 规定了临床实验室试剂用纯化水的要求、确认、试验方法和监测频率，本标准适用于临床实验室一般实验试剂配制、校准品和质控品复溶等所用纯化水，不适用于特殊实验用纯化水。特殊临床实验用水应参照相关标准和特定要求。

面对以上情况，同为实验室用水，不仅标准有多个，且标准的名称及其水质要求又各不相同，甚至因名称不同又派生出另外的标准。例如 WST 574《临床实验室试剂用纯化水》标准，因名称的主语为"纯化水"，根据相关法规，"纯化水"的司法仲裁依据是《药典》，这两个"纯化水"的标准不仅水质检测项目不同，项目指标要求也不同。依据《中华人民共和国标准化法》等法律法规，对保障人身健康和生命安全等的技术要求，应当制定强制性国家标准。医用水涉及保障人身健康和生命安全，有理由认为《药典》应强制执行。然而，从标准的技术性言，现行的 WST 574 已排除了《药典》对某些项目指标的定性分析，将所要求的项目指标全部实现定量分析，这无疑更具有可操作性。

对无国标，只是在行业标准或规范要求中有笼统提及的临床用水，例如 CSSD 对可复用诊疗器械、器具和物品的清洗用水，WS 310.1 规定，清洗用水"应有自来水、热水、软水、经纯化的水供应。自来水水质应符合 GB 5749 的规定，终末漂洗用水的电导率应不大于 15 微秒/厘米（25℃）"；结合 WS 310.2 的操作规定和第四章的水量水质要求分析中的清洗用水已提到的，清洗用水中使用量最大的是自来水和软化水，电导率不大于 15 微秒/厘米的纯化水的实际使用量不足整个清洗用水量的 10%。

针对医院的检验和实验用水，GB/T 6682—2008《分析实验室用水规格和试验方法》，其相关条款已明确规定分析实验室用水的原水应为饮用水或适当纯度的水；分析实验室用水分一级水、二级水和三级水三个级别。一级水用于有严格要求的分析试验，包括对颗粒有要求的试验，如高效液相色谱分析用水；二级水用于无机痕量分析等试验，如原子吸收光谱分析用水；三级水用于一般化学分析试验。

纵观上述水质要求可知，用户对各科室或部门的临床用水量及其水质指标要求的尤为重要。此项工作不仅涉及全院终端临床用水的设备、仪器数量，更和这些设备、仪器的用水质量指标要求密切相关。无论是医院专用中央膜法制水设备，还是医用中央制水设备，大概率是在医院新建或改扩建期间落实完成的项目。这一阶段，医院各终端临床用水的设备、仪器或许尚未进入采购流程。因此，相关部门的负责人须提前组织有临床用水需求的科室或部门分析、落实各自所需的临床用水量及其水质要求。应将分析工作做细做实，并以此制定采购技术参数。

（二）工艺设计

大量的实践证明，衡量一套医用制水设备是否具有先进性和实用性，重中之重是工艺设计。前文通过大篇幅对同一要求的医用中央膜法制水，采用不同工艺设计的实例进行解剖分析，从中可以看出，只有工艺设计合理，设备才能体现出先进性，配置才会简洁，成本才会降低，耗材才会减少，继而才会显著降低运行成本。

（三）设备趋势

我们已在第二章医用水的制取方法和设备中介绍并分析了我国医院临床用水设备的发展历程。由于膜法中央制水设备投入医院使用的时间不长，医院专用中央膜法制水设备投入使用的时间更短，再加上医院长期使用单科室制水设备的习惯等因素，目前，尽管部分地区使用中央膜法制水和医院专用中央膜法制水设备的医院比例已高达50%

以上，但全国医院的使用比例不到10%。根据中央膜法制水，尤其是医院专用中央膜法制水设备的绿色节能，减排降耗等诸多优势，相信医院的大趋势一定是中央膜法制水设备取代单科室制水设备，医院专用中央膜法制水设备取代中央膜法制水设备。

（四）医用中央膜法制水项目的属性

第一，是设备货物，而非工程或工程货物。

《政府采购法实施条例》第七条和《招标投标法实施条例》第二条对工程建设项目的定义是："工程以及与工程建设有关的货物、服务。前款所称的工程，是指建设工程，包括建筑物和构筑物的新建、改建、扩建及其相关的装修、拆除、修缮等；所称与工程建设有关的货物，是指构成工程不可分割的组成部分，且为实现工程基本功能所必需的设备、材料等；所称与工程建设有关的服务，是指为完成工程所需的勘察、设计、监理等服务。"

政府采购工程以及与工程建设有关的货物、服务，应当执行政府采购政策。医用中央膜法制水项目是原有单科室水处理设备的集成（单科室水处理设备一直是按非工程货物的设备采购），其属性是设备货物，而非工程或工程货物；GB/T 50504—2009《民用建筑设计术语标准》对建筑物和构筑物也均有明确的定义；GB/T 19249 和 YY 0793.1 在医用制水设备标准中清晰阐明：水处理设备范围从市政（含自取）饮用水源进入设备的连接点到设备产水使用点之间的所有装置、管路及配件，包括电气系统、水净化系统、存储与输送系统及消毒系统等。

第二，医疗器械的生产必须行政许可和产品标准在先。

医用水处理项目作为非工程的货物，其定义是一套独立且完整的设备产品。鉴于该产品用于涉及人身安全的医用领域，依据我国的

《行政许可法》和《标准化法》，其产品不仅需要相应的生产许可证，还要求按强制性"标准"组织生产。产品没有国家标准和行业标准的，应当制定企业标准，作为组织生产的依据。产品的标准须报当地政府标准化行政主管部门和有关行政主管部门备案。已有国家标准或者行业标准的，国家鼓励企业制定严于国家标准或者行业标准的企业标准，在企业内部适用。此处的"标准"是指整套完整产品的标准。

第三，依法备案产品的企业标准是功能、技术参数和质量指标差异化的源头。

医用水处理项目作为一套完整的设备产品，具有标准在先的生产企业，可以根据其自身的优势，将产品的创造性、先进性及专有的技术优势融入标准中，使项目更适合用户的实际需求。换言之，标准中已有的配置应是生产企业在长期实践中积累的为实现标准赋予的功能和技术参数的最佳配置。依据我国现有的法规精神，工程或工程货物是一项按工程量清单实施的契约任务，无须整套产品的标准在先，招标文件中要求的标准通常是指工程量清单中的具体配件产品的标准，而非整套完整产品的标准。这是设备产品和工程或工程货物的本质区别。

第四，招标文件设计与相关政策法规的衔接。

项目的终极目的是制备不同临床需求的水，《政府采购分类目录》对应的货物名称编码是：A1404 水；对应的分类子项目是：A140402 处理过水。

结合"财政部、发展改革委、生态环境部和市场监管总局关于调整优化节能产品、环境标志产品政府采购执行机制的通知"，就设计而言，一是从源头把好"加大政府绿色采购力度"关，协助采购人综合考虑节能、节水、环保、循环、低碳、再生、有机等因素，依据相关国家标准、行业标准或团体标准，在采购文件中提出相关绿色采购要求，促进绿色产品推广应用；二是协助采购人加强需求研究，合法合规、完整、明确地提出符合 A140402 处理过水的质与量的采购需求。

结合《政府采购法实施条例》等法规，A140402 编号的货物采购项目需要具体、明确描述所要采购的标的物的整套功能要求、技术参数、性能规格和质量标准等内容，设计应将整体功能需求作为第一要素。

水的电阻率计算

水的电阻率主要取决于总含盐量，其他如水中离子的组分和温度对电阻率也有明显的影响。根据水中离子组分不同，把水分成如下四种类型。

（1）以一价阳离子（Na^+ 和 K^+）和一价阴离子（Cl^- 和 NO_3^-）为主要组分的水（即它们的当量浓度均为总含盐当量浓度的 50% 左右或大于 50% 时）称为 I–I 价型水。

（2）以二价阳离子（Ca^{2+} 和 Mg^{2+}）和二价阴离子（SO_4^{2-}）为主要组分的水（即它们的当量浓度均为总含盐当量浓度的 50% 左右或大于 50% 时）称为 II–II 价型水。

（3）以重碳酸根为阴离子主要组分的水（即它的当量浓度占总当量浓度 50% 左右或大于此值时）称为重碳酸盐型水。

（4）除以上三种情况以外的水均称为不均齐价型水。

根据大量实测数据经统计分析整理得出上述不同水型总含盐量 C（毫克 / 升）与电导率 σ（微姆 / 厘米）和水温 t（℃）之间存在下列关系式：

I–I 价型水：

$$C = 0.5736 e^{(0.0002281 t^2 - 0.03322 t)} Q^{1.0713}$$

Ⅱ-Ⅱ价型水：

$$C = 0.5140 e^{(0.0002071 t^2 - 0.03385 t)} Q^{1.1342}$$

重碳酸盐型水：

$$C = 0.8382 e^{(0.0001828 t^2 - 0.03200 t)} Q^{1.0809}$$

不均齐价型天然水：

$$C = 0.4381 e^{(0.0001800 t^2 - 0.03206 t)} Q^{1.1351}$$

对于不清楚水的离子组成，暂不能确定其水型时，可作如下考虑，当常温下电导率小于 1200 微姆 / 厘米时，可按重碳酸盐型水处理，电导率大于 1500 微姆 / 厘米时，可按 Ⅰ-Ⅰ 价型水处理，其余则按不均齐价型水处理。

附录二

相关法律法规、标准

1.《中华人民共和国政府采购法》

2.《中华人民共和国政府采购法实施条例》

3.《中华人民共和国招标投标法》

4.《中华人民共和国招标投标法实施条例》

5.《中华人民共和国标准化法》

6.《中华人民共和国标准化法实施条例》

7.《中华人民共和国产品质量法》

8.《中华人民共和国民法典》

9.《中华人民共和国科学技术进步法》

10.《中华人民共和国专利法》

11.《中华人民共和国促进科技成果转化法》

12.《中华人民共和国水法》

13.《中华人民共和国循环经济促进法》

14.《中华人民共和国节约能源法》

15.《中华人民共和国预算法》

16.《民用建筑节水设计标准》（GB 50555）

17.《建筑给水排水设计规范》（GB 50015）

18.《综合医院建筑设计规范》（GB 51039）

19.《室内给水排水标准》（GB 50013）

20.《医用电气设备　第 1 部分：基本安全和基本性能的通用要求》（GB 9706.1—2020）

21.《医疗机构消毒技术规范》（GB 15982）

22.《工业安装工程施工质量验收统一标准》（GB/T 50252）

23.《医疗器械监督管理条例》

24.《医疗器械经营监督管理办法》

25.《血液透析和相关治疗用液体的制备和质量管理　第 1 部分：血液 1 透析和相关治疗用水处理设备》（YY/T 0793.1）

26.《医用电气设备　第 1-2 部分：基本安全和基本性能的通用要求并列标准：电磁兼容要求和试验》（YY 9706.102）

27.《中华人民共和国标准设备采购招标文件》

28.《政府采购货物和服务招标投标管理办法》

29.《政府采购品目分类目录》

30.《综合医院建设标准》（建标 110–2021）

31.《医务人员手卫生规范》

32.《水系统 GMP 实施指南》

33.《节水型生活用水器具》（CJ/T 164）

参考文献

阮国岭. 海水淡化工程设计［M］. 中国电力出版社，2013.

高意烜. 膜分离技术基础［M］. 科学出版社，1989.

徐志毅. 环境保护技术和设备［M］. 上海交通大学出版社，1999.

戴传芳. 给排水设计手册：第 4 册工业水处理［M］. 中国建筑工业出版社，1986.

王铮. 超滤法去除细菌内毒素［J］. 卫生研究，2001，30（5）.

闻瑞梅. 几种膜过滤对细菌内毒素的祛除效果 // 第 2 届全国膜和膜过程学术报告会论文集［J］. 杭州，1996.

龚承元. 非蒸馏医药用纯水系统的热原污染及其防治 // 中国海水淡化与水再利用学会成立三十周年论文集［C］. 常州，1992.

中华人民共和国卫计委药典委员会. 中华人民共和国药典（二部）［M］. 化学工业出版社，2015.

佐中仔.透析疗法［M］.军事医学科学出版社，1999.

梁永正.确保透析用水质量防止医院感染 // 中国透析移植研究会四届全国学术会议［C］.大连，1994.

王质刚.血液净化学［M］.北京科学技术出版社，1992.

鲍志国.医院纯水中央处理系统应用分析［J］.医用工程，2006（2）.

鲍志国.重申实验室的纯水工程［J］.医用工程，2006（8）.

梁臻.弱水三千，点滴不废［J］.医用工程，2008（4）.

鲍志国.用创新的理念打造中央纯水供应系统［J］.医用工程，2008（4）.

鲍志国.医用中央纯水系统［J］.中国医院建筑与装备，2009（1）.

鲍志国.医院建设中央纯水处理系统的性价比解析［J］.中国医院建设与装备，2010（6）.

赵长生，孙树东.生物医用高分子材料（第二版）［M］.化学工业出版社，2016.

George Lubin. Handbook of fiberglass and advanced plastice composites［M］. D Van Nostrand Co，1969.

Ing TS, Rahman M, Kjellstrand CM. Dialysis：History，Development and Promise［M］. World Scientific Publishing Co Pte Ltd，2012.

Wang JW，Dlamini DS，Mishra AK，et al. A critical review of transport through osmotic membranes［J］. J Membr Sci，2014（454）.

左景伊.腐蚀数据手册［M］.化学工业出版社，1982.

Wakeman R J. Progeman in Filtration and Separation：3［M］. Elsevier，1983.

Conway B E. Ionic Hydration in Chemistry and Biophysics［M］. Elsevier，1981.

顾夏声，黄铭荣，王占生，等．水处理工程［M］．清华大学出版社，1985.

帕特森．废水处理技术［M］．化学工业出版社，1981.

康韦，罗斯．工业废物处理手册［M］．工人出版社，1983.

薛定鄂．多孔介质中的渗流物理［M］．石油工业出版社，1982.

关根达也，长谷川佑子．溶剂萃取化学［M］．原子能出版社，1981.

何福城，朱正和．结构化学［M］．人民教育出版社，1979.

黄子卿．电解质溶液理论导论（修订版）［M］．科学出版社，1983.

那宇．柳慧敏高通量透析的研究进展［J］．中华肾病研究，2015（3）：10-13.

Richard W Baker. Membrane Technology and Applications：3rd edition［M］．John Wiley & Sons Ltd，2012.

任国庆．高通量透析膜在血液透析中的应用有效性［J］．中国卫生标准管理，2015，6（4）.

顾颖莉，朱淳，蒋更如．聚醚砜膜透析器用于维持性血液透析患者的安全性和有效性［J］．透析与人工器官，2010，1.

苏白海，李孜，陶冶，等．国产高通量聚醚砜血液透析器对尿毒症患者进行血液透析的随机双盲对照试验［J］．中国循证医学杂志，2006，6.

苏白海，李孜，陶冶，等．国产高通量聚醚砜血液透析器对尿毒症患者进行血液透析的随机双盲对照试验［J］．中国循证医学杂志，2006，6.